피트니스와
운동처방

피트니스와 운동처방

김수연 지음

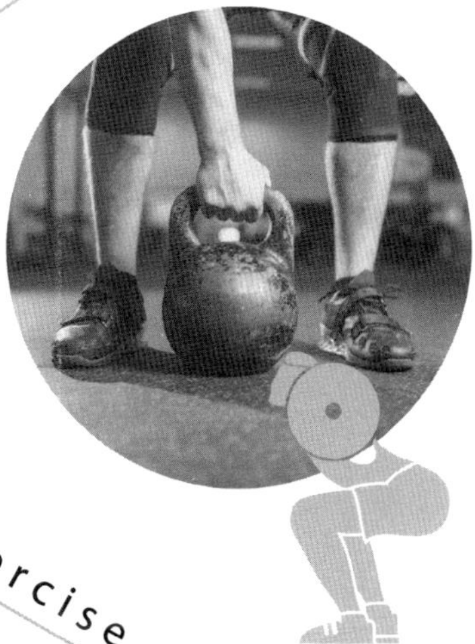

Fitness and exercise prescriptions

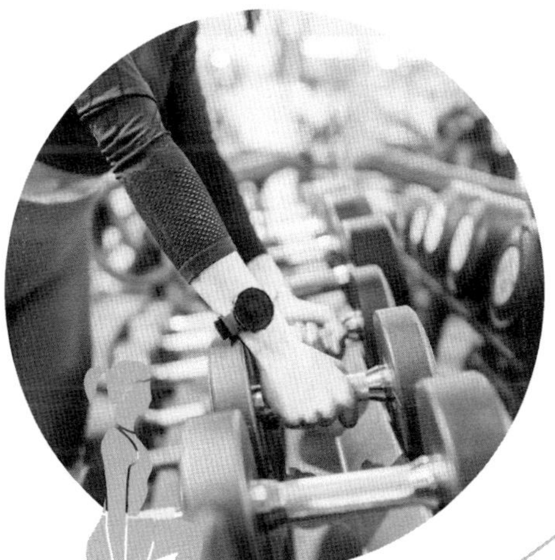

서문

오늘, 저는 제 인생의 또 다른 의미 깊은 순간을 맞이했습니다.

6번째 전공도서 "피트니스와 운동처방"을 세상에 내놓게 되어 언어로 표현할 수 없는 기쁨과 감동을 느끼고 있습니다. 이 책은 단순한 출판물을 넘어 제 삶의 여정, 전문성, 그리고 열정의 결정체입니다.

전직 빙상 선수이자 국제심판으로서의 경험과 체육 분야에 대한 깊은 이해를 담아냈기에, 이번 저서는 제게 더욱 특별한 의미를 지닙니다.

이 책을 통해 독자들에게 운동과 건강에 대한 전문적인 통찰을 제공하고자 하는 간절한 마음으로 매 페이지를 정성껏 작성했습니다. 제 경험과 연구를 바탕으로 한 이 저서가 많은 분들에게 건강한 삶의 나침반이 되기를 간절히 희망합니다.

이 모든 여정을 인도해주신 하나님께 가장 먼저 깊은 감사를 드립니다.

제 삶의 모든 순간, 특히 이 6번째 저서를 완성하는 과정에서 끊임없이 저를 인도하고 지켜주신 하나님의 은혜에 진심으로 감사드립니다. 때로는 포기하고 싶었던 순간들에서도 신앙의 힘으로 버틸 수 있었고, 제 모든 능력과 재능이 하나님으로부터 온 것임을 깊이 인식합니다.

앞으로도 제가 쓰는 모든 글들이 하나님의 영광을 드러내고, 독자들에게 긍정적인 메시지를 전달할 수 있기를 간절히 기도합니다.

이 책을 통해 하나님의 사랑과 인도하심을 증거할 수 있기를 소망합니다.

사랑하는 남편 구철웅과 아들 구동현에게 가장 깊은 감사를 전합니다.

늘 제 꿈과 열정을 믿어주고 무조건적인 지지를 보내준 그들이 없었다면, 이 6번째 책은 결코 세상의 빛을 보지 못했을 것입니다. 그들의 사랑과 지지가 있었기에 이 책을 완성할 수 있었고, 제 꿈을 이어갈 수 있었습니다.

대한민국을 대표하는 전직 빙상 국가대표 선수이자 국제심판으로서, 저는 체육 분야에서 30년 이상의 전문적인 경력을 쌓아왔습니다. '대한민국 여성포청천'으로서의 자부심과 책임감은 제 삶의 원동력이 되어왔으며, 이러한 경험들이 "피트니스와 운동처방" 저서의 핵심 토대가 되었습니다.

빙상 선수 시절 겪은 엄격한 훈련과 국제 대회 경험은 신체 능력의 과학적 이해와 운동 처방의 중요성을 깊이 인식하게 해주었습니다. 국제심판으로 활동하며 습득한 정밀한 관찰력과 분석 능력은 이 책에 전문적이고 체계적인 접근을 가능하게 했습니다.

체육학을 전공하며 축적한 학문적 지식과 현장 경험의 융합을 통해, 독자들에게 실제적이고 신뢰할 수 있는 운동 지침을 제공하고자 했습니다.

“피트니스와 운동처방” 전공도서를 출판하는 여정은 결코 순탄치 않았습니다.

2013년부터 2년마다 저서를 내고자 다짐했던 내 자신과의 약속을 위해 죽기아님 까무러치는 다짐으로 원고 작성 중 수많은 밤을 고민과 자기의문으로 보냈습니다. 특히 전문 분야의 복잡한 내용을 일반 독자들이 이해할 수 있도록 쉽게 풀어내는 과정은 가장 큰 도전이었습니다. 때로는 원고를 완전히 폐기하고 싶은 유혹에 빠지기도 했습니다.

이러한 도전의 시간들은 제게 더 깊은 전문성과 인내심을 선물했습니다. 어려움을 극복한 후의 성취감은 그 어떤 상보다도 값진 경험이었습니다.

이 책을 완성할 수 있도록 도와주신 모든 분들께 진심으로 감사드립니다.

"피트니스와 운동처방" 독자 여러분의 건강한 삶을 위한 소중한 나침반이 되기를 간절히 희망합니다.

앞으로도 제 전문성과 열정을 바탕으로 더 많은 지식을 나누고, 독자들에게 실질적인 도움을 줄 수 있는 저술 활동을 이어가겠습니다.

함께해주신 모든 분들께 깊이 감사드립니다.

엘리트 체육인 김수연박사

2025. 06. 12.(사랑하는 아들의 23번째 생일 날)

목차

01

피트니스와 운동처방

현대 사회는 급격한 기술 발전과 생활 방식의 변화로 인해 개인의 건강과 웰빙에 대한 인식이 그 어느 때보다 중요해지고 있습니다. 피트니스는 단순한 신체 활동을 넘어 총체적인 건강 관리 방식으로 자리 잡았습니다. 이는 신체적 능력을 향상시키고 정신적 건강을 증진시키는 종합적인 접근 방식을 의미합니다.

피트니스의 본질은 개인의 신체적, 정신적 잠재력을 최대한 개발하고 유지하는 것입니다.

현대인들은 바쁜 일상 속에서 건강을 유지하고 삶의 질을 향상시키기 위해 피트니스의 중요성을 점점 더 깊이 인식하고 있습니다. 좌식 생활과 스트레스로 인한 건강 문제가 증가함에 따라, 체계적이고 지속적인 운동의 필요성이 더욱 부각되고 있습니다.

1. 피트니스 목적과 필요성

피트니스는 현대인의 건강과 삶의 질을 근본적으로 변화시키는 핵심 요소로 자리 잡았습니다. 그 목적과 필요성은 단순히 신체적 건강을 넘어 전인적 웰빙을 추구하는 데 있습니다.

첫째, 신체적 건강 증진 측면에서 피트니스는 매우 중요한 역할을 합니다. 규칙적인 운동은 심혈관 기능을 개선하고, 근육량을 유지하며, 신진대사를 활성화합니다. 특히 유산소 운동과 근력 운동의 병행은 심장 질환 위험을 감소시키고 전반적인 신체 기능을 최적화합니다.

둘째, 정신적 웰빙 향상에 피트니스는 결정적인 영향을 미칩니다. 운동은 엔도르핀 분비를 촉진하여 스트레스를 감소시키고 우울감을 완화합니다. 규칙적인 신체 활동은 자신감을 높이고 정서적 안정을 제공하여 전반적인 정신건강에 긍정적인 영향을 미칩니다.

셋째, 질병 예방과 수명 연장의 측면에서 피트니스는 매우 중요한 전략입니다. 당뇨병, 고혈압, 비만과 같은 만성 질환의 예방에 효과적이며, 면역 체계를 강화하여 질병 저항력을 높입니다. 지속적인 운동은 평균 수명을 연장하고 건강한 노년기를 보장하는 핵심 요인입니다.

마지막으로, 피트니스는 삶의 질을 근본적으로 개선합니다. 신체적 기능 향상은 일상생활의 독립성을 유지하고, 활력 있는 생활을 가능하게 합니다. 더 나은 신체 조건은 사회적 활동 참여와 개인의 자아실현에 긍정적인 영향을 미칩니다.

2. 피트니스 운동

피트니스 운동은 건강 증진과 신체 단련을 위한 다양한 운동 활동을 포괄하는 개념입니다. 단순히 헬스장이나 특정 운동 기구만을 의미하는 것이 아니라, 유산소 운동, 근력 운동, 유연성 운동 등 신체 활동 전반을 아우릅니다. Quora의 설명에 따르면 피트니스는 건강한 신체 상태를 유지하고 증진하는 것을 목표로 합니다.

1) 피트니스 운동 요소

(1) 유산소 운동: 걷기, 조깅, 수영, 자전거 타기 등 심폐 기능을 향상시키는 운동입니다.

(2) 근력 운동: 아령, 역기, 웨이트 머신 등을 이용하여 근육의 힘과 지구력을 키우는 운동입니다.

(3) 유연성 운동: 스트레칭, 요가, 필라테스 등을 통해 신체의 유연성과 가동 범위를 늘리는 운동입니다.

(4) 균형 감각 운동: 균형 잡힌 자세를 유지하는 능력을 향상시키는 운동입니다.

(5) 코어 운동: 복근, 등 근육 등 몸의 중심부를 강화하는 운동입니다.

피트니스 운동은 개인의 건강 상태, 목표, 취향에 따라 다양한 방법으로 실천할 수 있습니다. 전문가의 도움을 받아 자신에게 적합한 운동 프로그램을 구성하는 것이 중요합니다.

궁극적으로 피트니스 운동은 단순히 외적인 아름다움을 추구하는 것을 넘어, 건강한 삶을 위한 필수적인 요소입니다. 꾸준한 운동을 통해 신체적, 정신적 건강을 증진시킬 수 있습니다.

2) 유산소 운동의 종류와 효과

유산소 운동은 심혈관계 건강을 개선하고 전신 지구력을 향상시키는 핵심적인 신체 활동입니다. 다양한 유산소 운동은 각기 다른 특성과 건강상 이점을 제공하며, 개인의 체력 수준과 목표에 따라 선택할 수 있습니다.

첫째, 걷기는 가장 접근성이 높은 유산소 운동입니다. 저강도이지만 지속적으로 실시할 경우 심혈관 건강 개선, 체중 관리, 관절 건강 유지에 탁월한 효과를 보입니다. 하루 30분 이상 빠르게 걷기는 칼로리 소모와 기초 대사량 향상에 도움을 줍니다.

둘째, 조깅과 러닝은 더 높은 강도의 유산소 운동으로 심폐 기능을 크게 향상시킵니다. 규칙적인 러닝은 심장 근육을 강화하고, 혈액 순환을 개선하며, 콜레스테롤 수치를 조절하는 데 효과적입니다. 초보자는 점진적으로 강도와 시간을 늘려가는 것이 중요합니다.

셋째, 수영은 전신 운동으로서 관절에 무리를 주지 않으면서 심폐 지구력을 높이는 이상적인 유산소 운동입니다. 수중에서의 운동은 체중 부하를 줄이면서도 근력과 심폐 기능을 동시에 향상시킬 수 있어 모든 연령대에 적합합니다.

넷째, 사이클링은 하체 근력 강화와 심혈관 건강 증진에 탁월한 운동입니다. 실내 고정 자전거나 야외 사이클링 모두 유산소 운동으로서 높은 효과를 제공하며, 관절에 가해지는 충격을 최소화하면서 칼로리를 효과적으로 소모할 수 있습니다.

3) 근력 운동의 중요성과 방법

근력 운동은 현대 피트니스의 핵심 구성 요소로, 단순한 근육량 증가를 넘어 전반적인 신체 건강과 대사 기능에 근본적인 영향을 미칩니다. 효과적인 근력 트레이닝은 근육 발달, 기초 대사율 향상, 신체 구성 개선 등 다차원적인 건강상의 이점을 제공합니다.

근력 운동의 생리학적 메커니즘은 매우 복합적입니다. 근육에 점진적인 저항을 가함으로써 근섬유의 미세 손상과 재생 과정을 통해 근육 성장과 강화가 이루어집니다. 이 과정은 근육 단백질 합성을 촉진하고, 인슐린 감수성을 개선하며, 호르몬 균형을 최적화합니다.

(1) 근력 운동 주요 방법

- 자유 웨이트 트레이닝
- 덤벨, 바벨을 활용한 복합 운동
- 스쿼트, 데드리프트, 벤치 프레스 등 전신 근육군 강화
- 균형감과 안정성 동시 향상
- 기구를 이용한 저항성 운동
- 머신 웨이트 트레이닝
- 통제된 동작으로 특정 근육군 집중 발달
- 초보자와 재활 중인 운동인에게 적합

- 맨몸 웨이트 트레이닝
- 푸시업, 풀업, 런지 등
- 별도의 장비 없이 자신의 체중을 저항으로 활용
- 언제 어디서나 가능한 유연한 운동 방법

효과적인 근력 트레이닝을 위해서는 개인의 체력 수준, 신체 상태, 운동 목표를 고려한 맞춤형 접근이 중요합니다. 점진적 과부하의 원칙에 따라 점차 운동 강도와 볼륨을 증가시키는 것이 근육 성장과 부상 예방에 핵심적입니다.

주의할 점은 올바른 자세와 기술입니다. 부적절한 동작은 심각한 부상으로 이어질 수 있으므로, 초기에는 전문 트레이너의 지도를 받는 것이 권장됩니다. 또한, 적절한 영양 섭취와 충분한 휴식은 근육 회복과 성장에 필수적입니다.

4) 유연성 운동과 균형 훈련

유연성 운동과 균형 훈련은 현대 피트니스의 필수적인 구성 요소로, 단순한 스트레칭을 넘어 전인적 신체 건강을 추구하는 중요한 운동 방법입니다. 이러한 운동은 근육의 탄력성을 증진시키고 관절의 가동 범위를 확대하여 전반적인 신체 기능을 최적화합니다.

유연성 운동의 근본적인 목적은 근육과 관절의 가동성을 향상시키는 것입니다. 규칙적인 스트레칭은 근육의 경직성을 감소시키고 혈액 순환을 개선하여 근육 회복을 촉진합니다. 특히 요가와 같은 유연성 중심 운동은 근육의 장력을 균형 있게 조절하고, 신체의 정렬을 교정하는 데 탁월한 효과를 발휘합니다.

균형 훈련은 신경근육 조정력과 고유수용감각을 발달시키는 핵심적인 운동 방법입니다. 이러한 훈련은 특히 노년층의 낙상 위험을 감소시키고, 운동 선수들의 스포츠 수행 능력을 향상시키는 데 중요한 역할을 합니다. 필라테스는 코어 근육 강화와 균형 감각 개선에 특히 효과적인 운동 방법으로 인정받고 있습니다.

요가는 유연성, 균형, 호흡, 정신적 집중력을 통합적으로 발전시키는 holistic한 운동 방법입니다. 아사나(요가 자세)를 통해 신체의 다양한 근육군을 균형 있게 강화하고, 심신의 조화를 추구합니다. 특히 하타 요가, 빈야사 요가 등 다양한 스타일은 개인의 신체적 조건과 목표에 맞게 선택할 수 있습니다.

필라테스는 코어 근육 강화와 신체 정렬에 탁월한 운동 방법입니다. 매트 위에서 수행되는 다양한 동작들은 깊은 근육군을 자극하고, 신체의 균형과 안정성을 향상시킵니다. 특히 요추 안정화와 자세 교정에 효과적이어서 만성 통증 관리에도 큰 도움을 줍니다.

5) 코어 강화 운동의 필요성

코어 근육은 인체의 중심부에 위치한 복합적인 근육군으로, 신체의 안정성과 기능적 움직임에 결정적인 역할을 수행합니다. 코어 강화 운동은 단순한 미용적 목적을 넘어 전인적 신체 건강과 직접적으로 연관된 필수적인 피트니스 요소입니다.

코어 근육은 복부, 골반, 허리 주변의 깊은 근육들로 구성되어 있으며, 신체의 안정성과 균형을 유지하는 핵심적인 기능을 담당합니다. 이러한 근육군은 신체의 모든 움직임의 기초가 되며, 효율적인 신체 움직임과 부상 예방에 결정적인 역할을 합니다.

코어 강화의 주요 이점은 다음과 같습니다.

(1) 신체 안정성 향상

코어 근육은 척추를 보호하고 신체의 균형을 유지하는 핵심 메커니즘입니다. 강력한 코어는 일상생활의 모든 동작에서 더 나은 자세와 안정성을 제공하며, 부상 위험을 현저히 감소시킵니다.

(2) 자세 교정 및 통증 예방

만성적인 요통과 자세 불균형은 약화된 코어 근육과 직접적인 연관성이 있습니다. 규칙적인 코어 운동은 척추 정렬을 개선하고, 허리와 골반 주변의 근육 불균형을 해소하여 만성 통증을 예방할 수 있습니다.

(3) 운동 수행능력 향상

코어 근육은 모든 복합 운동의 기초가 됩니다. 달리기, 웨이트 트레이닝, 스포츠 활동 등에서 코어의 힘은 더 나은 수행능력과 효율적인 에너지 전달을 가능하게 합니다.

5-1) 효과적인 코어 강화 운동의 대표적인 예시

- 플랭크: 등척성 운동으로 전신 코어 근육을 동시에 자극
- 크런치: 복부 근육의 선택적 강화
- 러시안 트위스트: 측면 복부 근육 발달

- 버드독: 코어의 안정성과 균형 능력 향상

코어 강화 운동을 성공적으로 수행하기 위해서는 점진적인 접근과 올바른 자세가 중요합니다. 초보자는 전문 트레이너의 지도를 받아 안전하고 효과적인 방법으로 코어 운동을 시작하는 것이 권장됩니다.

3. 현대 피트니스 트렌드 분석

1) 홈 트레이닝의 부상

현대 사회의 디지털 전환과 생활 방식의 변화는 피트니스 영역에서도 혁신적인 트렌드를 만들어내고 있으며, 그 중심에 '홈 트레이닝'이 자리 잡고 있습니다. 특히 COVID-19 팬데믹은 이러한 트렌드를 가속화하는 결정적인 계기가 되었습니다.

홈 트레이닝의 부상은 단순한 일시적 현상이 아니라 피트니스에 대한 근본적인 인식 변화를 반영합니다. 전통적인 헬스장 중심의 운동 문화에서 개인의 시간과 공간을 고려한 맞춤형 운동 방식으로 전환되고 있는 것입니다.

주요 특징으로는 먼저 온라인 피트니스 플랫폼의 다양화를 들 수 있습니다. YouTube, Instagram Live, 전문 피트니스 앱 등을 통해 전문 트레이너의 고품질 운동 콘텐츠에 쉽게 접근할 수 있게 되었습니다. 이러한 플랫폼들은 요가, 필라테스, 고강도 인터벌 트레이닝(HIIT), 댄스 워크아웃 등 다양한 운동 프로그램을 제공하여 개인의 선호와 체력 수준에 맞는 선택을 가능하게 합니다.

또한 스마트 홈 피트니스 장비의 발전도 주목할 만합니다. Peloton 자전거, Mirror 인터랙티브 트레이닝 시스템과 같은 첨단 장비들은 집에서도 전문적인 트레이닝 경험을 제공합니다. 이러한 장비들은 실시간 강사 지도, 개인 맞춤형 운동 프로그램, 성과 추적 기능 등을 통합적으로 제공합니다.

홈 트레이닝의 가장 큰 장점은 접근성과 유연성입니다. 시간과 장소의 제약 없이 운동할 수 있으며, 초기 투자 비용을 제외하면 상대적으로 경제적입니다. 특히 바쁜 현대인들에게 시간과 공간의 유연성은 매우 중요한 요소입니다. 다만 홈 트레이닝에는 몇 가지 한계점도 존재합니다. 전문 장비의 부재, 올바른 자세에 대한 즉각적인 피드백 부족, 동기부여의 어려움 등이 그것입니다. 따라서 개인의 자기 규율과 꾸준함이 무엇보다 중요합니다.

2) 웨어러블 기기와 피트니스 앱의 활용

디지털 기술의 발전은 피트니스 영역에서 혁명적인 변화를 가져오고 있으며, 특히 웨어러블 기기와 피트니스 앱은 개인 건강 관리의 핵심 도구로 자리 잡았습니다.

웨어러블 기기는 단순한 활동 추적을 넘어 종합적인 건강 모니터링 시스템으로 진화했습니다. 스마트워치, 피트니스 밴드 등은 심박수, 수면 패턴, 칼로리 소모량, 걸음 수 등 다양한 생체 데이터를 실시간으로 측정합니다. Apple Watch, Garmin, Fitbit과 같은 브랜드들은 정밀한 센서 기술을 통해 사용자의 건강 상태를 정확하게 분석합니다.

피트니스 앱은 개인 맞춤형 운동 경험을 제공하는 혁신적인 플랫폼으로 발전했습니다. MyFitnessPal, Strava, Nike Training Club 같은 애플리케이션은 개인의 신체 데이터를 기반으로 맞춤형 운동 계획과 영양 관리 솔루션을 제공합니다. 인공지능 알고리즘을 활용해 사용자의 진행 상황을 분석하고, 동기부여를 위한 개인화된 피드백을 제공합니다.

(1) 웨어러블 기술의 주요 장점

- 실시간 건강 데이터 모니터링
- 개인 맞춤형 운동 및 영양 계획 수립
- 동기부여를 위한 성과 추적 및 목표 설정
- 전문가 수준의 건강 관리 접근성 확대

3) 기능성 트레이닝

기능성 트레이닝은 현대 피트니스의 혁신적인 접근 방식으로, 단순한 근육 발달을 넘어 실제 일상생활에서 필요한 신체 움직임의 효율성을 극대화하는 운동 방법입니다. 이는 고립된 근육군을 훈련하는 전통적인 웨이트 트레이닝과 달리, 복합적이고 통합적인 신체 움직임에 중점을 둡니다.

기능성 트레이닝의 핵심 철학은 신체를 하나의 유기적인 시스템으로 인식하는 것입니다. 일상생활에서 발생하는 다양한 움직임 - 들어올리기, 밀기, 잡기, 구부리기 등 - 을 모방하는 운동을 통해 실제적인 신체 기능을 향상시킵니다. 이러한 접근은 단순히 근육량을 늘리는 것이 아니라, 신경근육 조정력, 안정성, 균형감을 종합적으로 발전시키는 것을 목표로 합니다.

(1) 기능성 트레이닝 운동

- 케틀벨 스윙: 전신의 협응력과 파워 향상
- TRX 서스펜션 트레이닝: 코어 안정성와 균형감 개발
- 버피 테스트: 복합적인 신체 움직임과 심폐 지구력 강화
- 멀티플레인 운동: 다양한 방향으로의 움직임 훈련

기능성 트레이닝의 가장 큰 장점은 부상 예방과 일상생활 수행 능력의 근본적인 개선입니다. 특히 노년층이나 재활 중인 개인에게 매우 효과적인 운동 방법으로 인정받고 있습니다. 근육의 기능적 연결성을 강화함으로써 더욱 효율적이고 안전한 신체 움직임을 가능하게 합니다.

4) 그룹 운동 다양화

현대 피트니스 문화에서 그룹 운동 클래스는 단순한 신체 활동을 넘어 사회적 상호작용과 개인적 성장을 동시에 추구하는 혁신적인 트렌드로 자리 잡았습니다. 이러한 현상은 운동을 통한 개인의 신체적 건강뿐만 아니라 심리적, 사회적 웰빙을 종합적으로 추구하는 현대인의 니즈를 반영합니다.

그룹 운동 클래스의 가장 중요한 특징은 강력한 사회적 동기부여 메커니즘입니다. 개인이 혼자 운동할 때보다 집단 속에서 운동할 때 더 높은 지속성과 성취감을 경험할 수 있습니다. 같은 목표를 가진 참가자들과의 상호작용은 심리적 에너지를 높이고, 운동에 대한 지속적인 참여 의지를 강화합니다.

(1) 그룹 운동 클래스 유형

댄스 피트니스 클래스, 줌바, K-pop 댄스 피트니스 등, 음악과 결합된 유쾌하고 역동적인 운동 경험 제공

심리적 스트레스 해소와 신체 활동의 융합, 고강도 인터벌 트레이닝(HIIT) 그룹 클래스, 짧은 시간 내 최대 효율의 운동 제공, 참가자 간 상호 경쟁과 협력 분위기 조성, 빠른 칼로리 소모와 체력 향상

요가와 필라테스 그룹 세션, 신체적 유연성과 정신적 안정감 동시 추구, 명상과 호흡 기법을 통한 holistic한 접근, 참가자 간 에너지 공유와 평온함 경험.

이러한 그룹 운동 클래스는 단순한 신체 활동을 넘어 커뮤니티 형성과 사회적 네트워킹의 플랫폼으로 기능합니다. 참가자들은 운동을 통해 새로운 인간관계를 형성하고, 서로의 건강한 라이프스타일을 지지하는 문화를 만들어갑니다.

4. 효과적인 건강증진 방안

효과적인 건강증진을 위해서는 포괄적이고 통합적인 접근이 필수적입니다. 단순히 개별적인 건강 관리 전략을 넘어 일상생활 전반에 걸친 체계적인 건강 습관 형성이 중요합니다.

첫째, 규칙적인 운동 습관 형성은 건강증진의 핵심입니다. 하루 30분 이상의 중강도 신체 활동을 최소 주 5회 이상 실천하는 것이 권장됩니다. 출

퇴근 시 계단 이용, 점심시간 가벼운 걷기, 주말 등산 등 일상에서 쉽게 실천할 수 있는 방법들을 적극 활용해야 합니다. 개인의 체력과 생활 패턴에 맞는 유산소 운동과 근력 운동을 균형 있게 선택하는 것이 중요합니다.

둘째, 균형 잡힌 영양 섭취는 건강의 기본입니다. 탄수화물, 단백질, 지방의 적절한 비율 유지와 함께 다양한 채소와 과일 섭취가 필수적입니다. 하루 세 끼 식사에서 영양소의 다양성을 확보하고, 과도한 가공식품과 설탕, 나트륨 섭취를 줄이는 것이 중요합니다. 개인의 연령, 성별, 활동 수준에 맞는 맞춤형 식단 관리가 필요합니다.

셋째, 적절한 휴식과 수면은 신체 회복과 건강 유지에 결정적입니다. 하루 평균 7-9시간의 양질의 수면을 취하고, 규칙적인 수면 패턴을 유지해야 합니다. 수면 전 전자기기 사용을 자제하고, 편안한 수면 환경을 조성하는 것이 중요합니다. 또한 주중에는 짧은 낮잠이나 휴식을 통해 신체적, 정신적 피로를 회복하는 전략도 효과적입니다.

5. 피트니스와 운동처방의 관계

운동처방(Exercise Prescription)은 개인의 신체적 특성, 건강 상태, 운동 목표에 기반하여 과학적이고 체계적으로 설계된 맞춤형 운동 프로그램을 의미합니다. 단순한 운동 지침을 넘어, 개인의 신체적 잠재력을 최대한 발휘하고 건강을 증진시키기 위한 전문적이고 종합적인 접근 방법입니다.

운동처방의 핵심은 개인의 고유한 신체적 특성과 건강 상태를 정밀하게 평가하는 것입니다. 이는 단순히 연령과 성별만을 고려하는 것이 아니라, 개인의 심혈관 기능, 근육량, 유연성, 기존 질환, 신체 구성, 대사 상태 등을 종합적으로 분석합니다. 전문 운동처방사나 스포츠 의학 전문가는 이러한 다차원적 평가를 통해 가장 효과적이고 안전한 운동 계획을 수립합니다.

1) 운동처방의 주요 구성 요소

- 초기 건강 평가: 포괄적인 신체 검진과 체력 측정
- 개인별 목표 설정: 체중 감량, 근력 향상, 심폐 지구력 개선 등
- 운동 유형 선택: 유산소, 근력, 유연성 운동의 맞춤형 조합
- 운동 강도와 빈도 결정: 개인의 체력 수준에 적합한 점진적 접근
- 지속적인 모니터링과 피드백: 주기적인 평가와 계획 조정

특히 만성 질환자, 고령자, 임산부, 운동 재활 환자 등 특수한 건강 상태를 가진 개인에게 운동처방은 더욱 중요합니다. 전문가의 과학적이고 세심한 접근은 잠재적인 건강 위험을 최소화하고, 운동을 통한 치료적 효과를 극대화할 수 있습니다.

2) 운동처방의 궁극적인 목표

개인의 전인적 건강을 증진하는 것입니다. 단순히 신체적 기능 향상을 넘어, 정신적 웰빙, 삶의 질 개선, 질병 예방까지 종합적인 접근을 추구합니다. 이는 운동을 일회성 활동이 아닌, 지속 가능한 건강한 생활 방식으로 만드는 전략적 접근입니다.

결론적으로, 운동처방은 현대 피트니스의 가장 과학적이고 전문적인 접근 방법입니다. 개인의 고유한 특성을 존중하고, 안전하며 효과적인 운동 경험을 제공하는 맞춤형 건강 관리 솔루션이라 할 수 있습니다.

3) 개별적인 운동방법의 실천방안

개인 맞춤형 운동 계획 수립은 효과적인 피트니스 여정의 핵심입니다. 성공적인 운동 실천을 위해서는 체계적이고 과학적인 접근이 필수적입니다.

첫째, 정확한 초기 평가가 선행되어야 합니다. 전문가의 도움을 받아 현재의 체력 수준, 신체 구성, 건강 상태를 종합적으로 측정해야 합니다. 이를 통해 개인의 고유한 신체적 특성과 잠재력을 정확히 파악할 수 있습니다. 심박수, 근력, 유연성, 심폐 지구력 등 다각도의 평가가 필요합니다.

둘째, 현실적이고 구체적인 목표 설정이 중요합니다. 단기 및 장기 목표를 명확히 설정하고, SMART 원칙(Specific, Measurable, Achievable, Relevant, Time-bound)에 따라 목표를 구체화해야 합니다. 예를 들어, "3개월 내 체중 5kg 감량" 또는 "6개월 내 10회 연속 풀업 수행"과 같은 명확한 목표를 세울 수 있습니다.

셋째, 점진적 부하 원칙을 적용해야 합니다. 급격한 운동 강도 증가는 부상 위험을 높이므로, 점진적이고 체계적인 강도 증가가 필수적입니다. 초기에는 낮은 강도로 시작하여 2-3주마다 운동 강도, 시간, 반복 횟수를 점진적으로 증가시켜야 합니다.

넷째, 다양한 운동 방법의 균형 있는 조합이 중요합니다. 유산소 운동,

근력 운동, 유연성 운동을 균형 있게 배치하여 전인적인 체력 향상을 도모해야 합니다. 예를 들어, 주 3회 근력 트레이닝, 주 2-3회 유산소 운동, 그리고 매일 10-15분의 스트레칭을 병행할 수 있습니다.

6. 지속 가능한 피트니스 라이프스타일

현대 사회에서 피트니스는 더 이상 선택사항이 아닌 필수적인 생활 방식으로 자리 잡았습니다. 우리가 지금까지 탐구한 피트니스의 다양한 측면은 단순한 신체 활동을 넘어 개인의 전인적 건강과 삶의 질을 근본적으로 변화시키는 혁신적인 접근법임을 보여줍니다.

피트니스의 장기적 이점은 무엇보다 종합적입니다. 신체적 측면에서 규칙적인 운동은 심혈관 건강 개선, 근육량 유지, 만성 질환 예방 등 직접적인 건강상의 혜택을 제공합니다. 정신적 측면에서는 스트레스 감소, 자존감 향상, 우울감 완화 등 심리적 웰빙에 긍정적인 영향을 미칩니다.

그러나 진정한 피트니스의 성공은 개인의 책임과 사회적 지원의 균형에 달려 있습니다. 개인은 자신의 건강에 대한 주도적인 책임을 져야 하며, 지속적이고 체계적인 접근을 통해 건강한 생활 습관을 형성해야 합니다. 동시에 사회는 건강한 라이프스타일을 지원하는 환경과 인프라를 제공해야 합니다.

미래의 피트니스는 기술과 개인화된 접근의 융합으로 더욱 혁신적으로 발전할 것입니다. 인공지능 기반 맞춤형 운동처방, 가상현실을 활용한 immersive 운동 경험, 정밀한 생체 데이터 분석 등은 피트니스의 새로운 지평을 열어갈 것입니다.

02

100세 시대 생활건강과 운동

현대 사회는 의학 기술의 급속한 발전과 생활 환경의 개선으로 인해 이전에는 상상하기 어려웠던 '100세 시대'를 목전에 두고 있습니다. 100세 시대란 단순히 평균 수명이 연장되는 것을 의미하는 것이 아니라, 인간의 삶의 질과 잠재력을 근본적으로 재정의하는 사회적 패러다임의 변화를 의미합니다.

과거에는 은퇴 이후의 삶을 짧고 수동적인 시기로 여겼지만, 오늘날에는 노년기를 활동적이고 창의적인 인생의 또 다른 중요한 단계로 인식하고 있습니다. 이러한 변화의 중심에는 건강한 신체와 활기찬 정신을 유지하는 것의 중요성이 자리 잡고 있습니다.

특히 건강한 100세 시대를 위해서는 규칙적인 운동이 필수적입니다. 운동은 단순히 신체적 건강을 유지하는 것을 넘어 정신적 웰빙과 사회적 참여를 촉진하는 핵심 요소입니다. 따라서 개인과 사회는 평생에 걸쳐 건강을 유지하고 삶의 질을 향상시키기 위해 지속적이고 체계적인 운동 전략을 수립해야 할 시점입니다.

1. 100세 시대의 정의와 특징

100세 시대란 단순한 수명 연장을 넘어, 인간의 생애주기와 사회 구조를 근본적으로 재편하는 인구학적 현상을 의미합니다. 이는 평균 수명이 100세에 근접하면서 발생하는 사회적, 경제적, 개인적 변화를 포괄하는 개념입니다.

이 시대는 전통적인 생애 단계(교육-노동-은퇴)를 재정의하고, 개인이 더 오랜 기간 사회에 기여하고 자아실현을 추구할 수 있는 환경을 제공합니다. 또한 건강하고 활동적인 노년의 삶을 중심으로 사회 시스템과 개인의 인생 설계를 혁신적으로 변화시키는 패러다임을 의미합니다.

100세 시대의 인구통계학적 변화는 사회의 근본적인 구조를 재편하고 있습니다. 전통적인 인구 피라미드가 급격히 변화하면서, 고령 인구의 비중이 unprecedented하게 증가하고 있습니다. 이는 단순한 통계적 변화를 넘어 경제, 사회, 문화 전반에 걸친 근본적인 혁신을 요구하고 있습니다.

가장 두드러진 변화는 노동시장과 은퇴 체계의 근본적인 재구성입니다. 과거의 선형적인 생애주기 모델(교육-노동-은퇴)은 더 이상 유효하지 않게 되었습니다. 평균 수명 연장으로 인해 개인들은 multiple careers를 추구하고, 은퇴 이후에도 지속적으로 사회에 기여할 수 있는 기회를 갖게 되었습니다.

경제적 측면에서 100세 시대는 중대한 도전과 기회를 동시에 제시합니다. 사회보장제도, 연금 시스템, 의료 인프라는 급격히 증가하는 고령 인구를 수용하기 위해 근본적인 재설계가 필요합니다. 동시에 이는 새로운 산업과 서비스 시장의 emergence를 촉발하고 있습니다.

사회문화적으로도 큰 변화가 일어나고 있습니다. 연령에 대한 기존의 고정관념이 무너지면서, 고령자들의 사회적 참여와 역할이 확대되고 있습니다. 세대 간 상호작용의 방식, 가족 구조, 교육과 경력 개발에 대한 인식이 근본적으로 변화하고 있습니다.

이러한 변화는 단순한 인구통계학적 현상을 넘어, 인간의 잠재력과 사회적 가능성에 대한 근본적인 재정의를 의미합니다. 100세 시대는 우리에게 더 길고, 풍요롭고, 의미 있는 삶의 새로운 패러다임을 제시하고 있는 것입니다.

100세 시대는 개인과 사회에 근본적인 변화를 가져오는 혁명적인 현상입니다. 개인적 측면에서, 이 시대는 전통적인 인생 경로를 근본적으로 재구성합니다. 더 이상 단선적인 교육-노동-은퇴의 모델은 유효하지 않으며, 개인은 여러 경력을 추구하고 지속적인 학습과 자아실현의 기회를 갖게 됩니다.

사회적으로는 노동시장, 교육 시스템, 사회보장제도의 전면적인 재설계가 필요합니다. 고령 인구의 증가는 경제적 도전과 동시에 새로운 산업과 서비스 창출의 기회를 제공합니다. 세대 간 상호작용의 패턴이 변화하고, 연령에 대한 기존 고정관념이 무너지면서 사회의 포용성과 다양성이 확대됩니다.

이러한 변화는 개인에게 더 풍요롭고 의미 있는 삶의 가능성을, 사회에는 인적 자원의 잠재력 확대를 약속합니다. 100세 시대는 단순한 수명 연장을 넘어, 인간 존재의 새로운 가능성을 열어가는 혁신적 패러다임인 것입니다.

2. 100세 시대 건강의 중요성

100세 시대에서 단순한 장수는 더 이상 충분하지 않습니다. 진정한 의미의 삶의 질은 단순히 살아있는 시간의 길이가 아니라, 그 시간을 얼마나 활기차고 의미 있게 보내느냐에 달려 있습니다.

건강한 노화는 단순한 신체적 건강을 넘어 심리적, 사회적 측면을 포함하는 통합적 개념입니다. 장수의 가치는 추가된 년도가 아니라, 그 년도에 얼마나 풍요롭고 독립적인 삶을 영위할 수 있는지에 달려 있습니다. 만성질환 없이 자립적으로 생활할 수 있는 건강수명(healthy life expectancy)이 진정한 장수의 핵심 지표입니다.

노년기의 삶의 질을 결정하는 핵심 요인은 신체적 기능 유지, 인지적 활력, 사회적 연결성입니다. 단순히 오래 사는 것이 아니라 매 순간을 의미 있고 활동적으로 보내는 능력이 중요합니다. 이는 지속적인 건강관리, 운동, 사회적 참여, 평생학습을 통해 가능해집니다.

결과적으로 100세 시대의 진정한 목표는 단순한 생존이 아니라, 삶의 질을 최대화하는 것입니다. 건강은 더 이상 선택이 아닌 필수가 되었으며, 개인과 사회는 활기차고 의미 있는 장수를 위해 지속적으로 노력해야 합니다.

노년기 건강 관리는 100세 시대에서 단순한 선택이 아니라 필수적인 생존 전략입니다. 건강한 노화는 단순히 질병의 부재를 의미하는 것이 아니라, 신체적, 정신적, 사회적 측면에서 최적의 기능을 유지하는 것을 의미합니다.

노년기 건강 관리의 핵심은 예방과 적극적인 개입입니다. 만성질환의 위험을 줄이고, 신체 기능을 최대한 오래 유지하며, 삶의 독립성을 보존하는 것이 중요합니다. 이는 단순히 의료적 개입을 넘어, 종합적인 생활방식의 관리를 포함합니다.

3. 건강관리의 주요 영역

1) 정기적인 건강검진과 예방적 의료 서비스
2) 균형 잡힌 영양 섭취
3) 규칙적인 신체 활동
4) 정신적 건강 관리
5) 사회적 관계 유지

특히 노년기에는 개인의 신체적, 인지적 변화에 대응하는 맞춤형 건강관리 접근이 필요합니다. 조기 진단과 개입은 잠재적인 건강 위험을 크게 감소시키고, 삶의 질을 향상시킬 수 있습니다.

결론적으로, 100세 시대의 건강 관리는 수동적 대응이 아닌 능동적이고 전략적인 접근이 요구됩니다. 개인의 지속적인 관심과 사회의 지원이 결합될 때, 진정한 의미의 건강한 노년을 실현할 수 있습니다.

건강한 노화는 단순한 생물학적 과정이 아니라 다차원적 접근을 요구하는 복합적인 과정입니다. 건강한 100세 시대를 위한 핵심 요소들은 크게 신체적, 정신적, 사회적 측면으로 구분됩니다.

첫째, 신체적 건강 유지가 가장 중요합니다. 규칙적인 운동, 균형 잡힌 영양 섭취, 충분한 수면은 노화 과정에서 신체 기능을 최적화하는 핵심 전략입니다. 근육량 유지, 심혈관 건강 관리, 만성질환 예방은 건강한 노화의 필수 요소입니다.

둘째, 정신적 건강과 인지 기능 유지가 중요합니다. 지속적인 학습, 창의적 활동, 스트레스 관리는 뇌의 가소성을 유지하고 인지 기능 저하를 늦출 수 있습니다. 치매 예방과 정신적 활력 유지는 건강한 노년의 핵심입니다.

셋째, 사회적 연결성과 정서적 웰빙도 건강한 노화에 필수적입니다. 가족, 친구와의 관계 유지, 사회 활동 참여, 의미 있는 관계 형성은 정서적 건강과 삶의 만족도를 높입니다.

4. 100세 시대를 위한 효과적인 운동 방법

1) 유산소 운동

유산소 운동은 100세 시대 건강 관리의 핵심 전략입니다. 심폐 기능을 강화하고, 신진대사를 촉진하며, 전반적인 신체 기능을 향상시키는 필수적인 운동 방법입니다. 특히 중장년층과 노년층에게 유산소 운동은 건강한 노화를 위한 가장 중요한 건강 관리 도구입니다.

(1) 유산소 운동의 주요 이점

- 심혈관 건강 개선: 심장 기능 강화와 혈액 순환 개선
- 체중관리: 대사율 향상과 지방 연소 촉진
- 면역력 증진: 신체의 방어 메커니즘 강화
- 스트레스 감소: 엔도르핀 분비를 통한 정신적 웰빙 증진

(2) 연령대별 적합한 유산소 운동

- 50대: 걷기, 수영, 가벼운 조깅
- 60대: 수중 운동, 자전거 타기, 댄스 프로그램
- 70대 이상: 타이치, 부드러운 스트레칭, 의자에 앉은 상태의 운동

일상생활에 쉽게 통합할 수 있는 실천 방법으로는 계단 오르기, 정원 가꾸기, 반려동물과 산책하기 등이 있습니다. 중요한 것은 개인의 건강 상태에 맞는 운동을 선택하고, 점진적으로 강도를 높여가는 것입니다.

안전한 유산소 운동을 위해서는 사전 의료 상담, 적절한 준비 운동, 개인의 체력에 맞는 운동 강도 조절이 필수적입니다. 100세 시대에는 운동이 단순한 선택이 아니라 건강한 삶을 유지하기 위한 필수 전략임을 명심해야 합니다.

2) 근력 운동의 필요성과 실천 방안

100세 시대에서 근력 운동은 단순한 선택이 아닌 필수적인 건강 관리 전략입니다. 나이가 들수록 근육량은 자연스럽게 감소하며, 이는 신체 기능 저하와 직결됩니다. 근력 운동은 이러한 근육량 감소를 늦추고, 신체 기능을 유지하는 핵심적인 방법입니다.

(1) 근력 운동의 주요 이점

- 근육량 유지 및 증진: 나이 들면서 감소하는 근육량을 보존하고 강화
- 대사율 향상: 근육량 증가로 인한 기초대사량 증가
- 골밀도 개선: 골다공증 예방 및 뼈 건강 유지
- 일상생활 동작 능력 향상: 독립적인 생활 유지에 필수적

(2) 연령대별 적합한 근력 운동 방법

- 50대: 가벼운 덤벨 운동, 탄력 밴드 운동
- 60대: 체중을 이용한 스쿼트, 의자에 앉아서 하는 다리 운동
- 70대 이상: 저강도 근력 운동, 물리치료사와 상담한 맞춤 운동

(3) 안전한 근력 운동을 위한 핵심 원칙

- 점진적인 강도 증가
- 올바른 자세와 기술 습득
- 충분한 준비 운동과 휴식
- 개인의 건강 상태에 맞는 운동 선택

근력 운동은 단순히 근육을 키우는 것이 아니라 전반적인 삶의 질을 향상시키는 holistic한 접근입니다. 100세 시대를 살아가는 개인에게 근력 운동은 건강하고 독립적인 삶을 유지하기 위한 핵심 전략입니다.

3) 유연성 및 균형 운동의 역할

100세 시대에서 유연성 및 균형 운동은 건강한 노화를 위한 필수 전략입니다. 나이가 들수록 관절의 가동성이 감소하고 균형 능력이 저하되면서 낙상 위험과 부상 가능성이 높아집니다. 이러한 신체적 변화에 대응하기 위해 유연성과 균형 운동은 매우 중요한 역할을 합니다.

유연성 운동의 핵심 이점은 관절 가동 범위 유지와 근육의 탄력성 보존입니다. 스트레칭은 관절 경직을 예방하고, 일상생활에서의 움직임을 더욱 원활하게 만듭니다. 특히 노년기에는 목, 어깨, 허리, 무릎 등의 유연성 유지가 중요하며, 이는 만성적인 통증 감소와 직접적으로 연결됩니다.

균형 운동은 낙상 예방과 신체 안정성 유지에 결정적입니다. 나이가 들수록 평형감각이 약해지면서 낙상 위험이 급격히 증가하는데, 규칙적인 균형 운동은 이를 효과적으로 예방할 수 있습니다. 태극권, 요가, 필라테스와 같은 운동은 코어 근육을 강화하고 신체 균형을 개선하는 데 탁월합니다.

5. 연령대별 맞춤 운동

- 50대: 기본 스트레칭, 밸런스 보드 운동
- 60대: 의자를 이용한 균형 운동, 점진적 스트레칭

- 70대 이상: 앉아서 하는 유연성 운동, 보조기구를 활용한 균형 훈련

1) 연령별 맞춤 운동 프로그램 소개

100세 시대의 운동은 연령대별로 차별화된 접근이 필수적입니다. 각 연령대의 신체적 특성과 건강 요구를 고려한 맞춤형 운동 프로그램은 건강한 노화의 핵심 전략입니다.

2) 50대를 위한 통합 운동 프로그램

- 주 3-4회 유산소 운동(빠른 걷기, 수영, 자전거)
- 근력 운동: 가벼운 웨이트 트레이닝, 탄력 밴드 운동
- 유연성 운동: 스트레칭, 요가 기초 동작

3) 60대를 위한 건강 중심 운동

- 저강도 유산소 운동(수중 운동, 걷기)
- 근력 운동: 체중을 이용한 스쿼트, 의자에서 하는 다리 운동
- 균형 운동: 태극권, 안정화 운동

4) 70대 이상을 위한 맞춤형 운동

- 부드러운 유산소 운동(스트레칭 중심 걷기)
- 의자에 앉아서 할 수 있는 근력 운동
- 균형 및 코디네이션 트레이닝

각 연령대의 운동은 개인의 건강 상태와 체력을 고려해 점진적으로 진행해야 하며, 반드시 의료 전문가와 상담 후 시작해야 합니다.

6. 100세 시대 운동의 신체적 효과

100세 시대에서 규칙적인 운동은 심혈관 건강 유지의 핵심 전략입니다. 심장과 혈관 기능은 나이가 들수록 자연스럽게 약화되지만, 적절한 운동은 이러한 퇴행을 효과적으로 늦출 수 있습니다.

1) 운동을 통한 긍정적 효과

① 심장 근육 강화: 규칙적인 유산소 운동은 심장 근육의 효율성을 높이고, 펌핑 능력을 개선합니다.

② 혈액 순환 개선: 지속적인 신체 활동은 혈관의 탄력성을 유지하고 혈류를 원활하게 합니다.

③ 콜레스테롤 관리: 운동은 좋은 콜레스테롤(HDL)을 증가시키고 나쁜 콜레스테롤(LDL)을 감소시킵니다.

④ 혈압 조절: 정기적인 운동은 혈압을 안정적으로 유지하는 데 도움을 줍니다.

특히 중장년층과 노년층에게 심혈관 건강 유지는 매우 중요합니다. 적절한 운동 강도와 빈도는 심장 질환 위험을 크게 감소시키고, 전반적인 심혈관 기능을 개선할 수 있습니다. 걷기, 수영, 자전거 타기 같은 저강도 유산소 운동은 심장 건강을 효과적으로 지원하는 이상적인 방법입니다.

2) 근골격계 강화와 골다공증 예방

100세 시대에서 근골격계 건강 유지는 독립적이고 활동적인 삶을 영위하기 위한 핵심 전략입니다. 나이가 들면서 자연스럽게 발생하는 근육량 감소(근감소증)와 골밀도 약화는 심각한 신체 기능 저하를 초래할 수 있습니다.

근육량 감소는 매년 1-2%씩 진행되며, 특히 50대 이후 급격히 가속화됩니다. 이로 인해 신체 기능이 저하되고 일상생활 수행 능력이 감소합니다. 규칙적인 근력 운동은 이러한 근육량 감소를 효과적으로 늦추고, 근육의 힘과 탄력성을 유지할 수 있습니다.

골다공증 예방을 위해서는 체중 부하 운동과 근력 운동이 특히 중요합니다. 이러한 운동은 뼈의 밀도를 증가시키고, 골절 위험을 크게 감소시킵니다. 특히 스쿼트, 런지, 계단 오르기 같은 운동은 하지 근력과 골밀도를 동시에 향상시키는 효과적인 방법입니다.

3) 효과적인 근골격계 강화 운동 전략

- 50대: 가벼운 웨이트 트레이닝, 탄력 밴드 운동
- 60대: 체중을 이용한 근력 운동, 저강도 저항성 운동
- 70대 이상: 의자에 앉아서 하는 근력 운동, 물리치료사와 상담한 맞춤 운동

운동은 단순히 근육과 뼈를 강화하는 것을 넘어 전반적인 신체 기능과 삶의 질을 향상시키는 holistic한 접근입니다. 100세 시대를 건강하게 살

아가기 위해서는 지속적이고 체계적인 근골격계 관리가 필수적입니다.

4) 면역력 향상과 질병 예방

100세 시대에서 규칙적인 운동은 면역력 강화와 질병 예방의 핵심 전략입니다. 운동은 단순히 신체 기능을 유지하는 것을 넘어, 인체의 면역 시스템을 근본적으로 강화하는 놀라운 능력을 가지고 있습니다.

중장년층과 노년층에게 운동은 면역 세포의 순환을 촉진하고, 염증 반응을 조절하며, 면역 체계의 전반적인 효율성을 높입니다. 특히 중강도의 유산소 운동과 근력 운동은 자연살해세포(NK 세포)의 활성을 증가시켜 바이러스와 암세포에 대한 방어력을 강화합니다.

만성질환 예방 측면에서 운동의 역할은 더욱 중요합니다. 규칙적인 신체 활동은 제2형 당뇨병, 심혈관 질환, 일부 암 발생 위험을 최대 30-50% 감소시킬 수 있습니다. 이는 운동이 신진대사를 개선하고, 인슐린 감수성을 높이며, 만성 염증을 감소시키기 때문입니다.

5) 인지 기능 유지 및 개선

100세 시대에서 운동은 단순한 신체 건강을 넘어 인지 기능 유지의 핵심 전략입니다. 규칙적인 신체 활동은 뇌의 신경가소성을 촉진하고, 뇌세포 간 연결을 강화하여 인지 기능 저하를 효과적으로 늦출 수 있습니다. 운동은 뇌에 산소와 영양분 공급을 증가시키고, 신경영양인자(BDNF) 생성을 촉진합니다. 이는 새로운 뇌세포 생성과 기존 신경 네트워크 연결 강화에 결정적인 역할을 합니다. 특히 유산소 운동과 복합 운동은 기억력, 집중력, 문제 해결 능력 유지에 탁월한 효과를 보입니다.

7. 100세 시대 운동의 정신적, 사회적 효과

1) 스트레스 감소와 정신 건강 증진

100세 시대에서 운동은 단순한 신체 활동을 넘어 정신 건강의 핵심적인 치유 도구로 자리 잡고 있습니다. 규칙적인 신체 활동은 스트레스 호르몬인 코르티솔을 감소시키고, 뇌에서 엔도르핀과 세로토닌 같은 긍정적인 신경전달물질의 분비를 촉진합니다.

운동은 스트레스 해소와 정서적 안정의 강력한 메커니즘으로 작용합니다. 특히 중장년층과 노년층에게 있어 신체 활동은 심리적 탄력성을 높이고, 부정적인 정서를 효과적으로 관리할 수 있는 자연스러운 치유 방법입니다. 걷기, 수영, 요가와 같은 운동은 마음의 평화를 찾고 내적 균형을 회복하는 데 탁월한 효과를 발휘합니다.

더불어 운동은 사회적 상호작용의 중요한 통로가 됩니다. 그룹 운동 프로그램, 걷기 모임, 댄스 클래스 등은 고립감을 해소하고 의미 있는 사회적 관계를 형성하는 기회를 제공합니다. 이는 특히 100세 시대를 살아가는 개인들에게 정서적 지지와 소속감을 제공하는 중요한 메커니즘입니다.

2) 우울증 예방 및 관리

100세 시대에서 운동은 우울증 예방과 관리의 강력한 비약물적 접근법으로 부상하고 있습니다. 규칙적인 신체 활동은 뇌의 신경화학적 균형을 조절하여 우울증 증상을 효과적으로 완화할 수 있습니다.

운동은 세로토닌, 도파민, 노르에피네프린과 같은 긍정적 신경전달물질의 분비를 촉진하여 정서적 안정을 도모합니다. 특히 중장년층과 노년층에게 있어 주 3-4회의 중강도 운동은 우울증 발생 위험을 최대 30% 감소시킬 수 있습니다.

(1) 운동을 통한 우울증 관리 전략

① 유산소 운동: 걷기, 수영 등은 엔도르핀 분비를 촉진하여 기분을 개선합니다.
② 그룹 운동: 사회적 상호작용을 통해 고립감을 해소하고 소속감을 제공합니다.
③ 마인드풀니스 운동: 요가, 태극권은 심리적 안정과 스트레스 감소에 효과적입니다.

100세 시대에서 운동은 단순한 신체 활동을 넘어 정신 건강을 위한 holistic한 치유 도구로 자리 잡고 있습니다.

(2) 사회적 교류 증진과 고립감 해소

100세 시대에서 운동은 단순한 신체 활동을 넘어 중요한 사회적 연결의 통로로 기능합니다. 고령화 사회에서 점점 더 심각해지는 사회적 고립과 외로움은 심각한 건강 문제로 대두되고 있으며, 운동은 이를 해결할 수 있는 효과적인 해법입니다.

그룹 운동 프로그램은 노년층에게 의미 있는 사회적 상호작용의 기회를 제공합니다. 댄스 클래스, 수영 모임, 걷기 동호회 등은 단순한 신체 활동을 넘어 공동체 의식을 형성하고 사회적 네트워크를 구축하는 중요한 플랫폼이 됩니다. 이러한 활동들은 참가자들에게 소속감을 제공하고, 고립감을 근본적으로 해소하는 데 기여합니다.

운동을 통한 사회적 교류는 정서적 지지와 상호 소통의 기회를 창출합니다. 비슷한 관심사와 건강 목표를 가진 사람들과의 만남은 개인의 사회적 자본을 확장하고, 정신적 웰빙을 증진시키는 중요한 메커니즘으로 작용합니다. 특히 100세 시대를 살아가는 개인들에게 이러한 사회적 연결은 삶의 질을 결정하는 핵심 요소가 됩니다.

(3) 자존감 향상과 삶의 만족도 증가

100세 시대에서 운동은 단순한 신체 활동을 넘어 개인의 자존감과 삶의 만족도를 근본적으로 변화시키는 강력한 도구입니다. 규칙적인 운동은 개인에게 지속적인 성취감과 자기 효능감을 제공하며, 이는 심리적 웰빙의 핵심 메커니즘으로 작용합니다.

운동을 통해 개인은 자신의 신체적, 정신적 한계를 극복하는 경험을 하게 됩니다. 점진적으로 운동 능력을 향상시키고 새로운 신체적 목표를 달성하는 과정은 깊은 자기 신뢰와 자긍심을 형성합니다. 특히 100세 시대를 살아가는 중장년층과 노년층에게 이러한 성취 경험은 나이에 대한 고정관념을 깨고 자아를 재정의하는 중요한 기회가 됩니다.

더불어 운동은 개인에게 새로운 사회적 역할과 정체성을 제공합니다. 그룹 운동 프로그램이나 동호회 활동을 통해 얻게 되는 소속감과 인정은 자존감 향상의 또 다른 중요한 원천입니다. 이는 단순한 신체 활동을 넘어 삶의 의미와 목적을 재발견하는 과정으로 경험됩니다.

운동을 통해 얻는 신체적 변화와 정신적 성장은 궁극적으로 삶의 전반적인 만족도를 크게 높입니다. 건강하고 활동적인 삶에 대한 자신감은 개인에게 더욱 적극적이고 긍정적인 삶의 태도를 형성하게 합니다. 100세 시대의 진정한 가치는 바로 이러한 지속적인 자기 성장과 삶에 대한 긍정적 태도에서 발견됩니다.

8. 100세 시대 운동의 실천 전략

1) 일상생활 속 운동 습관 형성 방법

100세 시대 건강한 운동 습관 형성을 위해서는 일상생활에 자연스럽게 통합되는 전략이 필수적입니다. 가장 효과적인 접근은 작은 변화로부터 시작하는 것입니다. 예를 들어, 엘리베이터 대신 계단 오르기, 짧은 거리는 걸어서 이동하기, TV 시청 중 간단한 스트레칭 등 일상의 작은 움직임을 점진적으로 늘려가는 것이 중요합니다.

운동을 즐거운 활동으로 인식하는 것도 핵심입니다. 개인의 취향에 맞는 운동을 선택하고, 음악 듣기, 팟캐스트 감상, 친구와의 대화 등을 결합하면 운동에 대한 부담감을 줄일 수 있습니다. 또한 걷기 동호회, 수영 클래스 등 사회적 활동과 연계된 운동은 지속성을 높이는 좋은 방법입니다.

디지털 기술도 운동 습관 형성에 큰 도움을 줄 수 있습니다. 운동 추적 앱, 온라인 운동 클래스, 가상 트레이너 등을 활용하면 개인의 운동 목표와 진행 상황을 체계적으로 관리할 수 있습니다. 이를 통해 동기부여와 지속적인 피드백을 얻을 수 있습니다.

2) 지역사회 운동 프로그램 활용 방안

100세 시대에서 지역사회 운동 프로그램은 건강한 노후를 위한 중요한 사회적 인프라입니다. 지자체와 복지관에서 운영하는 다양한 운동 프로그램은 개인의 신체적, 사회적 건강을 동시에 증진시키는 효과적인 해결책을 제공합니다.

지역사회 운동 프로그램의 핵심 장점은 접근성과 포용성입니다. 경로당, 복지관, 공원 등에서 제공되는 무료 또는 저비용 프로그램은 모든 연령대가 참여할 수 있는 기회를 제공합니다. 태극권, 요가, 수영 등 다양한 운동 프로그램은 개인의 체력과 관심사에 맞는 선택지를 제공합니다.

특히 연령대별 맞춤형 프로그램이 중요합니다. 50대를 위한 근력 운동 클래스, 60대를 위한 저강도 유산소 운동, 70대 이상을 위한 균형 및 유연성 프로그램 등 세분화된 접근은 개인의 건강 상태와 요구에 최적화된 운동 경험을 제공합니다.

지역사회 운동 프로그램의 또 다른 중요한 가치는 사회적 연결성 강화입니다. 그룹 운동은 고립감을 해소하고, 유사한 관심사를 가진 구성원들 간의 긍정적인 상호작용을 촉진합니다. 이는 단순한 신체 활동을 넘어 정서적 지지와 공동체 의식을 형성하는 중요한 플랫폼이 됩니다.

효과적인 참여를 위해서는 지속적인 동기부여와 전문가의 지도가 필수적입니다. 전문 트레이너의 맞춤형 가이드, 정기적인 건강 평가, 개인별 운동 목표 설정 등은 프로그램의 지속성과 효과성을 높이는 핵심 전략입니다.

3) 디지털 기기를 활용한 홈 트레이닝 소개

100세 시대의 홈 트레이닝은 디지털 기술을 통해 개인의 건강과 운동 습관을 혁신적으로 변화시키고 있습니다. 스마트폰 앱, 온라인 운동 플랫폼, 웨어러블 디바이스 등을 활용한 홈 트레이닝은 시간과 공간의 제약을 뛰어넘어 누구나 쉽게 접근할 수 있는 운동 솔루션을 제공합니다.

특히 중장년층과 노년층을 위한 맞춤형 디지털 홈 트레이닝 솔루션이 다양하게 개발되고 있습니다. 실시간 화상 트레이닝, AI 기반 개인 맞춤 운동 프로그램, 웨어러블 기기를 통한 건강 모니터링 등은 안전하고 효과적인 홈 트레이닝을 가능하게 합니다. 이러한 기술은 개인의 건강 상태, 체력 수준, 운동 목표에 완벽하게 부합하는 맞춤형 운동 경험을 제공합니다.

또한 디지털 기기는 지속적인 동기부여와 피드백 메커니즘을 통해 운동 지속성을 높입니다. 운동 진행 상황 추적, 성취도 시각화, 개인 맞춤형 챌린지 등은 사용자의 운동 참여도를 크게 향상시킵니다. 100세 시대의 건강한 삶을 위해 디지털 기술은 개인의 운동 습관을 혁신적으로 변화시키는 핵심 도구로 자리 잡고 있습니다.

4) 운동 지속을 위한 동기부여 전략

100세 시대 운동 지속을 위한 효과적인 동기부여 전략은 개인의 내적 동기와 외적 지원을 통합적으로 활용하는 것에서 시작됩니다.

첫째, 개인의 고유한 건강 목표와 연결된 맞춤형 동기부여가 중요합니다. 단순한 체중 감량이나 근육 형성을 넘어, 독립적인 일상생활 유지, 손주와 함께하는 활동 능력 등 구체적이고 개인적인 목표를 설정하는 것이 핵심입니다.

둘째, 점진적이고 현실적인 목표 설정이 동기 유지에 결정적입니다. 과도한 기대보다는 작지만 지속적인 성취감을 제공하는 단계별 목표를 수립해야 합니다. 예를 들어, 매주 조금씩 운동 시간이나 강도를 늘리는 방식으로 점진적인 발전을 경험하게 합니다.

셋째, 사회적 지지와 책임감을 활용하는 전략이 효과적입니다. 운동 파트너 찾기, 온라인/오프라인 운동 커뮤니티 참여, 가족과 함께하는 운동 시간 등은 지속적인 참여를 촉진합니다. 서로를 격려하고 책임지는 상호 지지 시스템은 운동의 즐거움을 높이고 꾸준함을 유지하는 데 도움을 줍니다.

마지막으로, 운동의 다양성과 즐거움을 강조하는 접근이 중요합니다. 단조로운 운동은 쉽게 지루해질 수 있으므로, 다양한 운동 프로그램을 번갈아 시도하고, 개인의 취향에 맞는 즐거운 신체 활동을 발견하는 것이 장기적인 운동 지속의 핵심입니다.

03

운동처방과 체력검사

현대 사회는 급격한 기술 발전과 생활 방식의 변화로 인해 개인의 건강과 웰빙에 대한 관심이 그 어느 때보다 높아지고 있습니다. 이러한 맥락에서 운동처방은 개인의 건강을 과학적이고 체계적으로 관리할 수 있는 중요한 접근 방법으로 주목받고 있습니다.

운동처방이란 개인의 건강 상태, 체력 수준, 신체적 특성을 종합적으로 평가하여 맞춤형 운동 프로그램을 설계하고 제공하는 전문적인 건강 관리 방법입니다. 단순히 운동을 권장하는 것을 넘어 과학적 근거를 바탕으로 개인에게 가장 적합한 운동 방법을 처방하는 것이 핵심입니다.

1. 운동처방 정의와 필요성

운동처방은 단순한 운동 권장을 넘어 과학적이고 체계적인 건강 관리 접근법입니다. 이는 개인의 신체적, 생리학적, 심리적 특성을 종합적으로 분석하여 맞춤형 운동 프로그램을 설계하고 실행하는 전문적인 건강 중재 방법입니다.

현대 사회는 급격한 기술 발전과 도시화로 인해 심각한 건강 위기에 직면해 있습니다. 장시간 앉아서 일하는 직장인, 신체 활동이 부족한 학생들, 불규칙한 생활 패턴을 가진 현대인들은 비만, 심혈관 질환, 당뇨병 등 만성질환의 위험에 노출되어 있습니다. 이러한 상황에서 운동처방은 예방적 건강 관리의 핵심 전략으로 부상하고 있습니다.

운동처방의 개인적 이점은 다양합니다. 신체 기능 향상, 만성질환 예방, 정신 건강 증진, 스트레스 감소 등 포괄적인 건강 개선 효과를 제공합니다. 더 나아가 사회적 측면에서도 의료비 절감, 생산성 향상, 국민 건강 증진 등 긍정적인 파급 효과를 창출합니다.

특히 운동처방은 개인의 고유한 건강 상태와 목표를 고려한 맞춤형 접근을 강조합니다. 연령, 성별, 체력 수준, 기존 질환 등을 종합적으로 평가하여 안전하고 효과적인 운동 프로그램을 설계합니다. 이는 획일화된 운동 방법에서 벗어나 개인 맞춤형 건강 관리를 실현하는 혁신적인 접근법입니다.

2. 운동처방 방법과 효과

1) 운동처방 일반적인 과정

과학적이고 체계적인 접근을 통해 개인의 건강과 fitness 목표를 달성하는 맞춤형 전략입니다. 이 과정은 크게 네 가지 핵심 단계로 구성됩니다:

첫 번째 단계인 초기 평가에서는 대상자의 포괄적인 건강 상태를 철저히 조사합니다. 이는 신체 검진, 병력 조사, 체력 측정, 생활 습관 평가 등을 포함합니다. 이 단계에서 개인의 현재 체력 수준, 잠재적 건강 위험, 운동 목표를 명확히 파악합니다.

운동처방의 핵심 구성 요소인 FITT 원칙은 다음과 같습니다.

(1) 빈도(Frequency): 주당 운동 횟수를 결정합니다. 일반적으로 유산소 운동은 주 3-5회, 근력 운동은 주 2-3회를 권장합니다. 개인의 체력 수준과 건강 상태에 따라 조정됩니다.

(2) 강도(Intensity): 운동의 힘든 정도를 의미합니다. 심박수, 운동 자각도, 대사 당량(METs) 등을 통해 측정됩니다. 대부분의 성인에게는 최대 심박수의 60-80% 수준의 강도를 추천합니다.

(3) 시간(Time): 한 번의 운동 세션에서 소요되는 시간을 의미합니다. 유산소 운동의 경우 보통 20-60분, 근력 운동은 30-60분 정도를 권장합니다.

(4) 유형(Type): 개인의 목표와 신체 상태에 맞는 운동 종류를 선택합니다. 유산소 운동(걷기, 달리기, 수영), 근력 운동, 유연성 운동 등을 균형 있게 구성합니다.

2) 점진적이고 안전한 방식으로 운동을 실행합니다.

지속적인 모니터링을 통해 진행 상황을 평가하고, 필요에 따라 프로그램을 조정합니다. 이는 부상 예방과 최적의 운동 효과를 위해 필수적입니다.

운동처방은 단순한 운동 지침을 넘어 개인의 전인적 건강을 향상시키는 과학적 접근법입니다. 맞춤형 접근을 통해 안전하고 효과적인 건강관리를 실현할 수 있습니다.

3) 신체적, 정신적, 사회적 효과

운동처방은 개인의 건강을 종합적으로 향상시키는 강력한 도구로, 신체적, 정신적, 사회적 측면에서 다양한 긍정적 효과를 제공합니다.

(1) 신체적 측면

운동처방은 가장 직접적이고 즉각적인 효과를 발휘합니다. 규칙적인 맞춤형 운동은 심혈관 질환 위험을 최대 50% 감소시키고, 제2형 당뇨병 발병 위험을 크게 낮출 수 있습니다. 근력 증가, 근육량 유지, 골밀도 향상 등 신체 기능을 전반적으로 개선합니다. 특히 개인의 체력 수준과 건강 상태에 맞춘 운동처방은 부상 위험을 최소화하면서 최적의 신체 발달을 이끌어냅니다.

(2) 정신적 측면

운동처방은 심리적 웰빙에 상당한 영향을 미칩니다. 정기적인 운동은 스트레스 호르몬인 코르티솔을 감소시키고, 엔도르핀 분비를 촉진하여 자연스러운 기분 개선 효과를 제공합니다. 우울증과 불안 증상을 완화하고, 자존감을 향상시키며 전반적인 정서적 안정을 도모합니다. 특히 개인의 심리적 상태를 고려한 맞춤형 운동처방은 정신 건강 증진에 더욱 효과적입니다.

(3) 사회적 측면

운동처방은 중요한 역할을 합니다. 그룹 운동 프로그램이나 운동 클래스를 통해 사회적 상호작용을 증진하고, 건강한 생활방식을 공유할 수 있습니다. 더 나아가 지역사회의 건강 수준을 향상시키고, 의료비 절감에 기여할 수 있습니다. 또한 건강한 생활습관 전파를 통해 사회 전반의 건강 문화를 조성하는 데 기여합니다.

운동처방의 진정한 가치는 이러한 다차원적 효과를 통합적으로 제공한다는 점입니다. 단순한 신체 활동을 넘어 개인의 삶의 질을 전체적으로 향상시키는 holistic한 접근법이라고 할 수 있습니다.

3. 운동처방 흐름도

운동처방의 성공적인 실행을 위해서는 체계적이고 과학적인 접근 방식이 필수적입니다. 다음은 효과적인 운동처방의 종합적인 흐름도와 각 단계별 상세 설명입니다.

1) **초기 평가 단계**에서는 대상자의 포괄적인 건강 상태를 철저히 조사합니다. 구체적으로 다음 항목들을 평가합니다:

- 신체 검진 및 건강 이력 분석
- 현재 체력 수준 측정

- 생활 습관 및 건강 위험 요인 확인
- 개인의 운동 목표 설정
-기존 질환 및 신체적 제한점 파악

2) FITT 원칙에 기반한 운동 계획 수립

- 개인의 체력 수준과 목표에 적합한 운동 종류 선택
- 점진적이고 안전한 운동 강도 결정
- 구체적인 운동 일정 및 프로토콜 개발
- 운동 실행 단계 설계된 프로그램을 단계적으로 실행합니다.
- 점진적 운동 강도 증가
- 안전하고 효과적인 운동 방법 적용
- 개인의 적응력과 반응 관찰
- 운동 기술 및 자세 교정
- 지속적 모니터링 단계 운동 프로그램의 효과와 대상자의 반응을 지속적으로 평가합니다.
- 정기적인 체력 측정
- 건강 지표 변화 추적
- 신체적, 심리적 반응 분석
- 목표 달성 정도 평가
- 프로그램 조정 단계 모니터링 결과를 바탕으로 필요시 프로그램을 유연하게 조정합니다.
- 운동 강도 및 빈도 조절
- 새로운 운동 요소 추가

- 개인의 변화된 건강 상태 반영
- 지속적인 동기부여 및 피드백 제공

이러한 체계적인 접근은 개인의 고유한 특성을 고려한 맞춤형 운동처방을 가능하게 하며, 안전하고 효과적인 건강 관리를 실현합니다.

4. 체력검사와 운동처방의 관계

체력검사는 운동처방의 핵심 기반으로, 개인의 현재 건강 상태와 신체적 능력을 과학적으로 평가하는 중요한 진단 도구입니다. 이는 맞춤형 운동처방을 위한 첫 번째이자 가장 중요한 단계로, 개인의 정확한 신체 상태를 파악하는 데 필수적입니다.

1) 체력검사 목적

체력 검사의 목적은 개인의 체력 수준을 측정하고 평가하여, 운동 처방이나 재활 운동 프로그램을 구성하는 데 필요한 정보를 얻는 것입니다. 이를 통해 건강 관리, 질병 예방, 운동 능력 향상 등을 도울 수 있습니다.

구체적인 목적은 다음과 같습니다.

(1) 개인의 체력 수준 파악: 체력 검사를 통해 심폐 지구력, 근력, 근지구력, 유연성, 순발력 등 다양한 체력 요소를 측정하고 평가하여 개인의 체력 수준을 객관적으로 파악할 수 있습니다.

(2) 운동 처방 및 프로그램 개발: 측정된 체력 데이터를 기반으로 개인에게 적합한 운동 종목, 강도, 빈도 등을 고려한 맞춤형 운동 처방 및 프로그램을 개발할 수 있습니다.

(3) 체력 향상 및 유지: 체력 검사 결과를 바탕으로 부족한 부분을 집중적으로 관리하고 개선함으로써 체력 향상을 도모하고 유지할 수 있습니다.

(4) 질병 예방 및 관리: 체력 검사를 통해 비만, 고혈압, 당뇨병 등 만성질환 위험 요소를 조기에 발견하고, 운동을 통해 질병을 예방하거나 관리할 수 있습니다.

(5) 건강 증진 및 유지: 개인의 체력 수준에 맞는 운동을 지속적으로 실시함으로써 전반적인 건강 증진 및 유지를 기대할 수 있습니다.

(6) 운동 효과 측정: 체력 검사를 통해 운동 효과를 주기적으로 측정하고 평가하여 운동 프로그램의 적절성을 확인하고 필요에 따라 수정할 수 있습니다

2) 체력검사 종목

체력검사 종목은 검사 목적 및 대상에 따라 다양하게 구성됩니다. 일반적으로 건강 관련 체력 측정(심폐지구력, 근력 및 근지구력, 유연성, 신체 조성)과 운동 관련 체력 측정(순발력, 민첩성, 평형성, 협응력)으로 구분할 수 있습니다. 구체적인 종목은 학생 건강체력평가(PAPS), 국민체력100, 경찰 공무원 체력 시험 등에서 차이를 보입니다.

2-1) 일반적인 체력 검사 종목은 다음과 같습니다.

(1) 건강 관련 체력에는

- 심폐지구력: 왕복오래달리기, 오래달리기-걷기, 스텝 검사 등
- 근력 및 근지구력: 윗몸일으키기, 팔굽혀펴기, 악력 측정, 배근력 측정 등
- 유연성: 앉아윗몸앞으로굽히기, 종합유연성 검사 등
- 신체조성: 체질량지수(BMI) 측정 등

(2) 운동 관련 체력은

- 순발력: 제자리멀리뛰기, 50m 달리기 등
- 민첩성: 셔틀런, 10m 왕복달리기 등
- 협응력: 사이드스텝, 교차윗몸일으키기 등

3) 구체적인 체력검사 종목 예시는 다음과 같습니다.

(1) 국민체력100: 연령대별로 체력 검사 종목이 다르게 정해져 있으며, 체격, 건강체력, 운동체력을 측정합니다.

(2) 학생 건강체력평가(PAPS): 왕복오래달리기, 제자리멀리뛰기, 윗몸말아올리기, 악력검사, 앉아윗몸앞으로굽히기, 신체질량지수(BMI) 등을 측정합니다.

(3) 경찰 공무원 체력 시험: 윗몸일으키기, 팔굽혀펴기, 좌우악력, 100m 달리기, 1,000m 달리기를 측정합니다.

(4) 소방 공무원 체력 시험: 악력, 배근력, 윗몸앞으로굽히기, 좌우악력, 100m 달리기, 1,000m 달리기 등을 측정합니다.

4) 체력검사 결과에 따른 운동처방 활용

체력검사 결과에 따른 운동 처방은 개인의 신체 능력과 목표에 맞춰 최적의 운동 프로그램을 설계하는 것을 의미합니다. 먼저, 체력 검사를 통해 현재 체력 수준을 정확히 파악하고, 이를 바탕으로 개인별 맞춤 운동 계획을 수립해야 합니다.

1단계: 체력 측정 및 평가

- 신체구성 측정: 체중, 체지방률, 근육량 등을 측정하여 비만도와 신체 구성 상태를 파악합니다.
- 건강체력 측정: 근력, 근지구력, 심폐지구력, 유연성, 민첩성 등을 측정하여 전반적인 건강 체력 수준을 평가합니다.
- 운동체력 측정: 순발력, 평형성, 협응력 등을 측정하여 운동 수행 능력과 관련된 체력 요소를 평가합니다.
- 검사결과 분석: 측정된 데이터를 바탕으로 개인의 체력 수준을 분석하고, 각 항목별 강점과 약점을 파악합니다.

2단계: 운동 목표 설정

개인의 건강 목표(체중 감량, 근력 향상, 체력 증진 등)와 운동 목적(취미 활동, 선수 훈련 등)을 명확히 합니다.

목표 달성에 필요한 체력 요소를 구체적으로 설정하고, 기간과 목표치를 설정합니다.

3단계: 운동 프로그램 설계

- 유산소 운동: 심폐지구력 향상을 위한 걷기, 조깅, 수영, 자전거 타기 등 유산소 운동을 선택합니다. 운동 강도와 시간을 개인의 체력 수준에 맞게 조절합니다.
- 근력 운동: 근력 및 근지구력 향상을 위한 웨이트 트레이닝, 맨몸 운동, 탄력 밴드 운동 등을 실시합니다. 운동 종목, 세트 수, 반복 횟수, 휴식 시간 등을 개인에게 맞게 설정합니다.
- 유연성 운동: 유연성 향상을 위한 스트레칭, 요가, 필라테스 등을 실시합니다. 운동 전후 스트레칭을 통해 근육의 유연성을 높이고 부상을 예방합니다.
- 균형 및 협응력 운동: 균형 감각과 협응력 향상을 위한 운동을 추가합니다.
- 종목 선택: 개인의 선호도와 흥미를 고려하여 다양한 운동 종목을 조합하여 운동 프로그램을 구성합니다.

운동 빈도 및 시간: 주 3~5회, 30~60분 운동을 권장하며, 점진적으로 운동 강도와 시간을 늘려나갑니다.

4단계: 운동 프로그램 관리 및 평가

- 전문가 지도: 운동 전문가의 도움을 받아 정확한 자세와 운동 방법을 익히고, 안전하게 운동합니다.
- 주기적인 체력 측정: 운동 효과를 확인하고, 필요에 따라 운동 프로그램을 수정합니다.

- 지속적인 동기 부여: 운동 목표를 상기하고, 운동의 즐거움을 느끼도록 노력합니다.

참고: 국민체력100과 같은 국가 체력인증 사업을 통해 무료로 체력 측정을 받고 맞춤형 운동 처방을 받을 수 있습니다.

주의사항

운동 전 반드시 준비운동을 충분히 하고, 운동 중 통증이 느껴지면 즉시 중단합니다.

개인의 건강 상태에 따라 운동 강도와 시간을 조절하고, 필요한 경우 전문가와 상담합니다.

무리한 운동은 부상으로 이어질 수 있으므로, 천천히 운동 강도를 높여 나가는 것이 중요합니다.

5. 연령별 운동처방

연령별 운동 처방은 개인의 나이와 신체적 특성에 맞춰 적절한 운동을 선택하고, 안전하고 효과적인 운동 계획을 수립하는 것을 의미합니다. 연령별 운동 처방은 단순히 운동 종류를 추천하는 것을 넘어, 각 연령대의 특징을 고려하여 운동 강도, 시간, 빈도 등을 조절하여 운동 효과를 극대화하고 부상 위험을 최소화하는 데 목적이 있습니다.

1) 연령별 운동 처방의 중요성

(1) 안전성 확보: 연령별 운동 처방은 각 연령대에 적합한 운동 강도와 방법을 제시하여 부상이나 건강 악화의 위험을 줄입니다.

(2) 효과적인 운동: 운동 효과를 높이기 위해서는 개인의 신체적 특성과 목표에 맞는 운동 프로그램을 구성해야 합니다.

(3) 지속적인 운동 습관 형성: 연령별 맞춤 운동은 운동에 대한 흥미를 높여 꾸준한 운동 습관을 형성하는 데 도움을 줍니다.

2) 연령별 운동 처방 예시

(1) 유아(만 3세 이전): 신체 활동의 즐거움을 느끼도록 다양한 탐색 활동과 놀이 위주로 운동을 구성합니다.

(2) 아동(만 3세 ~ 만 12세): 성장 발달에 맞춰 유산소 운동, 근력 운동, 유연성 운동 등을 균형 있게 포함시키고, 스포츠 활동을 통해 협동심과 경쟁심을 기를 수 있도록 합니다.

(3) 청소년(만 13세 ~ 만 18세): 성장과 신체 발달을 고려하여 유산소 운동, 근력 운동, 유연성 운동을 적절히 배합하고, 구기 종목, 수영 등 다양한 스포츠 활동을 통해 운동의 즐거움을 경험하도록 합니다.

(4) 성인(만 19세 ~ 만 64세): 개인의 건강 상태 및 생활 습관에 따라 유산소 운동, 근력 운동, 유연성 운동 등을 선택하고, 규칙적인 운동 습관을 형성하도록 격려합니다.

(5) 노년층(만 65세 이상): 근력, 유연성, 균형 감각 증진을 위한 운동과 함께 심폐 기능 강화 운동을 병행하여 건강한 노년 생활을 유지하도

록 합니다.

3) 운동 처방 시 고려 사항

(1) 개인의건강 상태: 질병 유무, 약물 복용 여부, 기저 질환 등을 고려하여 운동 강도와 종류를 조절합니다.

(2) 신체 능력: 근력, 심폐 지구력, 유연성 등을 평가하여 개인에게 적합한 운동 수준을 설정합니다.

(3) 운동 목적: 건강 유지, 체력 증진, 질병 예방 등 운동 목적에 따라 운동 프로그램을 구성합니다.

(4) 운동 경험: 운동 경험이 없는 경우, 낮은 강도에서 점차적으로 운동 강도를 높여야 합니다.

(5) 선호하는 운동 종류: 개인의 취향과 흥미를 고려하여 운동 종류를 선택해야 운동 지속성을 높일 수 있습니다.

참고: 운동 처방은 전문가의 도움을 받아 개별적으로 받는 것이 가장 좋습니다.

6. 운동 처방과 체력의 관계

운동 처방과 체력은 밀접한 관련이 있습니다. 운동 처방은 개인의 체력 수준과 건강 상태에 맞춰 최적의 운동 프로그램을 제공하는 것을 의미하며, 체력은 운동 능력을 발휘하는 데 필요한 신체 능력의 총체를 의미합니다. 운동 처방을 통해 체력을 향상시키고 건강을 유지할 수 있습니다.

운동 처방은 개인의 체력 수준에 맞춰 운동 목표를 설정하고, 이를 달성하기 위한 맞춤형 운동 프로그램을 제공합니다. 예를 들어, 심폐 지구력 향상을 위해서는 유산소 운동을, 근력 향상을 위해서는 근력 운동을, 유연성 향상을 위해서는 스트레칭 운동을 처방할 수 있습니다.

운동 부족은 다양한 질병의 원인이 될 수 있기 때문에, 운동 처방은 개인의 건강 상태를 고려하여 질병 예방 및 관리에 효과적인 운동을 제시합니다. 규칙적인 운동은 심혈관 질환, 당뇨병, 비만 등 만성 질환의 위험을 줄여주고, 정신 건강에도 긍정적인 영향을 미칩니다.

운동 처방은 개인의 체력 수준과 목표에 맞는 운동 강도, 빈도, 시간을 설정하여 운동 효과를 극대화합니다. 운동의 종류, 방법, 자세 등에 대한 정확한 지도를 통해 부상 위험을 줄이고 운동 효과를 높일 수 있습니다.

1) 운동 처방(Exercise Prescription)

운동 처방은 개인의 체력 수준과 건강 상태를 평가하여, 목표 달성과 건강 증진을 위해 적절한 운동 종목, 강도, 빈도, 시간 등을 포함한 맞춤형 운동 프로그램을 설계하고 제시하는 과정입니다. 이는 과학적 근거를 바탕으로 개인의 특성을 고려하여 안전하고 효과적인 운동을 할 수 있도록 돕는 것을 목표로 합니다.

2) 체력(Physical Fitness)

체력이란 신체가 일상생활 및 운동 활동을 수행하는 데 필요한 신체적 능력을 의미하며, 일반적으로 심폐 지구력, 근력 및 근지구력, 유연성, 신체 구성 등으로 구성됩니다. 체력이 높을수록 운동 능력이 향상되고 일상생활에서의 활동이 더욱 수월해지며, 질병 예방에도 도움이 됩니다.

7. 운동 처방의 중요성

운동 처방은 개인의 체력 수준과 건강 상태, 목표에 맞춰 운동의 종류, 강도, 빈도, 지속 시간 등을 과학적으로 설계하여 제시하는 것을 의미합니다. 운동 처방의 중요성은 개개인에게 최적화된 운동 프로그램을 통해 운동 효과를 극대화하고 부상 위험을 줄이며, 더 나아가 건강 증진 및 유지에 기여한다는 점에 있습니다.

1) 운동 처방의 중요성

(1) 개별 맞춤형 운동: 운동 처방은 개인의 특성(성별, 연령, 체력 수준, 질병 유무 등)을 고려하여 맞춤형 운동 계획을 수립합니다. 이는 불필요한 운동으로 인한 에너지 낭비를 막고, 운동 효과를 극대화하며, 부상 위험을 줄이는 데 도움을 줍니다.

(2) 효율적인 운동: 개인의 체력 수준과 목표에 맞는 운동 강도, 빈도, 시간을 설정하여 운동 효율성을 높입니다. 적절한 운동 강도는 심폐 지구력, 근력, 유연성 등 다양한 체력 요소를 균형 있게 발달시키는 데 중요합니다.

(3) 안전한 운동: 운동 처방은 부상 위험을 최소화하기 위해 준비 운동과 정리 운동의 중요성을 강조하며, 운동 중 발생할 수 있는 사고를 예방합니다. 특히 질병을 앓고 있는 경우, 운동 처방을 통해 안전하게 운동을

시작하고 관리할 수 있습니다.

(4) 지속적인 운동 습관 형성: 운동 처방은 운동의 즐거움을 느끼게 하고, 지속적인 운동 습관을 형성하는 데 도움을 줄 수 있습니다. 규칙적인 운동은 체력 향상뿐만 아니라 만성 질환 예방, 스트레스 해소 등 다양한 건강 증진 효과를 가져옵니다.

(5) 건강 증진 및 유지: 운동 처방은 개인의 건강 상태를 개선하고, 건강한 삶을 유지하는 데 필수적인 요소입니다. 운동을 통해 체력을 증진시키고, 만성 질환의 위험 요소를 줄이며, 전반적인 건강 수준을 향상시킬 수 있습니다.

2) 운동 처방의 필요성

(1) 운동 부족 문제 해결: 현대 사회는 운동 부족으로 인한 건강 문제가 심각합니다. 운동 처방은 개인의 운동 부족 문제를 해결하고 규칙적인 운동 습관을 형성하는 데 도움을 줍니다.

(2) 만성 질환 예방 및 관리: 규칙적인 운동은 심혈관 질환, 당뇨병, 비만 등 만성 질환의 예방과 관리에 매우 중요합니다. 운동 처방은 이러한 만성 질환을 예방하고 관리하는 데 효과적인 전략이 될 수 있습니다.

(3) 고령층 건강 관리: 노령화 사회에서 운동은 건강한 노년 생활을 위한 필수 요소입니다. 운동 처방은 노인의 건강 상태에 맞는 운동을 제시하여 삶의 질을 향상시키는 데 기여합니다.

(4) 질병 회복 및 재활: 질병으로 인해 신체 기능이 저하된 경우, 운동 처방을 통해 안전하고 효과적인 재활 운동을 할 수 있습니다. 운동 처방은 질병 회복 및 신체 기능 회복에 중요한 역할을 합니다.

04

올바른 운동, 알맞은 영양, 행복한 휴식

현대 사회는 빠르게 변화하는 환경 속에서 개인의 건강을 위협하는 수많은 도전에 직면해 있습니다. 장시간 앉아서 일하는 직장 문화, 불규칙한 식습관, 만성적인 스트레스는 현대인의 신체적, 정신적 건강을 심각하게 위협하고 있습니다. 이러한 상황에서 건강한 생활방식의 중요성은 그 어느 때보다 커지고 있습니다.

건강한 삶을 추구하기 위해서는 운동, 영양, 휴식의 균형 잡힌 접근이 핵심적입니다. 이 세 가지 요소는 서로 밀접하게 연결되어 있으며, 개인의 전반적인 웰빙에 결정적인 영향을 미칩니다. 운동은 신체의 활력을 높이고, 적절한 영양 섭취는 신체 기능을 최적화하며, 충분한 휴식은 신체와 정신의 회복을 돕습니다.

1. 올바른 운동

올바른 운동이란 단순히 신체를 움직이는 것을 넘어, 개인의 신체적, 정신적 건강을 종합적으로 향상시키는 체계적이고 균형 잡힌 신체 활동을 의미합니다. 이는 개인의 체력과 건강 상태에 맞춰 안전하고 효과적으로 설계된 운동 방식을 포함합니다.

1) 올바른 운동의 정의와 특징

올바른 운동의 학술적 정의는 개인의 신체적, 생리학적 특성을 고려한 체계적이고 과학적인 신체 활동을 의미합니다. 이는 단순한 신체 움직임을 넘어, 인체의 생체역학적 원리와 생리학적 메커니즘을 종합적으로 반영하는 접근법입니다.

2) 올바른 운동의 핵심 특징

(1) 안전성: 개인의 신체 상태와 체력 수준에 적합한 운동으로, 부상 위험을 최소화하고 신체에 과도한 스트레스를 주지 않는 접근입니다. 예를 들어, 초보자가 전문 운동선수와 동일한 강도의 운동을 수행하는 것은 위험할 수 있습니다.

(2) 효과성: 과학적 근거에 기반하여 명확한 운동 목표를 달성할 수 있는 방법론을 의미합니다. 단순히 움직이는 것이 아니라, 근육 발달, 심혈관 기능 개선, 유연성 증진 등 구체적인 신체적 적응을 유도하는 운동을 말합니다.

(3) 지속가능성: 장기적인 건강 증진을 위해 지속 가능하고 점진적인

운동 프로그램을 의미합니다. 급격하고 극단적인 운동보다는 개인의 체력과 건강 상태에 맞춘 점진적 접근이 중요합니다.

잘못된 운동 방식과 비교했을 때, 올바른 운동은 극단적인 과부하나 비과학적인 접근을 피하고, 개인의 신체적 한계를 존중하며 균형 잡힌 발전을 추구합니다. 예를 들어, 전문적인 지도 없이 무거운 웨이트를 들거나, 부적절한 자세로 운동하는 것은 심각한 부상으로 이어질 수 있습니다.

3) 운동의 필요성과 건강상의 이점

운동은 인간의 신체와 정신 건강에 다차원적인 긍정적 영향을 미치는 필수적인 활동입니다. 신체적 측면에서, 규칙적인 운동은 심혈관 건강을 크게 개선합니다. 정기적인 유산소 운동은 심장 기능을 강화하고, 혈압을 안정화시키며, 혈중 콜레스테롤 수치를 조절하여 심혈관 질환의 위험을 현저히 낮출 수 있습니다.

(1) **근력 향상 측면**에서 운동은 근육량 증가와 골밀도 개선에 중요한 역할을 합니다. 근력 운동은 근육 조직을 발달시키고 대사 활동을 촉진하여 체중 관리에 직접적인 영향을 미칩니다. 특히 규칙적인 근력 훈련은 노화로 인한 근육량 감소를 늦추고, 신체의 전반적인 기능을 유지하는 데 도움을 줍니다.

(2) **체중 관리 측면**에서도 운동은 핵심적인 역할을 수행합니다. 유산소 운동과 근력 운동의 조합은 칼로리 소비를 증가시키고 기초대사율을 높여 효과적인 체중 조절을 가능하게 합니다.

(3) **정신 건강 측면**에서 운동은 스트레스 감소와 우울증 예방에 탁월

한 효과를 발휘합니다. 운동 중 분비되는 엔도르핀은 자연스러운 기분 개선제 역할을 하며, 정서적 안정과 긍정적 심리 상태를 유도합니다. 규칙적인 신체 활동은 불안감을 감소시키고 전반적인 정신적 웰빙을 증진시킵니다.

더 나아가 운동은 삶의 질과 수명 연장에 직접적인 영향을 미칩니다. 지속적인 신체 활동은 만성 질환 예방, 면역력 강화, 인지 기능 유지 등 다양한 측면에서 긍정적인 효과를 제공합니다. 연구에 따르면, 규칙적으로 운동하는 사람들은 그렇지 않은 사람들에 비해 평균 수명이 더 길고 건강한 노년기를 보낼 가능성이 높습니다.

4) 올바른 운동의 역할

올바른 운동은 질병 예방과 관리에 있어 핵심적인 역할을 수행합니다. 규칙적인 신체 활동은 만성질환의 위험을 크게 감소시키며, 특히 당뇨병, 심혈관 질환, 일부 암 질환의 발생 확률을 낮출 수 있습니다. 예를 들어, 주기적인 유산소 운동과 근력 훈련은 인슐린 저항성을 개선하고 대사 기능을 향상시켜 질병 관리에 직접적인 도움을 줍니다.

(1) **일상생활 기능 향상 측면**에서 올바른 운동은 신체의 전반적인 움직임과 독립성 유지에 중요합니다. 균형 잡힌 운동은 근력, 유연성, 협응력을 발달시켜 일상적인 활동들을 더욱 수월하게 수행할 수 있게 해줍니다. 특히 노년층의 경우, 규칙적인 운동은 신체 기능 저하를 늦추고 독립적인 생활을 오래 유지할 수 있게 지원합니다.

(2) 사회적, 정서적 측면에서 운동은 단순한 신체 활동 이상의 의미를

갖습니다. 그룹 운동, 팀 스포츠, 운동 클래스 등은 사회적 상호작용의 기회를 제공하며, 개인의 정서적 웰빙을 증진시킵니다. 운동을 통해 얻는 성취감과 긍정적 에너지는 자신감 향상과 정신적 건강에 실질적인 도움을 줍니다.

5) 올바른 운동의 실천 방법

개인에 맞는 운동 계획 수립은 성공적이고 지속 가능한 건강한 생활방식의 핵심입니다. 모든 사람의 신체는 고유하며, 따라서 획일화된 운동 프로그램은 효과적이지 않을 수 있습니다. 효과적인 운동 계획을 위해서는 개인의 신체적 특성, 건강 상태, 체력 수준, 그리고 장기적인 목표를 종합적으로 고려해야 합니다.

(1) 운동 계획 수립의 첫 단계는 포괄적인 개인 평가입니다. 연령, 체중, 기존 질환, 과거 부상 이력, 현재 체력 수준 등을 면밀히 검토해야 합니다. 특히 만성 질환이 있거나 장기간 운동을 하지 않았던 경우, 전문의와 상담하여 안전한 운동 범위를 결정하는 것이 중요합니다.

(2) 운동 계획 맞춤화의 핵심 고려 요소는 다음과 같습니다.

- 개인의 체력 수준과 운동 경험
- 건강 목표(체중 감량, 근육 강화, 심폐 기능 향상 등)
- 시간적 제약과 생활 패턴
- 신체적 제한사항과 잠재적 위험 요소

안전은 운동의 가장 중요한 원칙입니다. 부상 예방을 위해 다음 사항을 주의해야 합니다.

(3) 충분한 준비 운동과 마무리 운동

- 점진적인 운동 강도 증가
- 올바른 운동 기술과 자세 습득
- 적절한 휴식과 회복 시간 확보
- 개인의 신체적 한계 인식

전문가의 조언을 구하는 것도 중요합니다. 개인 트레이너, 물리치료사, 스포츠 의학 전문의는 맞춤형 운동 계획 수립에 큰 도움을 줄 수 있습니다. 이들은 개인의 독특한 신체적 특성을 고려한 안전하고 효과적인 운동 프로그램을 설계할 수 있습니다.

운동 계획은 고정된 것이 아니라 지속적으로 평가하고 조정해야 합니다. 정기적인 체력 평가를 통해 진전 상황을 모니터링하고, 필요에 따라 운동 계획을 수정해야 합니다. 이를 통해 지속적인 발전과 동기 부여를 유지할 수 있습니다.

6) 올바른 운동 습관 형성을 위한 전략

(1) 올바른 운동 습관 형성은 단순한 신체 활동 이상의 심리적, 전략적 접근을 필요로 합니다. 효과적인 운동 지속을 위해서는 명확한 목표 설정과 내재적 동기부여가 핵심적입니다.

(2) 동기부여의 첫 단계는 개인의 구체적이고 현실적인 목표를 설정

하는 것입니다. 이러한 목표는 측정 가능하고, 달성 가능하며, 시간 제한적이어야 합니다. 예를 들어, "6개월 내 체중 5kg 감량" 또는 "3개월 후 5km 마라톤 완주"와 같은 명확한 목표는 운동에 대한 지속적인 헌신을 유도합니다.

(3) 점진적 접근 방식은 장기적인 운동 습관 형성에 필수적입니다. 갑작스럽고 극단적인 운동 계획은 오히려 좌절감과 부상 위험을 증가시킬 수 있습니다. 대신, 현재의 체력 수준에서 점진적으로 운동 강도와 복잡성을 높여가는 전략이 더욱 효과적입니다. 이는 신체적 적응과 심리적 자신감을 동시에 구축하는 방법입니다.

(4) 운동 일지 작성은 진행 상황을 모니터링하고 동기를 유지하는 강력한 도구입니다. 일지에는 운동 종류, 시간, 강도, 개인적 느낌 등을 기록함으로써 개인의 발전 과정을 시각화할 수 있습니다. 이러한 기록은 성취감을 느끼게 하고, 향후 운동 계획 조정에 중요한 데이터를 제공합니다.

전문가의 조언과 지도는 최적화된 운동 결과를 위해 매우 중요합니다. 개인 트레이너, 운동 생리학자, 건강 코치 등 전문가들은 개인의 신체적 특성과 목표에 맞는 맞춤형 운동 프로그램을 설계할 수 있습니다. 그들의 전문적인 지식은 효율적인 운동 방법, 잠재적 부상 예방, 최적의 성과 달성에 핵심적인 역할을 합니다.

2. 올바른 걷기운동

현대 사회에서 걷기운동은 단순한 이동 수단을 넘어 건강한 삶을 위한 필수적인 신체 활동으로 자리 잡고 있습니다. 과거에는 걷기가 주로 생존과 이동을 위한 기본적인 행위로 인식되었지만, 오늘날에는 체계적인 건강 관리 방법으로 그 가치가 재평가되고 있습니다.

산업화와 도시화로 인해 점점 더 많은 사람들이 앉아서 일하고 생활하는 현대 사회에서, 걷기운동은 건강을 유지하고 증진하는 가장 접근성 높은 운동으로 주목받고 있습니다. 특히 장시간 앉아있는 생활 방식이 초래하는 만성 질환의 위험을 줄이는 데 걷기운동이 중요한 역할을 할 수 있습니다.

걷기운동은 누구나 쉽게 시작할 수 있으면서도 놀라운 건강상의 효과를 제공하는 운동입니다. 연령, 체력 수준, 건강 상태에 관계없이 적용 가능한 이 운동은 현대인의 건강한 생활을 위한 핵심 전략으로 부상하고 있습니다.

1) 올바른 걷기운동의 정의

올바른 걷기운동은 단순한 이동이 아니라 건강과 체력 증진을 목적으로 하는 의도적이고 체계적인 신체 활동입니다. 일반적인 걷기와 달리, 걷기운동은 특정 목표와 과학적 접근을 바탕으로 수행되는 운동 형태입니다.

2) 올바른 걷기운동 핵심 특징

① 명확한 건강 목표 설정

② 체계적인 운동 강도 관리

③ 올바른 신체 자세와 기술 적용

④ 지속적이고 규칙적인 실천

3) 걷기운동 유형

① **파워 워킹**: 강도 높은 걷기로 심폐 기능과 근력 강화에 효과적

② **인터벌 워킹**: 속도와 강도를 교차하여 대사 기능 향상

③ **노르딕 워킹**: 폴을 사용하여 상체 근육 참여와 칼로리 소모 증대

④ **치유형 걷기**: 재활 및 만성질환 관리에 초점

올바른 걷기운동의 주요 목표는 단순히 이동하는 것을 넘어 종합적인 건강 증진에 있습니다. 심혈관 건강 개선, 근골격계 강화, 정신적 웰빙 향상 등 다차원적인 건강상의 이점을 추구합니다.

일반적인 걷기와 운동으로서의 걷기의 핵심 차이점은 의도성과 체계성에 있습니다. 운동으로서의 걷기는 단순한 이동이 아니라 신체의 생리학적, 심리학적 변화를 목적으로 하는 계획된 활동입니다. 정확한 자세, 적절한 보폭, 호흡 조절, 그리고 점진적인 강도 증가가 중요한 요소로 작용합니다.

결론적으로, 올바른 걷기운동은 개인의 건강 상태와 체력 수준에 맞춘 맞춤형 신체 활동으로, 단순한 운동을 넘어 삶의 질을 높이는 종합적인 건강 관리 방법입니다.

3. 올바른 걷기 자세와 기술

올바른 걷기 자세는 신체의 전반적인 정렬과 효율적인 움직임의 핵심입니다. 각 신체 부위의 정확한 위치와 움직임은 걷기 운동의 효과와 안전성을 결정합니다.

머리 자세는 걷기 전체의 균형을 좌우합니다. 머리는 곧게 세우고, 턱은 약간 내리며, 시선은 앞쪽 10-15미터 지점을 바라보아야 합니다. 이는 목과 척추의 자연스러운 정렬을 유지하고 불필요한 긴장을 줄입니다.

어깨는 이완되고 자연스럽게 아래로 처져 있어야 합니다. 과도한 긴장이나 들썩임은 에너지 소모를 증가시키고 부상 위험을 높입니다. 팔은 자연스럽게 몸통 옆에서 앞뒤로 흔들리며, 이는 보행의 리듬과 균형을 돕습니다.

상체는 약간 앞으로 기울이되, 곧게 세워야 합니다. 허리는 중립 위치를 유지하고, 코어 근육을 약간 조여 안정성을 확보합니다. 이는 보행 중 척추 부상을 예방하고 전체적인 균형을 개선합니다.

다리 움직임에서는 자연스러운 보폭과 리듬이 중요합니다. 발뒤꿈치로 지면을 밟고 발가락 끝으로 밀어내는 롤링 동작을 통해 효율적인 에너지 전달을 실현합니다. 보폭은 개인의 신체 조건에 맞게 조절해야 하며, 일반적으로 키의 40-45% 길이가 이상적입니다.

다양한 지형과 조건에 따른 보행 기술도 중요합니다. 오르막길에서는 상체를 약간 앞으로 기울이고 보폭을 줄이며, 웨이트를 메고 걸을 때는 코어 근육의 안정성에 더욱 집중해야 합니다. 각 상황에 맞는 미세한 자세 조정이 부상 예방과 운동 효과 극대화의 핵심입니다.

4. 올바른 걷기운동을 위한 운동처방

올바른 걷기운동을 위한 운동처방은 개인의 체력 수준과 건강 상태에 맞춘 맞춤형 접근이 핵심입니다. 효과적인 운동처방을 위해서는 개인의 현재 체력 상태, 연령, 건강 조건을 종합적으로 고려해야 합니다.

초기 평가는 운동처방의 첫 단계입니다. 의료 전문가와 상담하여 개인의 심혈관 건강, 근골격계 상태, 만성 질환 여부를 확인하는 것이 중요합니다. 특히 고령자나 특정 건강 조건을 가진 개인의 경우 더욱 세심한 접근이 필요합니다.

1) 운동 강도는 개인의 체력 수준에 따라 점진적으로 조절해야 합니다:

- 초보자: 주 3-4회, 10-15분, 보통 속도로 시작
- 중급자: 주 4-5회, 30-45분, 중간 강도 유지
- 고급자: 주 5-6회, 45-60분, 고강도 또는 인터벌 트레이닝

현대 기술은 개인 맞춤형 걷기운동에 큰 도움을 줍니다. 피트니스 트래커와 모바일 앱을 활용하면 걸음 수, 심박수, 칼로리 소모량 등을 실시간으로 모니터링할 수 있어 운동 효과를 과학적으로 관리할 수 있습니다.

2) 고령자와 만성질환자를 위한 특별한 주의사항도 중요합니다:

- 관절 부담을 줄이기 위해 부드러운 지면 선택
- 보조 장비(워킹 스틱) 사용 고려
- 급격한 속도 변화 자제
- 수분 보충과 충분한 휴식 필수

3) 안전한 걷기운동을 위한 추가 팁

- 가벼운 준비 운동과 마무리 스트레칭
- 적절한 신발 선택
- 날씨와 환경을 고려한 복장
- 과도한 운동 피하기

점진적인 프로그램 구성이 핵심입니다. 매주 5-10% 정도 운동 시간과 강도를 높이면서 신체가 점진적으로 적응할 수 있도록 돕습니다. 이를 통해 부상 위험을 최소화하고 지속적인 운동 효과를 얻을 수 있습니다.

5. 걷기운동의 건강상 이점

걷기운동은 인체의 다양한 시스템에 긍정적인 영향을 미치는 종합적인 건강 증진 활동입니다. 각 신체 시스템별로 걷기운동이 제공하는 놀라운 건강상의 이점을 상세히 살펴보겠습니다.

심혈관계 건강 측면에서 걷기운동은 매우 효과적입니다. 규칙적인 걷기는 혈압을 낮추고, 콜레스테롤 수치를 개선하며, 심장 기능을 강화합니다. 미국심장협회의 연구에 따르면, 주당 150분의 중강도 걷기는 심혈관 질환 위험을 최대 30% 감소시킬 수 있습니다.

체중 관리와 대사 기능 향상 측면에서도 걷기운동은 탁월합니다. 1시간 걷기는 평균 300-400칼로리를 소모하며, 기초대사율을 높이고 인슐린 감수성을 개선합니다. 특히 좌식 생활로 인한 대사증후군 예방에 핵심적인 역할을 합니다.

근골격계 강화는 걷기운동의 또 다른 중요한 이점입니다. 정기적인 걷기는 하지 근육을 강화하고, 관절의 유연성을 증진시키며, 골밀도를 유지하는 데 도움을 줍니다. 특히 고령자의 경우 근육량 유지와 낙상 예방에 매우 효과적입니다.

정신 건강 측면에서 걷기운동은 스트레스 감소와 정서적 웰빙에 큰 도움을 줍니다. 걷기 중 분비되는 엔도르핀은 자연스러운 기분 개선제 역할을 하며, 우울증과 불안감 감소에 긍정적인 영향을 미칩니다.

만성질환 예방과 관리 측면에서도 걷기운동은 탁월합니다. 제2형 당뇨병, 특정 암 유형, 골다공증 등 다양한 만성질환의 위험을 줄이는 데 효과적입니다. 규칙적인 걷기는 면역 기능을 강화하고 전반적인 건강 상태를 개선합니다.

흥미롭게도 걷기운동은 단순한 신체 활동을 넘어 사회적 상호작용의 기회를 제공합니다. 걷기 모임이나 그룹 워킹은 사회적 연결감을 형성하고, 고립감을 줄이며, 정신 건강을 추가로 증진시킵니다.

결론적으로, 걷기운동은 신체와 정신 건강을 포괄적으로 개선하는 놀라운 활동입니다. 단순하면서도 효과적인 이 운동은 현대인의 건강한 삶을 위한 최적의 선택이라고 할 수 있습니다.

6. 걷기운동의 실천 전략

걷기운동의 성공적인 실천을 위해서는 체계적이고 창의적인 접근이 필요합니다. 일상생활에 걷기를 자연스럽게 통합하는 전략은 장기적인 건강 관리의 핵심입니다.

첫째, 걷기를 일상 활동에 seamlessly 통합하는 전략이 중요합니다. 예를 들어, 대중교통 하차 지점을 조금 앞당기거나, 엘리베이터 대신 계단 이용, 점심시간 산책 등 작은 변화로 걷기 시간을 늘릴 수 있습니다. 직장에서는 보행 회의나 스탠딩 미팅을 도입하여 움직임을 증가시킬 수 있습니다.

동기부여를 위해서는 개인화된 접근이 필요합니다. 스마트폰 애플리케이션과 피트니스 트래커를 활용하면 걸음 수, 칼로리 소모량, 목표 달성 등을 실시간으로 추적할 수 있어 지속적인 동기 부여가 가능합니다. 일일, 주간, 월간 목표 설정과 성취감 경험은 운동 지속에 큰 도움을 줍니다.

사회적 지지 또한 걷기운동 실천의 핵심입니다. 걷기 동호회나 지역 커뮤니티 워킹 그룹 참여는 개인의 운동 지속성을 크게 향상시킵니다. 함께 걷는 과정에서 얻는 사회적 유대감과 상호 격려는 운동의 즐거움을 배가시킵니다.

안전하고 즐거운 걷기 환경 조성도 중요합니다. 공원, 산책로, 안전한 보행로 등 쾌적하고 안전한 장소를 선택하는 것이 핵심입니다. 계절과 날씨를 고려한 적절한 복장과 신발 선택, 반사 안전 장비 착용 등 안전 수칙도 준수해야 합니다.

기술과 혁신도 걷기운동 실천에 큰 도움을 줍니다. 가상 챌린지, 글로벌 걷기 커뮤니티 연결, AR 기반 걷기 게임 등 재미있고 혁신적인 방법들이 등장하고 있어 운동의 지속성을 높이고 있습니다.

마지막으로, 개인의 생활 패턴과 선호도에 맞는 유연한 접근이 중요합니다. 획일적인 방법보다는 개인의 라이프스타일에 최적화된 맞춤형 걷기 전략을 개발하는 것이 장기적인 건강 관리의 핵심입니다.

7. 알맞은 영양

영양소는 생명체가 생존하고 성장하는 데 필수적인 화학 물질로, 우리 몸에 필요한 영양분을 제공하는 근본적인 요소입니다. 인간의 건강과 웰빙을 유지하기 위해서는 균형 잡힌 영양 섭취가 절대적으로 중요합니다. 이는 단순히 배고픔을 해결하는 것을 넘어 우리 몸의 모든 생리적 기능을 정상적으로 유지하고 최적의 건강 상태를 유지하는 핵심 요소입니다.

우리 몸에는 6가지 기본적인 영양소가 존재하며, 각각은 고유한 역할과 중요성을 가지고 있습니다:

- 탄수화물: 신체의 주요 에너지원으로, 세포와 뇌에 필요한 연료를 제

공합니다.

- 단백질: 세포 구조와 기능을 만들고 유지하는 필수 영양소입니다.
- 지방: 에너지 저장, 호르몬 생성, 체온 조절에 중요한 역할을 합니다.
- 비타민: 다양한 생리적 과정을 조절하고 면역 기능을 지원합니다.
- 무기질: 골격 형성, 신경 전달, 효소 활성화 등 핵심적인 기능을 수행합니다.
- 물: 모든 세포의 기본이 되며, 영양분 운반, 체온 조절, 노폐물 제거에 필수적입니다.

1) 탄수화물: 에너지의 주요 공급원 - 정의와 구조

탄수화물은 생명체에게 가장 중요한 에너지원 중 하나로, 탄소(C), 수소(H), 산소(O)로 구성된 유기화합물입니다. 기본적으로 "탄수화물(炭水化物)"이라는 용어는 그 분자 구조를 반영하고 있으며, 탄소 원자와 물 분자의 조합으로 이루어져 있습니다.

탄수화물의 기본 구조는 다음과 같이 분류됩니다:

① **단당류(단순 당)**: 포도당, 과당, 갈락토스 등이 대표적인 예입니다.

가장 기본적인 당 분자로, 더 이상 분해될 수 없는 최소 단위입니다.

분자식 C6H12O6로 대표되는 포도당은 세포의 직접적인 에너지원으로 활용됩니다.

② **이당류(복합 당)**: 설탕(포도당 + 과당), 유당(포도당 + 갈락토스) 등이 포함됩니다.

두 개의 단당류가 결합된 형태로, 소화 과정에서 단당류로 분해됩니다.

③ **다당류(복합 탄수화물)**: 전분, 글리코겐, 섬유소 등이 대표적입니다. 수많은 단당류가 연결된 긴 사슬 구조를 가집니다. 인체에서 에너지 저장 및 구조적 기능을 수행합니다.

탄수화물 분자의 특징은 그들의 글리코사이드 결합에 있습니다. 이 결합은 단당류 사이를 연결하는 화학적 연결 고리로, 에너지 생성과 저장에 핵심적인 역할을 합니다. 인체는 소화 효소를 통해 이러한 결합을 분해하고, 방출된 에너지를 세포의 ATP 형태로 전환합니다.

탄수화물의 구조적 다양성은 그들의 기능적 다양성을 의미합니다. 포도당은 즉각적인 에너지원으로, 전분은 장기 에너지 저장원으로, 섬유소는 소화 기능 조절에 기여합니다.

(1) **탄수화물: 에너지의 주요 공급원 - 기능과 급원 식품**

탄수화물은 인체에서 다음과 같은 핵심적인 기능을 수행합니다.

① **에너지 공급**: 탄수화물의 가장 중요한 기능은 즉각적이고 효율적인 에너지 생산입니다. 포도당은 뇌와 근육에 빠르게 흡수되어 신체 활동과 정신적 기능을 지원합니다.

② **단백질 절약**: 충분한 탄수화물 섭취는 단백질이 에너지 생성 대신 조직 재생과 면역 기능에 집중할 수 있도록 돕습니다.

③ **소화 기능 지원**: 섬유소는 장 건강을 촉진하고, 소화 과정을 원활하게 하며, 유해 물질 배출을 돕습니다.

(2) 탄수화물의 주요 급원 식품 분류

① 곡물류: 현미, 통밀빵, 귀리, 퀴노아

현미와 통밀 제품은 복합 탄수화물과 풍부한 영양소를 제공합니다.

② 뿌리 채소: 감자, 고구마, 당근 비타민과 미네랄이 풍부하며 지속 가능한 에너지를 공급합니다.

③ 과일: 사과, 바나나, 오렌지, 베리류, 천연 당분과 함께 비타민, 미네랄, 항산화 물질을 제공합니다.

④ 콩류: 렌틸콩, 완두콩, 검은콩, 단백질과 복합 탄수화물의 훌륭한 공급원입니다.

⑤ 유제품: 우유, 요구르트, 유당을 통해 추가적인 탄수화물 공급

균형 잡힌 탄수화물 섭취는 건강한 대사 기능, 지속적인 에너지, 그리고 전반적인 신체 기능 유지에 필수적입니다.

(3) 탄수화물: 에너지의 주요 공급원 - 섭취 불균형의 영향

탄수화물 섭취의 불균형은 심각한 건강 문제를 초래할 수 있습니다. 과도한 탄수화물 섭취, 특히 정제된 탄수화물과 단순당의 지속적인 섭취는 다음과 같은 건강 위험을 증가시킵니다.

① 비만 및 체중 증가: 과도한 탄수화물 섭취는 잉여 에너지를 지방으로 저장하여 급격한 체중 증가를 유발할 수 있습니다.

② 인슐린 저항성: 지속적인 고탄수화물 식단은 인슐린 분비를 지속적으로 자극하여 세포의 인슐린 반응성을 감소시키고, 결과적으로 제2형

당뇨병 위험을 높입니다.

③ 대사 증후군: 탄수화물 불균형은 혈당 조절 장애, 고혈압, 비정상적인 콜레스테롤 수치 등을 포함하는 대사 증후군의 주요 원인이 될 수 있습니다.

반대로 탄수화물 섭취 부족 역시 심각한 건강 문제를 야기할 수 있습니다. 에너지 결핍, 근육량 감소, 대사율 저하 등의 부작용이 발생할 수 있으며, 장기적으로는 영양 불균형을 초래할 수 있습니다.

따라서 건강한 식생활을 위해서는 개인의 신체 활동, 대사율, 건강 상태에 맞는 적절한 탄수화물 섭취가 중요합니다.

2) 단백질: 생명의 기본 구성 요소 - 정의와 구조

단백질은 생명체의 가장 기본적이고 필수적인 유기 분자로, 탄소(C), 수소(H), 산소(O), 질소(N)로 구성된 복잡한 고분자 화합물입니다. 그 기본 구성 단위는 아미노산으로, 각각의 아미노산은 중심 탄소 원자를 중심으로 아미노기(-NH2), 카복실기(-COOH), 그리고 각기 다른 측쇄(R기)로 이루어져 있습니다.

아미노산들은 펩타이드 결합을 통해 서로 연결되어 폴리펩타이드 사슬을 형성합니다. 이 펩타이드 결합은 한 아미노산의 카복실기와 다른 아미노산의 아미노기 사이에 형성되는 공유결합으로, 단백질의 기본적인 구조적 특징을 만들어냅니다.

(1) 단백질의 구조

- 1차 구조: 아미노산들이 선형으로 연결된 일차원적 배열입니다.
- 2차 구조: 국부적인 수소 결합에 의해 형성되는 나선형(α-헬릭스) 또는 접힘(β-시트) 구조입니다.
- 3차 구조: 폴리펩타이드 사슬이 입체적으로 접히면서 만들어지는 입체 구조입니다.
- 4차 구조: 여러 폴리펩타이드 사슬이 모여 형성하는 복합 단백질 구조입니다.

단백질은 생명체 내에서 다음과 같은 핵심적인 생물학적 기능을 수행합니다.

구조적 기능: 세포막, 근육, 결합 조직 등의 주요 구조 형성

① 효소 기능: 생화학적 반응을 촉진하고 조절하는 촉매 역할

② 운반 기능: 산소, 영양분, 호르몬 등의 운반

③ 면역 기능: 항체 생성을 통한 외부 병원체 방어

④ 신호 전달: 세포 간 정보 전달 및 호르몬 기능

⑤ 단백질: 생명의 기본 구성 요소 - 기능과 급원 식품

(2) 단백질의 생물학적 기능

이 기능은 인체의 거의 모든 생명 활동에 필수적입니다. 앞서 언급한 구조적, 효소적, 운반, 면역, 신호 전달 기능 외에도 다음과 같은 중요한 역할을 수행합니다.

- 근육 형성 및 재생: 운동과 신체 활동 후 근육 조직의 회복과 성장을

지원합니다. 특히 운동선수와 피트니스 애호가들에게 매우 중요한 영양소입니다.

- 호르몬 생성: 인슐린, 성장 호르몬 등 다양한 호르몬의 기본 구성 성분으로 작용합니다.
- pH 및 삼투압 조절: 혈액의 산-염기 균형 유지와 세포 내외 수분 균형에 기여합니다.

(3) 단백질의 급원 식품

① 동물성 단백질 급원

- 육류: 소고기, 닭고기, 돼지고기(필수 아미노산 풍부)
- 생선: 연어, 참치, 정어리(오메가-3 지방산 함유)
- 달걀: 완전단백질의 대표적 공급원
- 유제품: 우유, 치즈, 요구르트(칼슘과 단백질 동시 섭취)

② 식물성 단백질 급원

- 콩류: 두부, 렌틸콩, 검은콩(식물성 단백질의 최고 공급원)
- 견과류: 아몬드, 호두, 땅콩(건강한 지방과 함께 제공)
- 곡물: 퀴노아, 현미(완전단백질 함유)
- 채소: 브로콜리, 시금치(부가적인 단백질 공급)

균형 잡힌 단백질 섭취를 위해서는 다양한 급원을 조화롭게 섭취하는 것이 중요합니다. 개인의 신체 활동, 나이, 건강 상태에 따라 적절한 단백질 섭취량을 조절해야 합니다.

(4) 단백질: 섭취 불균형의 영향

단백질 섭취의 불균형은 심각한 건강 문제를 초래할 수 있습니다. 단백질 부족은 근육량 감소, 면역력 저하, 상처 치유 지연 등을 야기합니다. 특히 장기간 단백질 섭취가 부족하면 근육 조직이 분해되어 전반적인 신체 기능이 약화되고, 호르몬 생성에도 부정적인 영향을 미칩니다.

반대로 과도한 단백질 섭취 역시 위험할 수 있습니다. 과다한 단백질 섭취는 신장에 과부하를 주어 신장 기능 저하를 초래할 수 있으며, 칼슘 손실 증가와 탈수 위험을 높입니다. 또한 고단백 식단은 심혈관 질환의 위험을 증가시킬 수 있으며, 체내 염증 반응을 촉진할 수 있습니다.

따라서 개인의 신체 조건과 활동 수준에 맞는 균형 잡힌 단백질 섭취가 건강 유지의 핵심입니다.

3) 지방: 에너지 저장고와 체온 조절자 - 정의와 구조

지방(脂肪, Lipids)은 생명체의 필수적인 유기 분자로, 탄소(C), 수소(H), 산소(O)로 구성된 복잡하고 다양한 구조를 가진 화합물입니다. 지방 분자의 기본 구조는 글리세롤과 지방산의 결합으로 이루어진 트리글리세리드(중성지방)를 중심으로 형성됩니다.

(1) 지방 분자의 기본 구조

① 글리세롤 골격: 3개의 탄소 원자로 구성된 알코올성 화합물, 각 탄소 원자에 하이드록실기(-OH)가 결합되어 있음

② 지방산 사슬: 탄소 원자로 이루어진 긴 사슬 구조, 포화 지방산(단일 결합)과 불포화 지방산(이중 결합)으로 분류, 탄소 사슬의 길이와 결합 형태에 따라 다양한 특성을 가짐

③ 에스테르 결합: 글리세롤의 하이드록실기와 지방산의 카복실기가 결합, 물 분자가 방출되는 탈수 반응을 통해 형성, 트리글리세리드의 분자식은 대략 C3H8O3 + 3(CnH2nO2)로 표현될 수 있으며, 이는 지방의 복잡한 에너지 저장 메커니즘을 보여줍니다.

(1) 지방의 에너지 저장 기능은 다음과 같은 독특한 특성에 기반합니다.

고밀도 에너지 저장: 1g의 지방은 약 9kcal의 에너지를 저장할 수 있으며, 이는 탄수화물(4kcal/g)이나 단백질(4kcal/g)보다 훨씬 높은 에너지 밀도를 의미합니다.

① 에너지 저장 메커니즘

- 지방 세포(지방조직)에 중성지방 형태로 축적
- 필요할 때 지방 분해 효소에 의해 글리세롤과 지방산으로 분해
- 분해된 지방산은 미토콘드리아에서 베타 산화 과정을 통해 에너지로 전환

지방의 구조적 다양성은 그 기능의 다양성을 의미하며, 인체의 에너지 대사, 체온 조절, 호르몬 생성 등 다양한 생리적 기능에 핵심적인 역할을 수행합니다.

② 지방: 에너지 저장고와 체온 조절자 - 기능과 급원 식품

지방은 인체의 에너지 저장고이자 체온 조절자로서 매우 중요한 역할을 수행합니다. 주요 기능은 다음과 같이 요약할 수 있습니다.

- 에너지 저장 및 공급
- 과잉 에너지를 중성지방 형태로 저장
- 필요시 에너지원으로 신속하게 동원 가능
- 1g당 9kcal의 높은 에너지 밀도 제공
- 체온 조절
- 피하지방층은 단열재 역할
- 체열 손실 방지 및 체온 유지에 필수적
- 외부 온도 변화로부터 내부 기관 보호
- 호르몬 생성 및 세포막 구성
- 스테로이드 호르몬 합성의 기본 물질
- 세포막 구조와 기능 유지
- 지용성 비타민(A, D, E, K) 흡수 지원

(2) 지방의 주요 급원 식품은 다음과 같이 분류됩니다.

① 건강한 지방 급원

- 생선: 연어, 고등어, 정어리(오메가-3 지방산)
- 견과류: 아몬드, 호두, 땅콩
- 아보카도, 올리브 오일
- 달걀 노른자

② 동물성 지방 급원

- 육류: 소고기, 닭고기의 지방 부위
- 유제품: 버터, 크림, 치즈

③ 식물성 지방 급원: 참깨, 해바라기씨, 코코넛 오일, 카카오, 다크 초콜릿, 균형 잡힌 지방 섭취는 건강한 신체 기능 유지의 핵심입니다.

지방 섭취의 불균형은 심각한 건강 문제를 초래할 수 있습니다. 특히 포화지방과 트랜스지방의 과도한 섭취는 심혈관 질환 위험을 크게 증가시킵니다. 이러한 지방들은 혈관 내 콜레스테롤 축적을 촉진하여 동맥경화와 심장병 발생 가능성을 높입니다.

(3) 과도한 지방 섭취로 인한 주요 건강 위험은 다음과 같습니다.

- 심혈관 질환: 나쁜 콜레스테롤(LDL) 수치 상승
- 비만: 지방 세포의 지속적인 축적
- 인슐린 저항성: 대사 기능 저하 및 당뇨병 위험 증가
- 만성 염증: 면역 시스템 기능 저하

따라서 건강을 위해서는 포화지방과 트랜스지방 섭취를 줄이고, 건강한 불포화지방을 균형 있게 섭취하는 것이 중요합니다.

4) 비타민: 생리 기능의 조절자 - 정의와 종류

비타민은 인체의 정상적인 생리 기능을 조절하고 유지하는 필수 유기화합물입니다. 매우 소량으로도 강력한 생물학적 활성을 나타내는 미량

영양소로, 대사 과정에서 중요한 촉매 및 조절 역할을 수행합니다.

(1) 비타민은 크게 두 가지로 분류됩니다.

① 수용성 비타민: 물에 용해되는 특성을 가짐

- 체내에 장기간 저장되지 않고 잉여분은 소변으로 배출
- B군 비타민(B1, B2, B3, B5, B6, B7, B9, B12)과 비타민 C가 포함
- 에너지 대사, 신경계 기능, 세포 성장에 중요한 역할

② 지용성 비타민: 지방에 용해되는 특성

- 체내에 오랫동안 저장되며 지방 조직과 간에 축적
- 비타민 A, D, E, K가 해당
- 세포 보호, 면역 기능, 골격 형성, 혈액 응고 등에 필수적
- 각 비타민은 고유한 생리적 기능을 가지고 있어 인체의 복잡한 생명 활동을 섬세하게 조절합니다. 예를 들어, 비타민 D는 칼슘 흡수를 촉진하고 골밀도를 유지하며, 비타민 C는 콜라겐 합성과 면역 기능을 지원합니다.

비타민의 결핍은 심각한 건강 문제를 야기할 수 있으므로, 균형 잡힌 식단을 통해 다양한 비타민을 적절히 섭취하는 것이 중요합니다.

(2) 비타민: 생리 기능의 조절자 - 기능과 급원 식품

비타민의 구체적인 기능과 급원 식품은 인체의 건강한 기능을 유지하는 데 핵심적인 역할을 합니다. 각 비타민은 고유한 생리적 기능을 가지

고 있어 우리 몸의 복잡한 대사 과정을 섬세하게 조절합니다.

① 수용성 비타민의 주요 기능과 급원 식품

- 비타민 B1(티아민) 기능: 탄수화물 대사, 신경계 기능, 에너지 생성 지원, 급원 식품: 현미, 돼지고기, 견과류, 콩류
- 비타민 B12(코발라민) 기능: 적혈구 형성, 신경계 건강, DNA 합성, 급원 식품: 소고기, 생선, 달걀, 유제품
- 비타민 C 기능: 콜라겐 합성, 면역 기능 강화, 항산화 작용급원 식품: 감귤류, 키위, 파프리카, 브로콜리

② 지용성 비타민의 주요 기능과 급원 식품

- 비타민 A 기능: 시력 보호, 면역 기능, 피부 건강, 급원 식품: 당근, 시금치, 고구마, 달걀 노른자
- 비타민 D 기능: 칼슘 흡수, 골밀도 유지, 면역 기능 조절, 급원 식품: 연어, 고등어, 달걀 노른자, 햇빛 노출
- 비타민 E 기능: 세포 보호, 항산화 작용, 혈관 건강, 급원 식품: 아몬드, 해바라기 씨, 아보카도

이러한 비타민들은 상호 작용하며 우리 몸의 복잡한 생리 기능을 조절합니다. 따라서 균형 잡힌 식단을 통해 다양한 비타민을 섭취하는 것이 건강 유지의 핵심입니다.

(3) 비타민: 섭취 불균형의 영향

비타민 섭취의 불균형은 심각한 건강 문제를 초래할 수 있습니다. 비타민 결핍 시 다음과 같은 심각한 건강 위험이 발생할 수 있습니다.

- 면역력 약화: 비타민 C와 D 부족은 면역 체계를 크게 저하시켜 감염에 취약해집니다.
- 대사 장애: B군 비타민 결핍은 에너지 대사 기능을 방해하고, 만성적인 피로와 신경계 문제를 유발할 수 있습니다.
- 만성 질환 위험 증가: 비타민 E와 A의 부족은 세포 손상을 가속화하고 심혈관 질환, 암 발생 위험을 높입니다.
- 반대로 비타민의 과다 섭취 역시 위험할 수 있습니다. 특히 지용성 비타민은 체내에 축적되어 독성을 일으킬 수 있으며, 간 기능 저하, 신경계 손상 등의 심각한 부작용을 초래할 수 있습니다.

5) 무기질: 체내 항상성 유지의 핵심 - 정의와 종류

무기질(Minerals)은 생명체의 필수적인 영양소로, 탄소를 포함하지 않는 무기 원소들로 구성된 영양 성분입니다. 이들은 매우 적은 양으로도 인체의 다양한 생리적 기능을 조절하고 유지하는 데 결정적인 역할을 수행합니다.

(1) 무기질은 크게 두 가지로 분류됩니다

① 거시 무기질(다량 무기질): 체내에서 상대적으로 많은 양이 필요한 무기질로, 다음과 같은 원소들이 포함됩니다.

- 칼슘: 골격과 치아 형성, 근육 수축, 신경 전달

- 마그네슘: 효소 활성화, 에너지 생산, 근육 및 신경 기능

- 칼륨: 세포 내 수분 균형, 심장 박동 조절

- 나트륨: 체액 균형, 신경 신호 전달

- 인: 골격 형성, DNA 구조, 에너지 대사

② 미량 무기질(미네랄): 체내에서 매우 소량으로 필요하지만 여전히 중요한 무기질.

- 철분: 헤모글로빈 생성, 산소 운반

- 아연: 면역 기능, 상처 치유, 단백질 합성

- 셀레늄: 항산화 작용, 면역 기능 지원

- 구리: 철분 대사, 결합 조직 형성

- 요오드: 갑상선 호르몬 생성

무기질의 가장 중요한 기능은 체내 항상성(恒常性, Homeostasis) 유지입니다. 이는 내부 환경을 일정하게 유지하여 생명체의 안정적인 기능을 보장하는 메커니즘을 의미합니다. 무기질은 다음과 같은 방식으로 항상성 유지에 기여합니다.

- pH 균형 조절

- 세포 내외 수분 및 전해질 균형 유지

- 신경 신호 전달

- 효소 활성화

- 면역 시스템 조절

각 무기질은 서로 복잡하게 상호작용하며, 어느 한 무기질의 결핍이나 과다는 전체적인 건강에 심각한 영향을 미칠 수 있습니다. 따라서 균형 잡힌 식단을 통해 다양한 무기질을 적절히 섭취하는 것이 건강 유지의 핵심입니다.

(2) 무기질: 체내 항상성 유지의 핵심 - 기능과 급원 식품

무기질의 구체적인 기능과 급원 식품은 건강한 신체 기능 유지에 필수적입니다. 각 무기질의 주요 기능과 대표적인 식품 급원을 살펴보겠습니다.

① 무기질의 주요 기능과 급원

- 칼슘 기능: 뼈와 치아 형성, 근육 수축, 신경 전달, 급원 식품: 우유, 요구르트, 치즈, 두부, 청경채, 깻잎
- 마그네슘 기능: 에너지 대사, 근육 이완, 신경 기능 조절, 급원 식품: 현미, 견과류, 시금치, 아보카도, 바나나
- 칼륨 기능: 심장 박동 조절, 근육 기능, 혈압 관리, 급원 식품: 감자, 바나나, 시금치, 아보카도, 연어
- 철분 기능: 헤모글로빈 생성, 산소 운반, 면역 기능, 급원 식품: 쇠고기, 시금치, 렌틸콩, 달걀 노른자
- 아연 기능: 면역 기능, 상처 치유, 단백질 합성, 급원 식품: 굴, 쇠고기, 호박씨, 땅콩, 렌틸콩
- 셀레늄 기능: 항산화 작용, 갑상선 기능 지원, 급원 식품: 브라질너트, 참치, 달걀, 현미

무기질의 균형 있는 섭취는 체내 항상성 유지의 핵심입니다. 다양하고 균형 잡힌 식단을 통해 각 무기 질을 적절히 섭취함으로써 최적의 건강 상태를 유지할 수 있습니다.

② 무기질: 섭취 불균형의 영향

무기질 섭취의 불균형은 심각한 건강 문제를 초래할 수 있습니다. 특히 장기간 지속되는 무기질 결핍 또는 과다 섭취는 다음과 같은 위험을 야기합니다.

- 칼슘 불균형: 골다공증 위험 증가, 골격 약화와 골절 가능성 상승
- 철분 불균형: 심각한 빈혈 발생, 만성적인 피로와 면역력 저하, 인지 기능 감소
- 나트륨과 칼륨 불균형: 고혈압 위험 증가, 심혈관 질환 가능성 상승, 신장 기능 저하
- 마그네슘 부족: 근육 경련과 신경계 문제, 불안감 및 수면 장애, 심장 리듬 불규칙성, 따라서 건강한 신체를 위해서는 각 무기질의 균형 잡힌 섭취가 절대적으로 중요합니다.

6) 물: 생명 유지의 필수 요소 - 생리학적 중요성

물(H2O)은 생명 유지에 절대적으로 필수적인 무기 화합물로, 생명체의 모든 생리적 과정의 근간을 이루는 핵심 요소입니다. 물 분자는 수소 두 개와 산소 한 개로 구성된 단순하지만 독특한 구조를 가지고 있으며, 이러한 구조로 인해 생명 현상을 지탱하는 놀라운 특성을 발휘합니다.

물 분자의 극성 특성은 생명 현상에서 결정적인 역할을 수행합니다.

극성 분자로서 물은 탁월한 용매 능력을 가지고 있어 다양한 이온과 분자를 용해시키고 운반할 수 있습니다. 이는 세포 내외의 영양분 운반, 노폐물 제거, 효소 반응 촉진 등 필수적인 생리학적 기능의 기반이 됩니다.

(1) 세포 수준에서 물은 다음과 같은 핵심적인 기능을 수행합니다.

① 세포 구조 유지: 세포막의 구조적 안정성 제공

② 대사 반응 촉진: 효소 활성과 생화학적 반응의 매개체 역할

③ 영양분 운반: 혈액과 세포 사이의 영양분 및 산소 운반

④ 체온 조절: 증발과 대류를 통한 체온 조절 메커니즘 작동

인체는 약 60-70%가 물로 구성되어 있으며, 각 기관의 수분 함량은 다양합니다. 뇌와 심장은 약 73%, 폐는 83%, 피부는 64%의 수분을 포함하고 있어 물의 중요성을 명확하게 보여줍니다.

물의 생리학적 순환은 항상성 유지에 핵심적입니다. 성인의 경우 하루 평균 2-3리터의 수분을 섭취하고 배출하며, 이 과정에서 신장, 폐, 피부를 통해 체내 수분 균형을 정교하게 조절합니다. 이러한 수분 균형은 혈액 순환, 체온 조절, 노폐물 제거 등 생명 유지에 필수적인 기능들을 원활하게 수행하게 합니다.

(2) 물: 생명 유지의 필수 요소 - 주요 기능 및 수분 섭취의 중요성

물은 단순한 음료 이상의 의미를 지니는 생명 유지의 필수 요소입니다. 인체의 모든 생리적 과정에 깊숙이 관여하며, 세포 수준에서부터 전신 시스템까지 광범위한 기능을 수행합니다.

(3) 수분은 우리 몸의 다양한 생리 기능에 결정적인 역할을 합니다.

① 영양분 및 노폐물 운반: 혈액의 주요 구성 성분인 물은 영양분을 세포로 운반하고 대사 과정에서 발생하는 노폐물을 효과적으로 제거합니다. 이는 세포의 건강과 전반적인 신진대사 과정에 핵심적입니다.

② 체온 조절: 땀을 통한 열 방출과 체내 수분 순환은 인체의 체온을 일정하게 유지하는 중요한 메커니즘입니다. 적절한 수분 섭취는 체온 조절 능력을 최적화합니다.

③ 관절 및 조직 보호: 물은 관절 사이의 윤활액을 형성하고, 충격을 흡수하여 조직을 보호하는 완충제 역할을 수행합니다. 이는 관절 건강과 신체 움직임의 원활함을 유지하는 데 중요합니다.

④ 면역 기능 지원: 충분한 수분 섭취는 림프계 순환을 촉진하고 면역 세포의 이동과 기능을 최적화하여 질병에 대한 저항력을 높입니다.

적절한 수분 섭취는 성인의 경우 하루 평균 2-3리터가 권장됩니다. 그러나 개인의 신체 활동, 기후, 건강 상태에 따라 필요량은 달라질 수 있습니다. 수분 부족은 심각한 건강 문제를 야기할 수 있으며, 탈수 증상은 피로, 두통, 집중력 저하, 피부 건조, 변비 등으로 나타날 수 있습니다.

따라서 규칙적이고 충분한 수분 섭취는 건강한 삶을 유지하는 가장 기본적이면서도 중요한 요소입니다. 물은 단순한 음료가 아니라 생명 유지의 핵심 요소임을 인식하고, 매일 충분한 양의 수분을 섭취하는 습관을 기르는 것이 중요합니다.

(4) 물: 수분 불균형의 영향

수분 불균형은 인체의 생리적 기능에 심각한 위협이 될 수 있습니다.

탈수는 가장 흔한 수분 불균형으로, 단순한 불편함을 넘어 치명적인 건강 문제를 야기할 수 있습니다.

심각한 탈수 상태에서는 다음과 같은 위험한 증상들이 나타날 수 있습니다

- 신장 기능 저하 및 신장 결석 위험 증가
- 혈액 순환 장애와 혈압 불안정
- 인지 기능 저하와 집중력 감소
- 면역 시스템 약화
- 피로와 근육 경련 발생

반대로 과도한 수분 섭취 역시 위험할 수 있습니다. 저나트륨혈증과 같은 전해질 불균형을 초래하여 심각한 경우 의식 저하나 발작까지 유발할 수 있습니다.

따라서 개인의 신체 조건, 활동 수준, 기후 조건에 맞는 적절한 수분 섭취가 건강 유지의 핵심입니다.

결론: 균형 잡힌 영양 섭취의 중요성

인간의 건강과 웰빙은 6대 영양소의 완벽한 균형에 달려 있습니다. 탄수화물, 단백질, 지방, 비타민, 무기질, 그리고 물은 각각 고유한 기능을 수행하지만, 진정한 건강은 이들의 조화로운 상호 작용에서 비롯됩니다.

우리의 몸은 마치 정교한 교향곡과 같아서, 어느 한 악기라도 제대로

연주되지 않으면 전체 음악의 조화가 깨집니다. 마찬가지로, 어느 한 영양소라도 부족하거나 과다하면 전반적인 건강에 심각한 영향을 미칠 수 있습니다. 따라서 건강한 식생활을 위해서는 다음과 같은 원칙을 준수해야 합니다.

8. 행복한 휴식

현대 사회는 끊임없는 경쟁과 성과 추구로 가득 차 있습니다. 디지털 기술의 발전과 글로벌화로 인해 우리는 언제 어디서나 일에 연결되어 있으며, 쉼 없이 달려가는 삶을 살고 있습니다. 이러한 환경은 개인에게 심각한 신체적, 정신적 피로를 초래하고 있으며, 진정한 의미의 휴식은 점점 더 멀어지고 있습니다.

단순한 휴식과 행복한 휴식은 근본적으로 다릅니다. 단순한 휴식은 육체적 피로를 일시적으로 해소하는 소극적인 행위인 반면, 행복한 휴식은 개인의 내면을 충전하고 삶의 질을 근본적으로 향상시키는 적극적인 과정입니다. 행복한 휴식은 단순히 쉬는 것을 넘어 자신을 돌보고, 재충전하며, 삶의 의미를 되새기는 holistic한 접근법입니다.

1) 행복한 휴식의 정의

행복한 휴식은 단순한 신체적 회복을 넘어서는 복합적인 개념입니다. 심리학적 관점에서 행복한 휴식은 내적 평화와 정서적 안정을 동시에 추구하는 과정입니다. 이는 단순히 피로를 해소하는 것이 아니라, 개인의 내면을 치유하고 재충전하는 총체적인 경험을 의미합니다.

생리학적 측면에서 행복한 휴식은 신경계의 균형, 호르몬 조절, 그리고 신체의 자연적인 회복 메커니즘과 밀접하게 연관됩니다. 코르티솔과 같은 스트레스 호르몬의 감소, 세로토닌과 도파민 같은 긍정적 호르몬의 분비, 그리고 자율신경계의 안정은 진정한 의미의 휴식을 나타내는 객관적 지표입니다.

그러나 행복한 휴식의 본질은 단순히 생리학적 지표만으로 측정될 수 없습니다. 개인의 주관적 경험, 즉 심리적 만족감과 내적 평화는 동등하게 중요합니다. 어떤 이에게는 자연 속 명상이 최고의 휴식일 수 있고, 또 다른 이에게는 창의적인 취미 활동이 진정한 휴식일 수 있습니다.

결국, 행복한 휴식은 신체적 회복, 정신적 안정, 그리고 개인의 내적 욕구를 동시에 충족시키는 통합적인 경험입니다. 이는 단순한 수동적 상태가 아니라, 적극적으로 자신을 돌보고 재충전하는 능동적인 과정입니다. 진정한 휴식은 우리에게 에너지를 되돌려주며, 삶의 균형과 의미를 재발견할 수 있는 기회를 제공합니다.

2) 행복한 휴식의 구성 요소: 신체적 회복

행복한 휴식의 핵심은 신체의 완전한 회복과 재충전입니다. 이는 단순히 피로를 해소하는 것을 넘어, 우리 몸의 근본적인 회복 메커니즘을 이해하고 지원하는 과정입니다.

첫째, 양질의 수면은 신체 회복의 가장 중요한 요소입니다. 하루 7-9시간의 규칙적인 수면은 신체의 회복과 재생에 필수적입니다. 수면 중 우리 몸은 성장 호르몬을 분비하고, 근육을 재생하며, 면역 시스템을 강화합니다. 특히 깊은 수면 단계에서는 신경계의 회복과 기억 강화가 이루어집니다.

둘째, 적절한 운동은 신체적 휴식의 또 다른 핵심 요소입니다. 과도한 운동이 아닌, 균형 잡힌 신체 활동은 스트레스 해소와 신체 회복에 tremendously한 도움을 줍니다. 유산소 운동과 근력 운동의 적절한 조합은 신체의 에너지 대사를 최적화하고, 전반적인 신체 기능을 향상시킵니다. 주 3-4회, 각 세션당 30-60분의 중강도 운동이 이상적입니다.

셋째, 영양 섭취는 신체 회복의 연료입니다. 균형 잡힌 영양 섭취는 신체의 회복 능력을 직접적으로 지원합니다. 단백질, 복합 탄수화물, 건강한 지방, 그리고 다양한 비타민과 미네랄은 근육 회복, 에너지 생성, 면역력 강화에 중요한 역할을 합니다. 수분 섭취 역시 신체 회복에 필수적이며, 하루 최소 8잔의 물 섭취가 권장됩니다.

이 세 가지 요소 - 수면, 운동, 영양 - 는 서로 밀접하게 연결되어 있습니다. 충분한 수면은 더 나은 운동 performance를 가능하게 하고, 적절한 운동은 수면의 질을 향상시킵니다. 균형 잡힌 영양 섭취는 이 모든 과정을 지원하며 최적의 신체 회복을 가능하게 합니다.

3) 행복한 휴식의 구성 요소: 정신적 휴식

현대인의 정신적 휴식은 단순한 여유로움 이상의 의미를 갖습니다. 이는 내면의 평화를 찾고, 스트레스로부터 해방되어 진정한 자아를 회복하는 총체적인 과정입니다.

스트레스 관리는 정신적 휴식의 핵심 요소입니다. 지속적인 스트레스는 우리의 정신 건강을 심각하게 훼손할 수 있으며, 불안, 우울증, 번아웃 등을 유발할 수 있습니다. 효과적인 스트레스 해소 방법으로는 깊은 호흡 기법, 점진적 근육 이완법, 그리고 감정 일기 쓰기 등이 있습니다.

명상은 정신적 휴식의 가장 강력한 도구 중 하나입니다. 마인드풀니스 명상, 집중 명상, 자비 명상 등 다양한 기법은 내적 평화와 정서적 안정을 제공합니다. 규칙적인 명상은 뇌의 구조를 변화시켜 스트레스 대처 능력을 향상시키고, 감정 조절 능력을 강화합니다.

취미 활동은 또 다른 중요한 정신적 휴식 방법입니다. 창의적인 활동이나 즐거움을 주는 활동은 일상의 스트레스에서 벗어나 내면의 에너지를 재충전할 수 있게 해줍니다. 그림 그리기, 음악 연주, 요리, 정원 가꾸기 등 개인의 관심사에 맞는 취미 활동은 심리적 만족감을 제공하고 자아실현의 기회를 만들어줍니다.

디지털 디톡스 역시 현대인의 정신적 휴식에 필수적입니다. 끊임없는 정보와 자극으로부터 벗어나 자신과 진정으로 마주할 시간을 갖는 것은 정신 건강에 매우 중요합니다. 주기적으로 스마트폰과 기기 사용을 제한하고, 자연 속에서 시간을 보내거나 고요한 공간에서 자기 성찰의 시간을 가지는 것이 권장됩니다.

4) 행복한 휴식의 구성 요소: 사회적 연결

행복한 휴식에 있어 사회적 연결은 단순한 사교 활동 이상의 깊은 의미를 지닙니다. 인간은 본질적으로 사회적 존재이며, 의미 있는 인간관계는 우리의 정서적, 심리적 건강에 핵심적인 역할을 합니다.

가족과 친구와의 시간은 내면의 안식처와 같습니다. 진정성 있는 대화, 감정의 공유, 서로에 대한 이해와 공감은 가장 근본적인 형태의 휴식입니다. 이러한 관계 속에서 우리는 일상의 스트레스에서 벗어나 진정한 자아를 회복하고, 정서적 에너지를 재충전할 수 있습니다.

소통의 질은 양보다 중요합니다. 단순히 시간을 함께 보내는 것이 아니라, 서로의 내면을 들여다보고 이해하려는 진정한 소통이 중요합니다. 깊이 있는 대화, 서로의 감정을 인정하고 존중하는 태도는 정서적 휴식을 가능하게 합니다.

사회적 지지는 심리적 회복의 강력한 메커니즘입니다. 어려움에 처했을 때 믿을 수 있는 사람들의 존재는 그 자체로 큰 위로와 힘이 됩니다. 서로를 지지하고 격려하는 관계망은 개인의 회복력을 높이고, 스트레스 대처 능력을 강화합니다.

현대 사회에서 진정한 사회적 연결은 점점 더 귀중해지고 있습니다. 디지털 소통의 확산에도 불구하고, 대면하는 진정성 있는 관계의 중요성은 더욱 커지고 있습니다. 함께 시간을 보내고, 서로의 이야기를 경청하며, 감정을 나누는 순간들이 바로 가장 깊은 형태의 휴식입니다.

5) 행복한 휴식의 구성 요소: 자기 성찰

행복한 휴식의 가장 깊은 차원은 바로 자기 성찰입니다. 이는 단순히 외부적인 휴식을 넘어, 내면의 깊은 탐색과 이해를 통해 진정한 평화와 성장을 추구하는 과정입니다.

자기 성찰은 우리의 삶을 거시적 관점에서 바라보는 기회를 제공합니다. 끊임없이 바쁘게 움직이는 일상 속에서 잠시 멈추어 자신의 삶의 방향, 목표, 그리고 근본적인 가치를 점검하는 시간은 매우 중요합니다. 이는 마치 나침반을 재조정하는 것과 같아서, 우리가 진정으로 원하는 삶의 방향으로 나아갈 수 있게 해줍니다.

목표 재평가는 자기 성찰의 핵심입니다. 과거에 설정했던 목표들이 현재의 나와 얼마나 일치하는지, 그리고 그 목표들이 여전히 의미 있고 가치 있는지를 냉철하게 검토해야 합니다. 때로는 우리의 목표가 외부의 기대나 사회적 압박에 의해 형성되었음을 발견하게 됩니다. 이러한 인식은 우리에게 진정으로 중요한 것이 무엇인지 다시 생각할 수 있는 기회를 제공합니다.

가치 재정립 또한 자기 성찰의 중요한 측면입니다. 우리의 핵심 가치는 시간이 지남에 따라 변할 수 있으며, 이를 주기적으로 점검하는 것은 개인의 성장과 행복에 필수적입니다. 예를 들어, 과거에 경력 성공을 최우선으로 여겼다면 지금은 가족과 개인의 행복을 더 중요하게 생각할 수 있습니다.

6) **자기 성찰을 위한 실질적인 방법**으로는 다음과 같은 접근이 효과적입니다.

- 정기적인 명상과 일기 쓰기
- 자신의 감정과 생각을 객관적으로 관찰하기
- 주기적인 개인 회고 시간 갖기
- 신뢰할 수 있는 멘토나 상담자와의 대화

결국, 자기 성찰은 단순한 내적 대화를 넘어 우리 삶의 근본적인 방향을 재정립하는 강력한 도구입니다. 이는 진정한 의미의 휴식이며, 개인의 성장과 행복을 위한 가장 중요한 여정입니다.

7) 개인별 맞춤 휴식 방안

행복한 휴식은 개인마다 완전히 다른 의미와 형태를 가집니다. 따라서 획일화된 휴식 방법은 오히려 효과적이지 않을 수 있으며, 개인의 특성과 상황을 고려한 맞춤형 접근이 필수적입니다.

직업군에 따른 맞춤형 휴식 전략은 매우 중요합니다. 예를 들어, 사무직 종사자들은 장시간 앉아 있는 업무로 인해 신체적, 정신적 피로가 누적됩니다. 이들에게는 규칙적인 스트레칭, 짧은 명상, 자연 속 산책 등이 효과적인 휴식 방법이 될 수 있습니다. 반면, 육체노동자들은 근육 회복과 충분한 수면에 더 집중해야 할 것입니다.

연령대별로도 휴식의 방식은 크게 달라집니다. 20대는 주로 활력 회복과 스트레스 해소에 중점을 두어야 하며, 창의적인 취미 활동이나 사회적 교류를 통한 휴식이 효과적일 수 있습니다. 30-40대는 일과 가정의 균형을 맞추는 휴식 전략이 필요하며, 50대 이상은 건강 관리와 연계된 휴식 방법을 고려해야 합니다.

개인의 성격 유형에 따른 맞춤형 휴식도 중요합니다. 내향적 성향의 사람들은 조용하고 고요한 환경에서의 혼자만의 시간을 통해 에너지를 충전할 수 있습니다. 반면, 외향적 성향의 사람들은 사회적 교류와 활동적인 휴식을 통해 재충전할 수 있습니다.

단기 휴식과 장기 휴식의 균형도 핵심입니다. 일상 속 작은 휴식의 예로는 하루 중 15-20분의 마이크로 브레이크, 점심시간의 명상, 주말의 짧은 여행 등이 있습니다. 장기 휴식으로는 연간 휴가, 안식년, 장기 여행 등을 고려할 수 있습니다.

8) 현대 사회에서의 휴식 장애 요인

현대 사회는 디지털 기술의 급속한 발전으로 인해 우리의 삶을 근본적으로 변화시켰지만, 동시에 휴식의 질을 심각하게 저해하는 새로운 도전 과제들을 만들어냈습니다.

첫째, 디지털 기기에 대한 과도한 의존성은 진정한 휴식을 방해하는 가장 심각한 요인 중 하나입니다. 스마트폰, 태블릿, 노트북 등은 우리를 끊임없이 정보와 자극의 소용돌이에 빠뜨립니다. 소셜미디어, 이메일, 메신저는 24시간 우리의 주의를 분산시키고, 심리적 휴식을 불가능하게 만듭니다. 이러한 지속적인 디지털 자극은 스트레스 호르몬을 증가시키고, 집중력을 저하시키며, 정신적 피로를 가중시킵니다.

둘째, 업무와 개인 생활의 경계가 모호해지면서 진정한 휴식의 시간을 확보하기가 점점 더 어려워지고 있습니다. 재택근무와 유연근무제의 확산으로 물리적, 심리적 경계가 허물어지면서 일은 우리의 삶 전체를 잠식하고 있습니다. 퇴근 후에도 계속되는 업무 연락, 주말까지 이어지는 프로젝트, 언제 어디서나 접속 가능한 업무 환경은 개인의 휴식 시간을 빼앗아가고 있습니다.

셋째, 사회적 압박과 성과 중심의 문화는 휴식에 대한 죄책감을 만들어냅니다. 끊임없이 생산적이어야 한다는 사회적 압박은 휴식을 게으름이나 비생산적인 행위로 인식하게 만듭니다. 특히 한국의 성과 중심 기업 문화에서는 쉼을 취하는 것조차도 경쟁에서 뒤처지는 것으로 여겨지는 경향이 있습니다.

이러한 요인들은 개인의 신체적, 정신적 건강에 심각한 악영향을 미칩니다. 지속적인 디지털 자극과 모호해진 업무 경계는 만성 피로, 번아웃 증후군, 우울증 등 다양한 건강 문제를 초래할 수 있습니다. 진정한 휴식의 부재는 개인의 삶의 질을 저하시키고, 장기적으로는 사회 전체의 생산성과 창의성를 감소시킬 수 있습니다.

결국, 현대 사회의 휴식 장애 요인들은 단순한 기술적, 환경적 문제를 넘어서는 복합적인 사회문화적 도전 과제입니다. 이를 극복하기 위해서는 개인의 의식 변화뿐만 아니라 사회 전반의 인식 전환이 필요합니다. 디지털 기기와의 건강한 관계 설정, 명확한 업무 경계 설정, 그리고 휴식의 가치에 대한 근본적인 인식 변화가 요구됩니다.

9) 행복한 휴식을 위한 실천 방안

행복한 휴식을 위한 실천 방안은 개인의 일상에 즉시 적용할 수 있는 구체적이고 실용적인 전략들로 구성됩니다. 이는 단순한 이론이 아닌, 실제 삶에서 실행 가능한 접근법입니다.

첫째, 체계적인 휴식 시간 관리가 중요합니다. 일일 계획표에 명확한 휴식 시간을 할당하고, 이를 엄격하게 지켜야 합니다. 예를 들어, 하루 중 30분에서 1시간 정도의 '무간섭 시간'을 설정하여 완전한 휴식과 재충전의 시간을 확보할 수 있습니다. 이 시간 동안은 모든 디지털 기기를 끄고,

자신만의 시간에 집중합니다.

둘째, 디지털 디톡스는 현대인의 정신적 휴식에 필수적입니다. 주말이나 특정 요일을 지정하여 완전한 디지털 단절의 시간을 가집니다. 스마트폰 알림을 끄고, 소셜미디어 사용을 제한하며, 대신 오프라인 활동에 집중합니다. 이는 정보 과부하로부터의 해방이며, 내면의 평화를 찾는 중요한 방법입니다.

셋째, 의미 있는 오프라인 활동을 개발합니다. 자연 속 산책, 독서, 명상, 취미 활동 등 디지털 기기 없이 즐길 수 있는 활동들을 적극적으로 찾아야 합니다. 이러한 활동들은 단순한 시간 보내기가 아니라, 내면의 에너지를 재충전하고 창의성을 회복하는 기회가 됩니다.

넷째, 마인드풀니스 실천은 일상 속 휴식의 핵심입니다. 매일 10-15분씩 명상이나 깊은 호흡 연습을 통해 현재의 순간에 집중하고, 스트레스와 불안으로부터 해방될 수 있습니다. 이는 정신적 회복뿐만 아니라 전반적인 심리적 웰빙에 긍정적인 영향을 미칩니다.

마지막으로, 지속 가능한 자기 관리 습관을 형성해야 합니다. 규칙적인 수면 패턴, 균형 잡힌 영양 섭취, 적당한 운동, 충분한 수분 섭취 등 기본적인 건강 관리 루틴을 확립합니다. 이러한 습관들은 개인의 전반적인 에너지 수준을 높이고, 더 효과적인 휴식을 가능하게 합니다.

05

체력의 요소(건강관련체력, 운동관련체력)와 운동처방

체력은 인간의 신체적, 정신적 능력을 총체적으로 나타내는 중요한 건강 지표입니다. 현대 사회에서 체력의 중요성은 그 어느 때보다 커지고 있으며, 급격한 기술 발전과 생활 환경 변화로 인해 신체 활동이 점점 감소하는 추세 속에서 건강한 삶을 유지하기 위한 핵심 요소로 자리 잡고 있습니다.

체력은 크게 두 가지 주요 영역으로 구분됩니다: 건강 관련 체력과 운동 관련 체력입니다. 건강 관련 체력은 개인의 전반적인 건강 상태와 직접적으로 연관된 신체적 능력을 의미하며, 심폐지구력, 근력, 근지구력, 유연성, 체성분 등을 포함합니다. 반면 운동 관련 체력은 특정 운동이나 신체 활동을 수행하는 데 필요한 능력으로, 민첩성, 평형성, 협응성, 순발력 등을 포함합니다.

현대인에게 체력은 단순한 신체적 능력을 넘어 삶의 질을 결정하는 중요한 요소입니다. 좌식 생활이 보편화된 오늘날, 규칙적인 신체 활동과 체력 관리는 만성질환 예방, 정신 건강 증진, 그리고 전반적인 삶의 활력 유지에 필수적입니다. 따라서 개인의 특성과 목표에 맞는 체력 관리는 건강한 삶을 위한 핵심 전략이라 할 수 있습니다.

1. 건강 관련 체력의 정의

건강 관련 체력은 개인의 전반적인 건강 상태와 직접적으로 연관된 신체적 능력의 총체적 표현입니다. 이는 단순히 운동 능력을 넘어 일상생활에서의 신체 기능과 건강 유지에 핵심적인 역할을 하는 다섯 가지 주요 구성 요소로 이루어져 있습니다.

첫째, 심폐지구력은 심장과 폐의 지구력을 의미하며, 장시간 신체 활동을 지속할 수 있는 능력입니다. 규칙적인 유산소 운동을 통해 향상될 수 있으며, 일상생활에서 계단 오르기, 장거리 걷기 등의 활동을 원활하게 수행할 수 있게 해줍니다.

둘째, 근력은 특정 근육이 최대로 힘을 발휘할 수 있는 능력을 의미합니다. 무거운 물건을 들어올리거나, 일상적인 육체 노동을 수행하는 데 필수적이며, 부상 예방과 신체 균형 유지에 중요한 역할을 합니다.

셋째, 근지구력은 근육이 지속적으로 운동을 수행할 수 있는 능력입니다. 장시간 반복적인 활동을 수행하는 데 필요하며, 일상생활에서 장시간 서 있거나 반복적인 작업을 수행할 때 중요합니다.

넷째, 유연성은 관절의 움직임 범위를 나타내는 능력으로, 신체의 가동 범위를 결정합니다. 스트레칭과 요가 등을 통해 향상될 수 있으며, 근육의 긴장을 완화하고 부상을 예방하는 데 도움을 줍니다.

마지막으로, 체성분은 신체를 구성하는 지방과 근육, 뼈의 비율을 의미합니다. 건강한 체성분 비율은 대사 기능 향상, 만성질환 예방, 전반적인 신체 기능 최적화에 중요한 역할을 합니다.

이러한 건강 관련 체력의 구성 요소들은 서로 밀접하게 연관되어 있으며, 균형 있게 발달시킬 때 개인의 건강과 삶의 질을 크게 향상시킬 수 있습니다.

2. 운동 관련 체력의 정의

운동 관련 체력은 특정 스포츠나 신체 활동을 효과적으로 수행하는 데 필요한 신체적 능력의 총체를 의미합니다. 이는 단순히 기본적인 건강 상태를 넘어, 복합적이고 역동적인 운동 상황에서 요구되는 특수한 신체 능력을 포괄합니다.

1) 운동 관련 체력의 주요 구성 요소는 다음과 같습니다:

(1) 민첩성(Agility): 빠르고 정확하게 방향을 전환하거나 움직임을 변경할 수 있는 능력입니다. 축구, 농구, 테니스와 같은 스포츠에서 특히 중요하며, 순간적인 방향 전환과 빠른 대응을 가능하게 합니다.

(2) 평형성(Balance): 신체의 중심을 안정적으로 유지하고 다양한 자

세에서 균형을 잡을 수 있는 능력입니다. 체조, 스케이트, 스키 등에서 핵심적인 요소로, 정확하고 안정된 동작 수행에 필수적입니다.

(3) 협응성(Coordination): 서로 다른 신체 부위를 효율적이고 정확하게 움직일 수 있는 능력입니다. 복잡한 기술을 요구하는 스포츠, 예를 들어 댄스, 체조, 권투 등에서 탁월한 기술 발휘를 가능하게 합니다.

(4) 순발력(Power): 짧은 시간 내에 최대한의 힘을 발휘할 수 있는 능력으로, 폭발적인 동작에 중요합니다. 높이뛰기, weightlifting, 단거리 달리기 등에서 결정적인 역할을 합니다.

(5) 반응시간(Reaction Time): 외부 자극에 대해 신속하게 대응하고 행동할 수 있는 능력입니다. 탁구, 권투, 야구 등 빠른 대응이 요구되는 스포츠에서 승패를 좌우할 수 있는 중요한 요소입니다.

이러한 운동 관련 체력 요소들은 개별적으로 존재하기보다는 서로 밀접하게 연관되어 있으며, 통합적으로 운동 수행 능력을 결정합니다. 예를 들어, 농구 선수는 높은 민첩성, 평형성, 순발력을 동시에 요구받으며, 이러한 능력들이 조화롭게 발휘될 때 최상의 퍼포먼스를 낼 수 있습니다.

운동 관련 체력의 향상은 체계적인 트레이닝과 전문적인 코칭을 통해 가능하며, 개인의 운동 목표와 특성에 맞는 맞춤형 접근이 중요합니다.

2) 운동 관련 체력의 구성 요소

운동 관련 체력의 각 구성 요소는 운동 수행과 경기력 향상에 핵심적인 역할을 합니다. 이들 요소는 단순한 신체적 능력을 넘어 선수들의 전문적인 경기 수행에 결정적인 영향을 미칩니다.

(1) **민첩성**은 빠른 방향 전환과 신속한 움직임을 가능하게 하는 능력으로, 특히 구기 종목에서 중요합니다. 농구 선수가 순간적으로 수비수를 제치고 골대로 돌파하는 장면이 대표적인 예입니다. 이는 신경-근육 시스템의 협응력과 직접적으로 연결됩니다.

(2) **평형성**은 불안정한 상황에서도 신체의 중심을 유지하는 능력입니다. 체조나 스케이트 선수들이 복잡한 동작을 수행할 때 핵심적인 요소로 작용하며, 부상 예방에도 중요한 역할을 합니다.

협응성은 서로 다른 신체 부위를 정밀하고 효율적으로 조절하는 능력입니다. 복싱이나 무술 선수들의 정교한 기술 구사, 댄서들의 복합적인 동작 등에서 명확하게 드러나는 능력입니다.

(3) **순발력**은 최단 시간에 최대 힘을 발휘하는 능력으로, 육상 단거리 선수나 높이뛰기 선수들의 폭발적인 동작에서 중요하게 나타납니다. 근육의 빠른 수축과 에너지 방출을 의미합니다.

반응시간은 외부 자극에 대한 신속한 대응 능력으로, 탁구나 권투와 같은 스포츠에서 승패를 좌우할 수 있는 결정적인 요소입니다. 중추신경계의 처리 속도와 직접적으로 연관됩니다.

3. 체력 요소의 실제 예시

체력 요소는 일상생활과 스포츠 상황에서 다양하게 적용됩니다. 건강 관련 체력 요소의 실제 예시를 살펴보면, 심폐지구력은 계단 오르기나 장거리 걷기에서 중요한 역할을 합니다. 예를 들어, 등산객이 가파른 산길을 오르내릴 때 지속적인 심폐 기능이 요구됩니다.

근력은 일상적인 육체 활동에서 필수적입니다. 대형 마트에서 무거운 쇼핑백을 들거나, 이사 짐을 옮기는 상황에서 충분한 근력은 부상을 예방하고 효율적인 움직임을 가능하게 합니다.

유연성은 요가나 스트레칭을 통해 향상될 수 있으며, 사무직 근로자의 목과 어깨 통증 완화에 도움을 줍니다. 체성분 관리는 당뇨, 심혈관 질환 예방에 중요한 역할을 합니다.

1) **운동 관련 체력 요소**는 스포츠에서 더욱 두드러집니다. 축구 선수의 민첩성은 빠른 방향 전환과 수비 돌파에 결정적이며, 체조선수의 평형성은 복잡한 기술 수행의 핵심입니다. 농구 선수의 순발력은 점프슛의 효과성을, 탁구 선수의 반응 시간은 빠른 공 대응을 가능하게 합니다.

이러한 체력 요소들은 서로 밀접하게 연관되어 있어, 한 요소의 발전이 다른 요소에도 긍정적인 영향을 미칩니다. 예를 들어, 근력 향상은 평형성과 민첩성 개선으로 이어질 수 있으며, 심폐지구력 증진은 전반적인 운동 수행 능력을 높입니다.

2) 건강 관련 체력 향상을 위한 운동 프로그램 제안

건강 관련 체력 향상을 위한 포괄적이고 체계적인 운동 프로그램은 개인의 건강과 삶의 질을 크게 개선할 수 있습니다. 다음은 각 체력 요소별 맞춤형 운동 프로그램 가이드라인입니다.

(1) 심폐지구력 향상 프로그램

- 주 3-5회, 30-60분 유산소 운동 권장

- 조깅, 수영, 사이클링, 빠른 걷기 등 포함
- 점진적 강도 증가: 초기 중강도에서 점차 고강도로 발전
- 심박수 모니터링: 최대 심박수의 60-80% 유지

(2) 근력 강화 프로그램

- 주 2-3회 전신 근력 트레이닝
- 웨이트 트레이닝, 저항 밴드, 맨몸 운동 병행
- 주요 근육군 타겟: 가슴, 등, 어깨, 팔, 다리
- 세트당 8-12회 반복, 2-3세트 수행
- 점진적 중량 증가로 지속적인 근력 발전

(3) 근지구력 향상 프로그램

- 고반복, 저중량 운동 중심
- 플랭크, 푸시업, 런지 등 복합 동작 운동
- 운동 시간 점진적 증가
- 휴식 시간 최소화하여 지구력 강화

(4) 유연성 개선 프로그램

- 매일 10-15분 스트레칭
- 정적, 동적 스트레칭 병행
- 요가, 필라테스 주 1-2회 참여
- 각 스트레칭 동작 15-30초 유지
- 통증 없이 최대 가동 범위까지 stretching

(5) 체성분 관리 프로그램

- 유산소 운동과 근력 운동 병행
- 식단 관리: 단백질 섭취, 탄수화물 조절
- 주 3-4회 복합 운동
- 체지방률 모니터링 및 영양 상담

3) 운동 관련 체력 향상을 위한 트레이닝 방법

운동 관련 체력의 각 구성 요소를 효과적으로 향상시키기 위해서는 체계적이고 전문적인 트레이닝 접근이 필요합니다.

(1) 민첩성(Agility) 향상 트레이닝

- 사이드 스텝 래더 드릴: 빠른 방향 전환과 발놀림 정확성 개선
- 콘 드릴: 지그재그 달리기, 8자 달리기 등을 통한 방향 전환 능력 향상
- 반응 스프린트: 갑작스러운 신호에 빠르게 반응하며 방향 전환하는 운동

(2) 평형성(Balance) 향상 트레이닝

- 싱글 레그 밸런스: 한 발로 서서 균형 유지
- BOSU 볼 트레이닝: 불안정한 표면에서 다양한 동작 수행
- 요가 포즈: 나무 자세(Tree Pose)와 같은 정적 균형 운동

(3) 협응성(Coordination) 향상 트레이닝

- 크로스오버 핸드 드릴: 교차 손동작을 통한 신경-근육 협응력 개선

- 저글링: 손과 눈의 협응력 향상
- 복합 리듬 운동: 다양한 신체 부위를 동시에 움직이는 복잡한 동작

(4) 순발력(Power) 향상 트레이닝

- 박스 점프: 고도와 강도를 점진적으로 높이는 폭발적 점프 운동
- 플라이오메트릭 트레이닝: 급격한 근육 수축을 유도하는 점프 운동
- 중량 들어올리기: 바벨이나 덤벨을 이용한 폭발적 동작

(5) 반응시간(Reaction Time) 향상 트레이닝

월 터치 드릴: 무작위로 나타나는 표적 터치

빠른 공 캐치 드릴: 다양한 각도와 속도로 던져지는 공 잡기

비주얼 신호 반응 트레이닝: 색상이나 모양 변화에 즉각 반응하는 운동

각 트레이닝은 개인의 체력 수준과 목표에 맞게 조절되어야 하며, 점진적으로 난이도를 높여가는 것이 중요합니다. 또한 부상 예방을 위해 적절한 준비 운동과 전문가의 지도가 병행되어야 합니다.

4. 연령별, 체력 수준별 맞춤형 운동처방 가이드라인

연령별, 체력 수준별 맞춤형 운동처방은 개인의 신체적 특성과 건강 목표를 고려한 포괄적인 접근 방식입니다. 효과적이고 안전한 체력 관리를 위해서는 연령대와 현재 체력 수준에 적합한 맞춤형 접근이 필수적입니다.

1) 연령별 운동처방

(1) 청소년기(10-19세) 운동처방

성장기 신체 발달을 고려한 운동 프로그램

기초 체력 및 운동 기술 습득 중심

다양한 스포츠 활동을 통한 전반적 체력 발달

- 초급 수준: 기본 체중부하 운동, 유산소 활동
- 중급 수준: 근력 트레이닝 점진적 도입
- 고급 수준: 스포츠별 특화된 체력 트레이닝

(2) 청년기(20-39세) 운동처방

근력 및 심폐지구력 집중 개발

직업 및 생활 패턴에 맞는 맞춤형 프로그램

- 초급 수준: 기본 근력 및 유산소 운동
- 중급 수준: 웨이트 트레이닝, 고강도 인터벌 트레이닝
- 고급 수준: 기능적 운동, 크로스핏, 전문 스포츠 트레이닝

(3) 중년기(40-59세) 운동처방

근육량 유지 및 대사 기능 개선 중점

관절 건강과 부상 예방에 중점

- 초급 수준: 저강도 유산소, 근력 운동
- 중급 수준: 저항성 운동, 균형 트레이닝
- 고급 수준: 기능적 근력 운동, 코어 안정화 트레이닝

(4) 노년기(60세 이상) 운동처방

일상생활 기능 유지 및 삶의 질 향상

안전하고 점진적인 운동 프로그램

- 초급 수준: 걷기, 수중 운동, 가벼운 스트레칭
- 중급 수준: 근력 밴드 운동, 평형성 트레이닝
- 고급 수준: 기능적 운동, 저항성 트레이닝

2) 각 운동처방의 핵심 원칙

- 개인의 건강 상태 사전 평가
- 점진적 운동 강도 증가
- 다양한 체력 요소 균형 발달
- 정기적인 체력 상태 모니터링
- 전문가 상담 및 개인 맞춤형 조정

이러한 맞춤형 접근은 개인의 신체적 특성, 건강 목표, 그리고 현재 체력 수준을 종합적으로 고려하여 안전하고 효과적인 체력 관리를 가능하게 합니다.

5. 체력 요소 평가 방법

체력 요소의 정확하고 체계적인 평가는 개인의 건강 상태와 운동 능력을 이해하는 데 핵심적입니다. 건강 관련 체력과 운동 관련 체력의 각 구성 요소를 과학적으로 측정하고 모니터링하는 방법은 다음과 같습니다.

1) 건강 관련 체력 요소 평가 방법

① 심폐지구력 평가: 심박수 회복 테스트, 최대 산소 섭취량(VO2 max) 측정, 왕복달리기 테스트(셔틀 런 테스트), 6분 걷기 검사

② 근력 평가: 1RM(최대 반복 횟수) 측정, 악력 테스트, 벤치 프레스, 스쿼트 등 주요 근육군 평가, 들어올리기 및 운반 능력 테스트

③ 유연성 평가: 앉아 윗몸 앞으로 굽히기 테스트, 어깨 가동 범위 측정, 관절별 각도계를 이용한 정밀 측정

④ 체성분 평가: 체지방률 측정, BMI 지수 계산, 체성분 분석기를 통한 근육량, 지방량 분석

2) 운동 관련 체력 요소 평가 방법

① 민첩성 평가: T 드릴 테스트,일리노이 애질리티 테스트, 사이드 스텝 테스트

② 평형성 평가: 스탠딩 스틸 테스트, Y 밸런스 테스트, BOSU 볼 균형 테스트

③ 순발력 평가: 수직 점프 테스트, 박스 점프 높이 측정, 제자리 멀리 뛰기 테스트

④ 반응 시간 평가: 컴퓨터 기반 반응시간 측정시스템, 낙하하는 막대 잡기 테스트, 시각적자극반응 테스트

3) 정기적인 체력 평가의 중요성

- 개인의 체력 변화 추적

- 운동 프로그램의 효과성 평가
- 잠재적 건강 위험 조기 발견
- 맞춤형 운동 처방 조정

체력 평가는 단순한 숫자 측정을 넘어 개인의 전반적인 건강과 운동 능력을 총체적으로 이해하는 중요한 도구입니다. 전문가와 상담하여 정기적이고 체계적인 평가를 통해 건강한 삶을 유지할 수 있습니다.

4) 체력 향상의 장기적 이점

체력 향상은 단순한 신체적 발달을 넘어 개인의 전반적인 삶의 질을 근본적으로 변화시키는 장기적 이점을 제공합니다. 규칙적이고 체계적인 체력 관리는 신체적, 정신적, 사회적 측면에서 포괄적인 건강 증진을 가능하게 합니다.

첫째, 건강 증진 측면에서 체력 향상은 만성질환 예방의 핵심 전략입니다. 규칙적인 운동은 심혈관 질환, 제2형 당뇨병, 고혈압 발생 위험을 크게 감소시킵니다. 근육량 유지와 대사 기능 개선은 신진대사 장애를 예방하고, 면역 체계를 강화하여 전반적인 건강 상태를 향상시킵니다.

둘째, 만성질환 관리에서 체력은 결정적인 역할을 합니다. 지속적인 신체 활동은 기존 질환의 진행을 늦추고, 증상을 완화하는 데 도움을 줍니다. 예를 들어, 당뇨 환자의 경우 규칙적인 운동은 혈당 조절을 개선하고, 심혈관 합병증 위험을 감소시킵니다.

셋째, 정신 건강 측면에서 체력 향상은 스트레스 감소, 우울증 예방, 인지기능 개선에 중요한 영향을 미칩니다. 운동은 엔도르핀 분비를 촉진하여 긍정적인 감정을 유발하고, 뇌의 신경가소성을 증진시켜 인지적 회복력을 높입니다.

넷째, 노화 과정에 대한 긍정적 대응 능력을 제공합니다. 지속적인 체력 관리는 근육량 감소, 골밀도 저하, 균형 능력 감소와 같은 노화로 인한 신체적 변화를 지연시키고, 독립적인 일상생활을 가능하게 합니다.

06

고혈압과 운동처방

고혈압은 현대 의학에서 가장 중요한 만성 질환 중 하나로, 혈관 내 지속적인 혈압 상승을 특징으로 하는 질병입니다. 의학적으로 수축기 혈압이 140mmHg 이상이거나 이완기 혈압이 90mmHg 이상인 상태를 고혈압으로 진단합니다. 이는 단순한 수치를 넘어 심혈관계, 신경계, 신장 기능에 심각한 위험을 초래할 수 있는 중요한 건강 지표입니다.

최근 역학 조사에 따르면, 전 세계적으로 성인 인구의 약 30-40%가 고혈압을 앓고 있으며, 한국의 경우 40세 이상 성인의 약 50%가 고혈압 진단을 받았습니다. 이러한 높은 유병률은 단순한 개인 건강 문제를 넘어 국가 의료체계에 막대한 경제적 부담을 주고 있습니다. 연간 고혈압 관련 의료비용은 수조 원에 달하며, 생산성 저하와 조기 사망 등 사회경제적 손실도 심각한 수준입니다.

고혈압의 위험성은 단순히 통계적 수치로만 설명할 수 없습니다. 장기간 방치될 경우 심근경색, 뇌졸중, 신장 기능 저하 등 치명적인 합병증을 유발할 수 있어 조기 발견과 적극적인 관리가 필수적입니다.

1. 고혈압의 원인과 위험 요인

1) 유전적 요인

고혈압의 발생에는 유전적 요인이 상당히 중요한 역할을 합니다. 현대 유전학 연구에 따르면, 고혈압은 단일 유전자가 아닌 다양한 유전자들의 복합적 상호작용으로 발생하는 다인자성 질환입니다.

가족력은 고혈압 발병 위험을 크게 증가시킵니다. 부모 중 한 명이 고혈압을 가진 경우 자녀의 고혈압 발생 위험은 약 25-30%로 증가하며, 부모 모두 고혈압인 경우 그 위험은 50-60%까지 상승합니다. 이는 유전적 소인이 혈압 조절 메커니즘에 직접적인 영향을 미침을 의미합니다.

대표적인 유전적 요인으로는 레닌-안지오텐신-알도스테론 시스템(RAAS) 관련 유전자 변이, 나트륨 채널 조절 유전자, 교감신경계 조절 유전자 등이 있습니다. 이러한 유전자들은 혈관 수축, 체액 균형, 신경전달 등에 관여하여 혈압 조절에 핵심적인 역할을 합니다.

그러나 유전적 요인이 고혈압의 절대적 결정요인은 아닙니다. 생활습관, 식이, 운동, 스트레스 등 환경적 요인과 상호작용하여 최종적인 발병 여부와 심각성이 결정됩니다. 따라서 유전적 위험이 있더라도 적절한 생활습관 관리를 통해 고혈압 예방 및 관리가 가능합니다.

2) 환경적 요인

현대 생활양식은 고혈압 발생에 심각한 위험 요인으로 작용하고 있습니다. 특히 식습관, 운동 부족, 스트레스는 혈압 상승에 직접적인 영향을 미치는 핵심 환경적 요인입니다.

식습관은 고혈압 발생의 가장 중요한 요인 중 하나입니다. 나트륨 과다 섭취는 체내 수분 저류와 혈관 긴장도를 증가시켜 혈압을 상승시킵니다. 가공식품, 패스트푸드, 인스턴트 식품에 포함된 과도한 나트륨은 혈관 내벽에 부담을 주어 혈압 조절 메커니즘을 방해합니다. 반면, 칼륨, 마그네슘, 칼슘이 풍부한 식품은 혈압 조절에 긍정적인 영향을 미칩니다.

운동 부족 역시 고혈압의 주요 위험 요인입니다. 규칙적인 신체 활동은 심혈관계 기능을 개선하고, 혈관의 탄력성을 유지하는 데 중요합니다. 지속적인 운동 부족은 혈관 경직, 인슐린 저항성 증가, 교감신경계 과활성화를 초래하여 혈압 상승으로 이어집니다.

만성적인 스트레스는 혈압에 심각한 악영향을 미칩니다. 스트레스 호르몬인 코르티솔과 아드레날린은 혈관을 수축시키고, 심박수를 증가시켜 혈압을 급격히 상승시킵니다. 장기간 지속되는 정신적 스트레스는 만성 고혈압 발생 위험을 크게 증가시킵니다.

3) 인구통계적 영향

고혈압의 발생은 연령, 성별, 인종에 따라 유의미한 차이를 보입니다. 연령은 고혈압 위험의 가장 중요한 결정요인 중 하나입니다. 일반적으로 나이가 들수록 혈관 탄력성이 감소하고 동맥경화가 진행되면서 고혈압 발생 가능성이 급격히 증가합니다. 특히 40세 이후부터 고혈압 유병률은 지속적으로 상승하며, 65세 이상 노인의 경우 약 60-70%가 고혈압을 앓고 있습니다.

성별에 따른 차이도 주목할 만합니다. 폐경 전 여성은 에스트로겐의 혈관 보호 효과로 인해 남성에 비해 낮은 고혈압 위험을 보입니다. 그러나 폐경 이후에는 여성의 고혈압 발생률이 급격히 증가하여 남성과 비슷한 수준에 도달합니다. 이는 호르몬 변화와 밀접한 관련이 있습니다.

인종별로도 고혈압 발생 패턴에 차이가 있습니다. 예를 들어, 아프리카계 미국인은 다른 인종군에 비해 고혈압 유병률이 높고, 더 조기에 발병하는 경향이 있습니다. 한국인의 경우, 서구 국가들에 비해 상대적으로 낮은 유병률을 보이지만, 급속한 도시화와 서구화된 생활양식으로 인해 고혈압 위험이 지속적으로 증가하고 있습니다.

이러한 인구통계학적 요인들은 단독으로 작용하기보다 복합적으로 상호작용하며 고혈압 위험을 결정합니다. 따라서 개인의 연령, 성별, 인종적 특성을 고려한 맞춤형 예방 및 관리 전략이 필요합니다.

4) 이차성 고혈압의 원인

이차성 고혈압은 특정 기저 질환이나 의학적 조건으로 인해 발생하는 고혈압으로, 전체 고혈압 사례의 약 5-10%를 차지합니다. 주요 원인 질환은 다음과 같습니다.

신장질환은 이차성 고혈압의 가장 흔한 원인입니다. 만성 신부전, 신장 동맥 협착, 사구체신염 등은 레닌-안지오텐신-알도스테론 시스템을 교란시켜 혈압을 상승시킵니다. 신장의 혈류 변화나 호르몬 분비 이상은 혈압 조절 메커니즘을 직접적으로 방해합니다.

내분비계 질환도 중요한 원인입니다. 쿠싱 증후군, 갑상선 기능 항진증, 부신 선종 등은 호르몬 불균형을 통해 혈압을 상승시킵니다. 특히 과도한 코르티솔이나 알도스테론 분비는 나트륨 저류와 혈관 수축을 유발합니다.

선천성 부신 과형성증, 폐쇄성 수면무호흡증, 약물 및 알코올 남용 등도 이차성 고혈압을 유발할 수 있습니다. 이러한 조건들은 혈관 기능과 혈압 조절 메커니즘을 복합적으로 손상시킵니다.

이차성 고혈압의 정확한 진단과 원인 질환의 적절한 치료가 혈압 관리에 핵심적입니다.

2. 고혈압이 건강에 미치는 영향

고혈압은 신체의 여러 기관에 심각한 손상을 초래하는 위험한 만성 질환입니다. 첫째, 심혈관계에 미치는 영향이 가장 치명적입니다. 지속적으로 높은 혈압은 동맥 내벽에 지속적인 스트레스를 가해 동맥경화를 촉진하고, 심장에 과도한 부담을 줍니다. 이로 인해 심근경색, 심부전 위험이 크게 증가하며, 심장 근육의 구조적 변화를 유발할 수 있습니다.

뇌혈관 질환 측면에서 고혈압은 뇌졸중의 주요 위험인자입니다. 혈관벽의 손상과 혈전 형성 위험이 높아져 허혈성 및 출혈성 뇌졸중 발생 가능성을 크게 증가시킵니다. 특히 장기간 조절되지 않은 고혈압은 뇌 조직의 만성적인 손상을 초래할 수 있습니다.

신장에 대한 영향도 심각합니다. 고혈압은 신장 혈관을 손상시키고 사구체 경화를 유발하여 신장 기능을 점진적으로 저하시킵니다. 이는 만성 신부전으로 발전할 수 있으며, 심각한 경우 투석이나 신장 이식이 필요할 수 있습니다.

시력 문제도 간과할 수 없습니다. 고혈압은 망막 혈관을 손상시켜 시력 저하, 망막병증 등을 유발할 수 있으며, 심각한 경우 실명까지 초래할 수 있습니다.

마지막으로, 고혈압은 인지 기능 저하와 밀접한 관련이 있습니다. 뇌혈관의 만성적 손상은 치매, 알츠하이머병 위험을 증가시키며, 인지적 능력의 점진적 감퇴를 야기할 수 있습니다.

3. 고혈압 관리를 위한 운동의 필요성

1) 운동의 긍정적 영향

규칙적인 운동은 고혈압 관리의 가장 강력하고 자연스러운 중재 방법입니다. 운동은 복합적인 생리학적 메커니즘을 통해 혈압 조절에 근본적인 변화를 유도합니다.

생리학적 측면에서, 운동은 혈관 내피세포 기능을 획기적으로 개선합니다. 지속적인 신체 활동은 산화질소(NO) 생성을 촉진하여 혈관 확장 능력을 증가시키고, 혈관 벽의 탄력성을 향상시킵니다. 이러한 메커니즘은 말초혈관 저항을 감소시키고 혈류 순환을 최적화하여 혈압 안정화에 직접적으로 기여합니다.

유산소 운동과 저항성 운동은 각기 다른 방식으로 혈압 관리에 영향을 미칩니다. 유산소 운동(걷기, 조깅, 수영 등)은 심폐 기능을 개선하고 혈관 탄력성을 증가시켜 장기적인 혈압 조절에 효과적입니다. 반면 저항성 운동(웨이트 트레이닝)은 근육량 증가와 기초대사량 향상을 통해 간접적으로 혈압 관리에 도움을 줍니다.

운동은 또한 교감신경계 활성을 조절하여 스트레스 호르몬 분비를 현저히 감소시킵니다. 코르티솔과 아드레날린 수치를 낮춤으로써 만성적인 혈관 수축을 완화하고, 심리적 스트레스로 인한 혈압 상승을 억제합니다. 대사적 측면에서 운동은 인슐린 저항성을 개선하고 지방 대사를 최적화합니다. 체중 감량, 복부 지방 감소, 대사 효율성 증가는 고혈압 위험을 직접적으로 감소시키는 중요한 요인입니다. 특히 규칙적인 운동은 레닌-안지오텐신-알도스테론 시스템(RAAS)의 기능을 조절하여 혈압 조절 메커니즘을 개선합니다.

연구에 따르면, 주당 150분 이상의 중강도 운동은 수축기 혈압을 평균 5-8mmHg, 이완기 혈압을 2-4mmHg 감소시킬 수 있습니다. 이는 일부 고혈압 환자의 경우 약물 치료와 동등한 수준의 혈압 관리 효과를 나타냅니다.

2) 생리학적 메커니즘

운동은 복합적인 생리학적 메커니즘을 통해 혈압 조절에 긍정적인 영향을 미칩니다. 첫째, 혈관 내피세포 기능의 획기적인 개선이 핵심 메커니즘입니다. 규칙적인 운동은 산화질소(nitric oxide) 생성을 촉진하여 혈관 확장을 유도하고, 혈관 벽의 탄력성을 증가시킵니다.

자율신경계 측면에서 운동은 교감신경계의 과도한 활성화를 억제합니다. 지속적인 신체 활동은 교감신경계의 긴장을 완화하고, 부교감신경계의 활성을 증가시켜 혈관 저항을 감소시킵니다. 이는 심박출량과 말초혈관 저항을 조절하여 혈압 안정화에 기여합니다.

또한 운동은 염증 반응과 산화 스트레스를 감소시키는 중요한 역할을 합니다. 만성적인 저강도 염증은 혈관 내벽 손상의 주요 원인인데, 규칙적인 운동은 항염증 사이토카인을 증가시키고 염증 표지자를 감소시켜 혈관 건강을 개선합니다.

대사적 측면에서 운동은 인슐린 감수성을 향상시키고 레닌-안지오텐신-알도스테론 시스템(RAAS)의 기능을 조절합니다. 이를 통해 나트륨 배출과 체액 균형을 최적화하여 혈압 조절에 직접적으로 기여합니다.

3) 운동의 장기적 효과

규칙적인 운동은 고혈압 관리에 있어 장기적으로 매우 중요한 전략입니다. 지속적인 신체 활동은 단순히 일시적인 혈압 감소를 넘어 근본적인 신체 시스템의 변화를 유도합니다.

첫째, 장기간의 규칙적 운동은 혈관 구조와 기능을 근본적으로 개선합니다. 혈관 내피세포의 탄력성이 증가하고, 동맥경화 진행을 지연시키며, 혈관 확장 능력을 지속적으로 향상시킵니다. 이는 말초혈관 저항을 장기적으로 감소시켜 혈압 조절에 긍정적인 영향을 미칩니다.

둘째, 대사 대사 효율성이 크게 개선됩니다. 인슐린 감수성 증가, 체지방 감소, 근육량 증가 등은 장기적으로 대사 건강을 최적화하여 고혈압 위험을 근본적으로 감소시킵니다. 특히 복부 비만과 관련된 대사 위험 요인들이 현저히 개선됩니다.

셋째, 심리적 스트레스 관리 능력이 향상됩니다. 지속적인 운동은 스트레스 호르몬 분비를 장기적으로 조절하고, 심리적 안정감을 제공하여 만성적인 혈압 상승 요인을 감소시킵니다.

4) 운동과 약물 치료

고혈압 관리에서 운동과 약물 치료는 단순한 병렬적 접근을 넘어 상호 보완적이고 통합적인 치료 전략을 형성합니다. 각 접근법은 고유한 메커니즘을 통해 혈압 조절에 기여하며, 통합적 관리는 개별 치료법보다 훨씬 더 효과적입니다.

약물 치료는 주로 혈관 저항 감소, 레닌-안지오텐신-알도스테론 시스템 억제, 나트륨 배출 촉진 등을 통해 급격한 혈압 감소를 유도합니다. 대표적인 고혈압 약물군으로는 ACE 억제제, 칼슘채널차단제, 이뇨제, 베타차단제 등이 있으며, 각각 특정 생리학적 메커니즘을 표적으로 합니다.

반면 운동은 근본적이고 장기적인 생리학적 변화를 촉진합니다. 규칙적인 신체 활동은 혈관 내피세포 기능을 개선하고, 산화질소 생성을 증가시켜 혈관 확장성을 향상시킵니다. 이는 말초혈관 저항을 감소시키고, 심혈관계 전반의 기능을 최적화합니다.

흥미로운 점은 운동이 약물 치료의 효과를 실질적으로 증진시킨다는 것입니다. 예를 들어, 유산소 운동은 ACE 억제제의 혈관 이완 효과를 강화하고, 저항성 운동은 베타차단제의 심박수 조절 메커니즘을 보완합니다. 일부 임상 연구에 따르면, 규칙적인 운동은 특정 고혈압 약물의 용량을 20-30% 감소시킬 수 있으며, 약물 부작용도 완화할 수 있습니다.

대사적 측면에서도 운동과 약물 치료의 시너지 효과는 명확합니다. 운동은 인슐린 감수성을 개선하고, 만성 염증 수준을 감소시켜 약물 치료의 장기적 효과를 극대화합니다. 특히 비만이나 대사증후군을 동반한 고혈압 환자의 경우, 운동은 약물 치료의 효과를 크게 향상시킬 수 있습니다.

그러나 중요한 것은 개별화된 접근입니다. 환자의 연령, 기저 질환, 신체 상태에 따라 맞춤형 운동 프로그램과 약물 치료 계획을 수립해야 합니다. 의사와의 지속적인 상담을 통해 개인에게 최적화된 통합 관리 전략을 개발하는 것이 고혈압 관리의 핵심입니다.

4. 고혈압 환자를 위한 운동처방 프로그램

고혈압 환자를 위한 운동처방은 개인의 건강 상태와 체력 수준을 종합적으로 고려한 맞춤형 접근이 핵심입니다. 기본 원칙은 주당 최소 150분의 중강도 유산소 운동과 주 2-3회의 저항성 운동을 결합하는 것입니다. 유산소 운동은 심혈관계 기능을 개선하고 혈압을 효과적으로 조절합니다. 걷기, 수영, 자전거 타기, 조깅 등이 대표적인 운동 유형입니다. 운동 강도는 최대 심박수의 50-70% 수준을 유지해야 하며, 개인의 연령과 체력에 따라 조절됩니다. 예를 들어, 40-50대 고혈압 환자의 경우 하루 30분, 주 5회의 빠른 걷기나 수영이 이상적입니다.

저항성 운동은 근력 강화와 대사 기능 개선에 중요합니다. 덤벨, 탄력밴드, 자체 체중을 이용한 운동을 추천합니다. 대근육군 운동(스쿼트, 팔굽혀 펴기, 런지 등)을 8-12회 반복, 2-3세트로 구성합니다. 초기에는 가벼운 중량으로 시작하여 점진적으로 강도를 높이되, 과도한 혈압 상승을 방지하기 위해 호흡을 천천히 유지하고 무거운 중량은 피해야 합니다.

1) 개인별 맞춤 프로그램 고려 요소

(1) 연령: 노년층은 저강도, 저위험 운동 프로그램

(2) 기저 질환: 당뇨, 관절염 등 동반 질환 고려

(3) 약물 복용 상태: 혈압 강하제의 운동 영향 평가

(4) 체력 수준: 초기 체력 평가 후 점진적 강도 증가

5. 운동 시 주의사항

(1) 운동 전후 혈압 측정

(2) 가벼운 준비 운동과 마무리 운동

(3) 과도한 호흡 곤란이나 흉통 발생 시 즉시 중단

(4) 수분 섭취와 적절한 휴식

6. 고혈압 관리를 위한 영양 섭취 가이드라인

고혈압 관리에 있어 영양 섭취는 핵심적인 역할을 합니다. 무엇보다 나트륨 섭취 제한이 가장 중요합니다. 세계보건기구(WHO)는 하루 나트륨 섭취량을 5g(소금 약 12g) 이하로 권장합니다. 과도한 나트륨은 혈관 내 수분 저류와 혈압 상승을 유발하므로, 가공식품과 인스턴트 식품 섭취를 줄이고 신선한 식재료 중심의 식단이 필요합니다.

DASH(Dietary Approaches to Stop Hypertension) 식단은 고혈압 관리에 가장 효과적인 영양 접근법입니다. 이 식단은 과일, 채소, 통곡물, 저지방 유제품을 중심으로 하며, 포화지방과 총 지방 섭취를 제한합니다. 연구에 따르면 DASH 식단은 수축기 혈압을 8-14mmHg 낮출 수 있습

니다.

혈압 조절에 도움되는 미네랄 섭취도 중요합니다. 칼륨은 나트륨 배출을 촉진하고 혈관 기능을 개선합니다. 바나나, 감자, 시금치 등이 좋은 공급원입니다. 마그네슘은 혈관 이완에 도움을 주며, 견과류, 현미, 시금치에 풍부합니다. 칼슘은 혈관 탄력성 유지에 중요하며, 저지방 유제품, 청어, 브로콜리에서 얻을 수 있습니다.

7. 운동처방 프로그램 예시(20대 남성 건강한 자)

현대 사회에서 고혈압은 점점 더 젊은 연령층에서 발생하는 심각한 건강 문제로 대두되고 있습니다. 특히 20대 남성의 경우, 스트레스, 불규칙한 생활습관, 운동 부족 등으로 인해 고혈압 위험에 노출되어 있습니다. 이러한 상황에서 체계적이고 점진적인 운동 프로그램은 고혈압 관리의 핵심 전략이 될 수 있습니다.

헬스장 기구를 활용한 운동은 고혈압 관리에 있어 multiple benefits를 제공합니다. 첫째, 심혈관 기능을 개선하고 혈압을 안정적으로 조절할 수 있습니다. 둘째, 근력 강화와 대사 활성화를 통해 전반적인 신체 건강을 향상시킬 수 있습니다. 셋째, 운동을 통한 스트레스 해소와 정신건강 개선 효과도 기대할 수 있습니다.

1) 고혈압 환자의 운동 시 주의사항

고혈압 환자에게 운동은 치료의 중요한 부분이지만, 동시에 신중하게 접근해야 하는 영역입니다. 운동 시 다음과 같은 핵심 주의사항을 반드시 준수해야 합니다.

첫째, 운동 전 의료진과 상담이 필수적입니다. 개인의 혈압 상태, 심혈관 건강, 그리고 현재 복용 중인 약물을 종합적으로 평가해야 합니다. 특히 고혈압 약물은 운동 중 심박수와 혈압 반응에 영향을 미칠 수 있으므로, 맞춤형 운동 계획이 중요합니다.

둘째, 혈압 모니터링은 절대적으로 중요합니다. 운동 전, 중, 후에 혈압을 주기적으로 측정해야 합니다. 안전한 혈압 범위를 벗어나면 즉시 운동을 중단하고 휴식을 취해야 합니다. 이상적인 운동 중 혈압은 수축기 혈압 180mmHg, 이완기 혈압 110mmHg를 초과하지 않아야 합니다.

셋째, 과도한 운동 강도는 위험할 수 있습니다. 고혈압 환자는 최대 심박수의 50-70% 강도에서 운동하는 것이 권장됩니다. 고강도 운동은 혈압을 급격히 상승시켜 심혈관계에 부담을 줄 수 있기 때문입니다.

넷째, 준비운동과 정리운동은 필수입니다. 갑작스러운 운동 시작이나 종료는 혈압 변동을 야기할 수 있으므로, 최소 5-10분간의 점진적인 준비와 마무리 운동을 실시해야 합니다.

마지막으로, 운동 중 다음과 같은 위험 신호에 주의해야 합니다.

심한 흉통, 현기증, 호흡곤란, 비정상적인 피로감, 두통 이러한 증상이 나타나면 즉시 운동을 중단하고 의료진과 상담해야 합니다.

(1) 초급 단계 운동 프로그램: 운동 기구 소개

고혈압 환자인 20대 남성의 초급 단계 운동에 적합한 헬스장 기구들은 안전하면서도 효과적인 건강 개선을 목표로 선정되어야 합니다.

① 유산소 운동을 위한 추천 기구

- 트레드밀: 걷기와 가벼운 조깅에 적합하며, 심박수와 혈압 조절에 도움을 줍니다. 초기에는 낮은 속도와 완만한 경사에서 시작하는 것이 중요합니다.
- 고정식 자전거: 관절에 무리를 주지 않으면서 심폐지구력을 향상시킬 수 있는 이상적인 기구입니다. 등받이가 있는 리컴번트 자전거는 더욱 안정적입니다.

② 근력 운동을 위한 추천 기구:

- 레그 프레스 머신: 하체 근력 강화에 효과적이며, 앉은 자세로 진행되어 부상 위험을 minimizing할 수 있습니다.
- 케이블 머신: 다양한 각도와 강도로 상체 근육을 단계적으로 강화할 수 있는 versatile한 기구입니다.

초보자는 각 기구를 사용할 때 다음 사항을 주의해야 합니다

정확한 자세 유지, 천천히 진행, 과도한 중량 피하기, 호흡 조절, 운동 중 몸의 반응 주시

운동 시작 전 반드시 전문 트레이너의 지도를 받아 올바른 사용법을 익히고, 개인의 신체 상태에 맞는 맞춤형 프로그램을 설계하는 것이 핵심입니다.

(2) 초급 단계 운동 프로그램: 운동 횟수, 빈도, 강도 및 쉬는 시간

고혈압이 있는 20대 남성을 위한 초급 단계 운동 프로그램은 안전성과 점진적 체력 향상을 최우선으로 설계됩니다.

① 운동 빈도: 주 3-4회, 격일로 진행, 월, 수, 금 또는 화, 목, 토 등 충분한 휴식 시간 확보

② 유산소 운동: 트레드밀: 20-30분, 최대 심박수의 50-60% 강도

③ 고정식 자전거: 15-25분, 낮은 저항 설정 운동 강도: 자각적 운동 강도(RPE) 기준 10점 만점에 4-5 수준

④ 근력 운동: 각 근육군당 2-3세트, 반복 횟수: 10-12회, 휴식 시간: 세트 사이 60-90초, 중량: 최대 반복 가능 중량의 50-60%, 쉬는 시간, 운동 세트 사이 1-2분, 운동 프로그램 중 중간 휴식 5-10분

초급 단계 운동 프로그램: 운동 루틴 예시

① 준비 운동(10분): 가벼운 스트레칭, 관절 가동 운동, 심박수 점진적 상승

② 유산소 운동(25분): 트레드밀 워킹(15분), 완만한 속도로 가볍게 걷기, 심박수 50-60% 유지, 고정식 자전거(10분), 낮은 저항 설정, 일정한 페이스 유지

③ 근력 운동(20분): 레그 프레스 머신(3세트, 10-12회), 케이블 로우(3세트, 10-12회), 숄더 프레스(3세트, 10-12회)

④ 마무리 운동(5분): 가벼운 스트레칭, 심박수 점진적 하강, 각 운동 사이 60-90초 휴식을 취하며, 개인의 컨디션에 따라 조절합니다.

(3) 중급 단계 운동 프로그램: 운동 기구 및 루틴 소개

중급 단계 운동 프로그램은 초급 단계에서 습득한 기본 기술과 체력을 바탕으로, 보다 복합적이고 도전적인 운동을 소개합니다. 이 단계에서는 운동 강도와 복잡성을 점진적으로 높이되, 고혈압 환자의 안전을 최우선으로 고려합니다.

① 추천 운동 기구

- 스미스 머신: 안전한 스쿼트와 벤치 프레스 수행 가능
- 풀업/딥스 스테이션: 상체 근력 강화를 위한 복합 운동 기구
- 로우 머신: 등 근육 강화와 자세 교정에 효과적

② 운동 빈도 및 강도 조정: 주 4-5회 운동

최대 심박수의 60-70% 강도, 자각적 운동 강도(RPE) 5-6 수준,

근력 운동 변화: 세트당 반복 횟수 12-15회, 중량 점진적 증가(최대 반복 가능 중량의 65-75%), 휴식 시간 45-60초로 단축

③ 유산소 운동 강화: 고강도 인터벌 트레이닝(HIIT) 부분 도입, 트레드밀 및 자전거 운동 시 간헐적 강도 변화

주의사항

운동 강도 증가에 따른 혈압 모니터링 강화, 개인의 신체 반응에 따라 프로그램 유연하게 조정, 과도한 부담 방지를 위한 지속적인 자기 관찰

중급 단계 운동 프로그램: 운동 횟수, 빈도, 강도 및 쉬는 시간 변화

중급 단계 운동 프로그램은 초급 단계의 기본 원칙을 발전시키면서 고혈압 환자의 안전을 지속적으로 고려합니다.

① 운동 빈도: 주 4-5회로 증가(초급 단계 주 3-4회에서 상향), 연속되는 날보다는 격일 운동 유지

총 운동 시간 점진적 증가(45-60분)

② 운동 강도: 최대 심박수의 60-70% 범위로 강도 상승, 자각적 운동 강도(RPE) 5-6 수준, 유산소 운동 시 간헐적 고강도 인터벌 부분 도입

③ 반복 횟수: 10-12회에서 12-15회로 증가, 세트 수: 3-4세트로 확대, 중량: 최대 반복 가능 중량의 65-75%로 점진적 증가

④ 세트 간 휴식: 60-90초에서 45-60초로 단축, 운동 간 종합 휴식: 3-5분 유지, 개인의 회복 상태에 따라 유연하게 조정

중급 단계 운동 프로그램 주의사항: 중급 단계로 전환할 때 고혈압 환자는 신중한 접근이 필수적입니다. 운동 강도와 복잡성이 증가하므로 다음 핵심 주의사항을 반드시 준수해야 합니다.

첫째, 운동 강도 증가는 점진적이고 신중하게 이루어져야 합니다. 갑작스러운 강도 상승은 혈압에 심각한 부담을 줄 수 있으므로, 매주 5-10% 정도의 점진적 강도 증가를 권장합니다.

둘째, 개인의 신체 반응을 면밀히 관찰해야 합니다. 운동 중 어지러움, 흉통, 호흡곤란 등의 증상이 나타나면 즉시 운동을 중단하고 휴식을 취

해야 합니다.

셋째, 정기적인 의료진 상담을 통해 현재 건강 상태와 운동 프로그램의 적절성을 확인해야 합니다. 혈압 약물 조정이나 개인적 신체 변화를 고려한 맞춤형 접근이 중요합니다.

넷째, 운동 전후 혈압과 심박수를 지속적으로 모니터링하여 안전 범위를 벗어나지 않도록 주의해야 합니다. 수축기 혈압 180mmHg, 이완기 혈압 110mmHg를 초과하지 않도록 관리해야 합니다.

(4) 고급 단계 운동 프로그램: 복합 운동 및 고강도 운동 소개

고급 단계 운동 프로그램은 고혈압 환자의 안전과 건강 개선을 동시에 고려한 복합적인 접근법을 채택합니다. 이 단계에서는 기능적 복합 운동과 점진적 고강도 트레이닝을 도입하여 신체의 전반적인 능력을 향상시킵니다.

① 핵심 운동 전략: 기능적 복합 운동 강화, 통합적 근력 및 심폐지구력 개발, 안전한 고강도 인터벌 트레이닝(HIIT) 부분 도입

② 추천 운동 기구 및 프로그램: 기능적 트레이닝 존, TRX 서스펜션 트레이닝, 케틀벨 복합 운동, 멀티 저항 밴드 트레이닝, 고급 심폐 운동, 인터벌 트레드밀 운동, 로잉 머신 고강도 세션, 크로스트레이너 복합 운동

③ 운동 파라미터: 주 4-5회 운동, 최대 심박수의 70-80% 강도, 자각적 운동 강도(RPE) 6-7 수준 세트당 반복 횟수 15-20회, 휴식 시간 30-45초

고급 단계 운동 프로그램: 운동 횟수, 빈도, 강도 및 쉬는 시간 최적화

고급 단계 운동 프로그램의 최적화된 운동 파라미터는 다음과 같이 구성됩니다.

① 운동 빈도: 주 4-5회 집중 트레이닝, 연속되지 않은 날 선택(화, 목, 토 등), 총 운동 시간 60-75분 유지

② 운동 강도 세부 조정: 최대 심박수의 70-80% 범위, 자각적 운동 강도(RPE) 6-7 수준, 간헐적 고강도 인터벌 트레이닝(HIIT) 본격 도입

③ 세트 및 반복 횟수: 기능적 복합 운동 중심, 세트당 반복 횟수 15-20회, 총 3-4세트 구성, 점진적 중량 증가(최대 반복 가능 중량의 75-85%)

④ 휴식 시간 최적화: 세트 간휴식 30-45초, 운동 간 종합 휴식: 2-3분, 개인의 회복력에 따라 유연하게 조정

⑤ 안전 모니터링 강화: 운동 전후 지속적인 혈압 및 심박수 측정, 과도한 피로 징후 즉시 대응의료진과 정기적 상담을 통한 프로그램 조정

고급 단계 운동 프로그램: 고급 운동 기법

고급 단계 운동 프로그램에서는 고혈압 관리를 위한 고도의 통합적 운동 접근법을 채택합니다. 이 단계의 핵심은 단순한 근력 강화를 넘어 전체적인 심혈관 건강과 기능적 피트니스를 동시에 향상시키는 것입니다.

① 고급 운동 기법의 핵심 전략은 다음과 같습니다.

기능적 복합 트레이닝, 다중 관절 및 근육군을 동시에 활성화하는 운

동, 일상생활 동작과 유사한 움직임 패턴 훈련, 균형, 안정성, 코어 강화에 중점, 신경근 조절 트레이닝, proprioception(고유수용감각) 향상 운동, 균형과 협응력 개선을 위한 불안정한 표면에서의 운동, 작은 근육군의 안정화 능력 강화, 심폐 적응력 최적화, 점진적 고강도 인터벌 트레이닝(HIIT), 심박수 변이성 개선 운동

② 호흡 조절 및 심혈관 효율성 증대 기법

회복 및 재생 전략, 능동적 회복 기법, 근막 이완 운동, 스트레스 감소를 위한 마인드풀니스 통합

이러한 고급 운동 기법은 단순히 신체적 건강뿐 아니라 심리적, 신경학적 적응력을 동시에 향상시켜 고혈압 관리의 포괄적 접근을 실현합니다.

3) 운동 강도 조절 및 모니터링

운동 강도 조절은 고혈압 환자에게 가장 중요한 건강 관리 전략 중 하나입니다. 개인의 심혈관 상태와 전반적인 건강을 고려한 세심한 접근이 필수적입니다.

① 심박수 기반 운동 강도 조절: 고혈압 환자의 안전한 운동 강도는 최대 심박수를 기준으로 결정됩니다. 일반적으로 최대 심박수는 "220 - 나이"로 계산됩니다. 고혈압 환자의 경우, 최대 심박수의 50-70% 범위에서 운동하는 것이 가장 안전합니다. 예를 들어, 25세 성인의 경우 최대 심박수는 약 195회이며, 안전한 운동 심박수 범위는 98-137회 사이가 됩니다.

② 자각적 운동 강도(RPE) 척도 활용: Borg의 RPE 척도는 개인의 주관적인 운동 강도를 측정하는 효과적인 방법입니다. 0-10점 사이의 척도에서.

- 0-2: 매우 가벼운 운동
- 3-4: 가벼운 운동(고혈압 환자에게 이상적)
- 5-6: 중간 강도
- 7-8: 높은 강도(고혈압 환자는 주의 필요)
- 9-10: 최대 강도(절대 권장하지 않음)

고혈압 환자에게는 3-5 사이의 강도가 가장 적합합니다.

③ 안전한 운동 강도 모니터링 방법: 심박수 모니터 착용, 정기적인 혈압 측정, 주기적인 자각적 운동 강도 평가, 운동 중 신체 반응 주의 깊게 관찰 위험 신호 〈현기증, 흉통, 호흡곤란, 극심한 피로감, 두통〉

이러한 증상이 나타나면 즉시 운동을 중단하고 휴식을 취해야 합니다.

④ 추가적인 모니터링 팁: 운동 전후 15분간 혈압 측정, 운동 강도를 점진적으로 증가, 정기적으로 의료진과 상담, 개인의 신체 반응에 따라 운동 계획 유연하게 조정

4) 영양 및 생활 습관 조언

고혈압 관리를 위한 영양 및 생활 습관은 운동 프로그램만큼 중요한 건강 전략입니다. 20대 남성 고혈압 환자들이 효과적으로 건강을 관리할 수 있는 통합적 접근법을 제시합니다.

(1) 식단 관리: 혈압 조절에 최적화된 식단은 DASH 식단(Dietary Approaches to Stop Hypertension) 원칙을 따르는 것이 가장 효과적입니다. 주요 권장 사항은 다음과 같습니다.

① **나트륨 섭취 제한**: 하루 나트륨 섭취량을 2,300mg 이하로 관리, 가공식품, 패스트푸드, 소금 과다 사용 줄이기, 신선한 재료 중심의 요리 선호, 칼륨이 풍부한 식품 섭취, 바나나, 시금치, 아보카도 등 칼륨 함유 식품, 혈압 조절과 심혈관 건강 개선에 도움, 단백질 섭취, 저지방 단백질 선택(닭가슴살, 생선, 콩류), 근육 회복과 대사 활성화 지원

② **수분 관리**: 적절한 수분 섭취는 혈압 관리에 핵심적입니다: 하루 8-10잔의 물 섭취, 카페인과 알코올 섭취 최소화, 운동 전후 충분한 수분 보충, 전해질 균형 유지를 위한 전해질 음료 occasional 섭취

③ **스트레스 관리**: 만성적인 스트레스는 고혈압을 악화시킬 수 있습니다: 명상, 요가 등 스트레스 감소 활동충분한 수면(하루 7-8시간), 취미 활동 및 사회적 관계 유지, 필요시 심리 상담 고려

④ **생활 습관 개선**: 금연, 적정 체중 유지, 규칙적인 수면 패턴, 알코올 섭취 제한(주 1-2회, 적정량)

추가적으로, 정기적인 건강검진과 의료진과의 상담을 통해 개인에 맞는 맞춤형 건강 관리 전략을 수립하는 것이 중요합니다. 운동, 영양, 생활 습관의 통합적 접근은 고혈압 관리의 핵심입니다.

8. 운동처방 프로그램 예시(20대 여성 건강한 자)

현대 사회의 20대 여성들은 급격한 사회적, 환경적 변화 속에서 복합적인 건강 도전에 직면해 있습니다. 좌식 생활과 스트레스 증가로 인해 고혈압과 같은 만성 질환의 발생 위험이 점차 낮아지는 연령대로 확대되고 있어, 예방적 건강 관리의 중요성이 그 어느 때보다 커지고 있습니다.

운동은 단순한 신체 활동을 넘어 전인적 건강 관리의 핵심 전략입니다. 규칙적인 신체 활동은 심혈관 기능 개선, 대사 활성화, 호르몬 균형 조절 등 다차원적인 건강상의 이점을 제공합니다. 특히 20대는 신체적 잠재력이 가장 높은 시기로, 이 시기의 운동 습관은 평생의 건강 기반을 형성하는 결정적 요인이 됩니다.

고혈압을 가진 젊은 여성에게 운동은 질병 관리의 핵심 치료 수단입니다. 적절히 설계된 운동 프로그램은 혈압 조절, 심혈관 위험 감소, 인슐린 저항성 개선 등 직접적인 건강상의 이점을 제공합니다. 더불어 정신건강 측면에서도 스트레스 감소, 우울감 완화, 자존감 향상 등 긍정적 효과를 기대할 수 있습니다.

운동의 중요성은 단기적 효과를 넘어 장기적 관점에서 더욱 중요합니다. 20대부터 시작되는 규칙적인 신체 활동은 중년과 노년기의 만성 질환 위험을 크게 감소시키며, 삶의 질 향상에 근본적으로 기여합니다. 특히 고혈압과 같은 만성 질환의 조기 관리는 향후 심혈관 질환, 뇌졸중 등 심각한 합병증을 예방하는 핵심 전략입니다.

1) 고혈압 환자의 운동 시 주의사항

고혈압 환자에게 운동은 치료의 중요한 부분이지만, 동시에 신중하게 접근해야 하는 건강 관리 전략입니다. 운동은 혈압 조절에 긍정적인 영향을 미칠 수 있지만, 부적절하게 수행될 경우 심각한 건강 위험을 초래할 수 있습니다.

첫째, 고혈압 환자는 운동을 시작하기 전 반드시 담당 의료진과 상담해야 합니다. 개인의 혈압 수준, 심혈관 건강 상태, 동반 질환 등을 종합적으로 평가하여 맞춤형 운동 계획을 수립해야 합니다. 의료진은 운동 강도, 빈도, 지속 시간에 대한 구체적인 가이드라인을 제공할 수 있습니다.

둘째, 혈압 모니터링은 운동의 핵심 안전 요소입니다. 운동 전, 중, 후 혈압을 정기적으로 측정하여 급격한 혈압 변화를 관찰해야 합니다. 특히 수축기 혈압이 180mmHg 이상이거나 이완기 혈압이 110mmHg를 초과하는 경우 운동을 피해야 합니다.

운동 중 주의해야 할 위험 신호로는 흉통, 현기증, 호흡곤란, 극심한 피로, 두통 등이 있습니다. 이러한 증상이 나타나면 즉시 운동을 중단하고 휴식을 취해야 합니다. 점진적인 운동 강도 증가와 충분한 준비 운동, 적절한 휴식은 안전한 운동의 핵심입니다.

2) 고혈압 환자를 위한 운동 가이드라인: 권장 운동 및 피해야 할 운동

고혈압 환자를 위한 운동은 심혈관 건강 개선과 혈압 관리에 핵심적인 역할을 합니다. 권장되는 운동은 크게 유산소 운동과 가벼운 웨이트 트레이닝으로 구분됩니다.

유산소 운동은 고혈압 환자에게 가장 추천되는 운동 유형입니다. 수영, 걷기, 자전거 타기, 조깅 등의 저충격 유산소 운동은 심혈관 기능을 개선하고 혈압을 안정적으로 조절하는 데 효과적입니다. 이러한 운동은 혈관의 탄력성을 증가시키고, 심장 기능을 강화하며, 스트레스 호르몬을 감소시켜 혈압 관리에 도움을 줍니다. 가벼운 웨이트 트레이닝의 경우, 저중량-고반복 방식으로 접근해야 합니다. 근육량 유지와 대사 활성화에 도움을 주되, 과도한 근육 긴장을 피해야 합니다. 추천되는 운동으로는 가벼운 덤벨 운동, 탄력밴드를 이용한 저항성 운동, 자체 체중을 이용한 운동(스쿼트, 푸시업 변형) 등이 있습니다.

고강도 운동은 절대적으로 피해야 합니다. 무거운 웨이트 들기, 급격한 고강도 인터벌 트레이닝, 과도한 무산소성 운동은 혈압을 급격히 상승시키고 심혈관 위험을 증가시킬 수 있습니다. 특히 최대 운동 강도의 70% 이상은 위험할 수 있으므로 주의해야 합니다.

운동 시 주의사항은 다음과 같습니다.

- 운동 전 반드시 의료진과 상담
- 운동 전후 혈압 측정
- 운동 중 호흡을 안정적으로 유지
- 과도한 피로나 불편함을 느낄 경우 즉시 운동 중단
- 점진적인 운동 강도 증가

3) 고혈압 환자를 위한 운동 가이드라인: 혈압 모니터링의 중요성

혈압 모니터링은 고혈압 환자에게 운동의 안전성을 보장하는 가장 중요한 건강 관리 전략입니다. 운동은 심혈관 건강에 긍정적인 영향을 미칠 수 있지만, 부적절하게 수행될 경우 심각한 건강 위험을 초래할 수 있기 때문입니다.

효과적인 혈압 모니터링을 위해서는 다음과 같은 체계적인 접근이 필요합니다.

운동 전 혈압 측정

운동을 시작하기 전 안정 상태에서 혈압을 측정하는 것이 중요합니다. 이를 통해 현재 건강 상태를 파악하고, 운동 가능 여부를 판단할 수 있습니다. 수축기 혈압이 180mmHg 이상이거나 이완기 혈압이 110mmHg를 초과하는 경우 운동을 연기해야 합니다.

(1) 운동 중 주기적 모니터링

운동 중에는 15-20분마다 혈압을 체크하는 것이 권장됩니다. 이는 급격한 혈압 변화를 조기에 감지하고 필요한 경우 즉시 대응할 수 있게 합니다. 디지털 혈압계나 웨어러블 모니터링 장치를 활용하면 더욱 편리하게 추적할 수 있습니다.

(2) 운동 후 회복기 모니터링

운동 직후와 회복 기간 동안의 혈압 변화를 관찰하는 것도 매우 중요합니다. 정상적인 경우 운동 후 혈압은 점진적으로 안정화되어야 하며, 지속적인 상승이나 급격한 변동은 의료진와 상담이 필요한 신호일 수 있습니다.

주의해야 할 위험 신호로는 다음과 같은 증상들이 있습니다.

흉통, 현기증, 호흡곤란, 극심한 피로, 두통, 비정상적인 혈압 변동

이러한 증상이 나타나면 즉시 운동을 중단하고 휴식을 취해야 합니다. 또한, 정기적으로 담당 의료진과 상담하여 개인의 운동 프로그램을 지속적으로 평가하고 조정하는 것이 안전한 운동 관리의 핵심입니다.

4) 운동프로그램

(1) 초급 단계 운동 프로그램: 기본적인 유산소 및 웨이트 트레이닝

초급 단계 운동 프로그램은 고혈압이 있는 20대 여성을 위한 안전하고 효과적인 첫 단계입니다. 이 단계의 주요 목표는 신체 적응력을 높이고, 운동에 대한 자신감을 구축하며, 지속 가능한 건강한 습관을 형성하는 것입니다.

① 유산소 운동 프로그램: 주 3-4회, 1회 30-40분 진행, 걷기, 수영, 자전거 타기 등 저충격 운동 선택, 운동 강도: 최대 심박수의 50-60% 수준, 운동 시작 시 5-10분 준비 운동, 마무리 운동 필수

② 가벼운 웨이트 트레이닝: 주 2-3회, 1회 20-30분 진행, 가벼운 덤벨(2-3kg) 또는 탄력밴드 사용, 반복 횟수: 각 운동 12-15회, 2-3세트, 휴식 시간: 세트 사이 60-90초 휴식

③ 구체적인 운동 예시

- 유산소 운동: 느린 속도 걷기 주 3회, 1회 30분
- 수영: 주 2회, 1회 40분
- 가벼운 조깅 또는 자전거: 주 2회, 1회 30분
- 웨이트 트레이닝: 덤벨 컬: 2kg 덤벨로 12-15회, 2-3세트, 스쿼트: 자체 체중으로 12-15회, 2-3세트, 푸시업 변형: 벽이나 무릎 사용, 10-12회, 2-3세트

④ 안전 가이드라인: 운동 전 의료진 상담 필수, 운동 중 호흡 안정적으로 유지, 과도한 피로나 불편함 느낄 시 즉시 중단, 운동 전후 혈압 측정, 수분 충분히 섭취

주의사항

점진적으로 운동 강도 증가, 개인의 체력과 건강 상태에 맞게 조정, 통증이나 불편함 발생 시 즉시 운동 중단, 규칙적인 의료 체크업 병행

이 초급 단계 프로그램은 고혈압이 있는 20대 여성이 안전하고 효과적으로 운동을 시작할 수 있는 기본 가이드라인을 제공합니다. 개인의 건강 상태와 체력에 따라 세부 내용을 조정하는 것이 중요합니다.

(2) 초급 단계 운동 프로그램: 헬스장 기구 사용법

초급 단계 헬스장 기구 사용을 위한 포괄적 가이드라인은 안전성과 정확성을 최우선으로 합니다. 고혈압이 있는 20대 여성이 처음 접하는 헬스장 환경에서 자신감 있게 운동할 수 있도록 세심한 접근이 필요합니다.

유산소 운동 기구 사용법

① 트레드밀(Treadmill): 초기 속도는 3-4km/h의 느린 걷기로 시작, 손잡이를 잡고 균형 유지, 경사도는 0-2% 수준으로 유지, 운동 중 과도한 호흡 곤란이나 어지러움 느낄 시 즉시 정지

② 일립티컬 머신(Elliptical Machine): 낮은 저항 단계에서 시작, 자연스러운 팔다리 움직임 유지, 15-20분 이내로 운동 시간 제한, 안정적인 자세와 부드러운 동작 강조

③ 고정 자전거(Stationary Bike): 편안한 높이로 시트 조절, 약간의 무릎 굽힘이 가능한 높이, 페달 회전은 부드럽고 일정하게, 심박수 모니터링 병행

④ 웨이트 트레이닝 기구 사용법:

- 케이블 머신(Cable Machine): 가벼운 무게(5kg 이하)로 시작, 천천히 부드러운 동작으로 수행, 허리와 코어 근육 안정화에 주의, 과도한 근육 긴장 피하기
- 레그 프레스 머신: 낮은 무게로 시작, 등받이에 밀착하여 앉기, 무릎을 과도하게 구부리지 않도록 주의

호흡을 안정적으로 유지

안전 주의사항

- 운동 전 5-10분 준비운동 필수
- 각 운동 사이 60-90초 충분한 휴식
- 물을 자주 섭취하며 수분 보충
- 과도한 피로나 통증 느낄 시 즉시 중단

- 운동 중 혈압 모니터링

고혈압 환자를 위한 특별 주의사항

- 운동 강도는 최대 심박수의 50-60% 유지
- 운동 전후 혈압 측정
- 의료진과 지속적인 상담
- 개인의 건강 상태에 맞는 맞춤형 접근
- 초보자를 위한 마지막 조언은 자신의 몸을 존중하고 천천히, 꾸준히 접근하는 것입니다. 운동은 건강한 삶의 여정이며, 안전하고 즐거운 경험이 되어야 합니다.

(3) 중급 단계 운동 프로그램: 유산소 운동 강화

중급 단계 운동 프로그램은 초급 단계에서 습득한 기본 체력을 바탕으로 유산소 운동의 강도와 시간을 점진적으로 증가시키는 단계입니다. 고혈압이 있는 20대 여성의 건강과 안전을 최우선으로 고려하여 설계되었습니다.

① 유산소 운동 프로그램 조정

- 운동 빈도: 주 4-5회로 증가
- 운동 시간: 1회 40-50분으로 확대
- 운동 강도: 최대 심박수의 60-70% 수준
- 운동 유형: 걷기, 수영, 자전거 타기 등 저충격 유산소 운동

② 구체적인 운동 프로그램

- 트레드밀 운동: 걷기 속도 4-5km/h로 점진적 증가, 경사도: 2-4% 수준, 운동 시간: 40-45분 심박수 모니터링 지속
- 일립티컬 머신: 낮은 중간 단계로 증가, 운동 시간: 45분, 심박수와 호흡 안정성 유지
- 수영 또는 수중 운동: 운동 시간 50분, 중강도 수영 또는 수중 유산소운동, 휴식을 포함한 간격 훈련도입
- 운동 파라미터 조정: 휴식 시간 세트 사이 90-120초, 준비 운동: 10분으로 확대
- 마무리 운동: 10분 스트레칭 및 호흡 운동

안전 가이드라인: 운동 전후 혈압 측정, 개인의 건강 상태에 따른 유연한 조정, 과도한 피로나 불편함 발생 시 즉시 중단, 수분 섭취 및 영양 관리 강화

주의사항: 점진적인 강도 증가, 의료진과 지속적인 상담, 개인별 체력 수준에 맞는 맞춤형 접근, 규칙적인 건강 체크업 병행

(4) 중급 단계 운동 프로그램: 다양한 웨이트 트레이닝 소개

중급 단계 운동 프로그램은 초급 단계의 기본을 발전시키면서도 고혈압 환자의 안전을 최우선으로 고려합니다. 개인의 건강 상태와 체력에 맞춰 세부 내용을 조정하는 유연성이 중요합니다.

중급 단계 웨이트 트레이닝은 근육 강화와 전반적인 체력 향상을 목표로 하는 중요한 단계입니다. 고혈압이 있는 20대 여성을 위해 안전하고

효과적인 운동 프로그램을 설계하는 것이 핵심입니다.

① 웨이트 트레이닝 주요 가이드라인

- 주 3회 운동, 1회 40-45분 진행, 각 근육군 2-3개 운동 실시, 반복 횟수: 12-15회, 3세트, 무게: 초기 5-7kg 수준에서 점진적 증가, 세트 사이 90-120초 휴식

② 다양한 웨이트 트레이닝 운동

- 상체 운동: 덤벨 숄더 프레스 어깨 근육 강화, 벤치 프레스 변형: 가벼운 덤벨 사용, 라테럴 레이즈: 측면 어깨 근육 발달
- 하체 운동: 덤벨 스쿼트 하체 근력 강화, 런지 균형감과 다리 근육발달, 레그 익스텐션: 대퇴사두근 강화
- 코어 운동: 플랭크: 코어 근육 안정화, 크런치 변형: 복부 근육 강화, 러시안 트위스트: 측면 복부 근육 발달

안전 주의사항

운동 전 충분한 준비 운동,올바른 자세와 호흡 유지, 과도한 무게나 강도 피하기, 혈압 모니터링 지속, 불편함 느낄 시 즉시 중단, 개인의 건강 상태와 체력 수준에 따라 운동 프로그램을 유연하게 조정하는 것이 중요합니다. 의료진과 지속적으로 상담하며, 안전하고 점진적인 근육 강화를 추구해야 합니다.

(5) 고급 단계 운동 프로그램: HIIT 도입 및 웨이트 트레이닝 기법

고급 단계 운동 프로그램은 고혈압이 있는 20대 여성을 위한 최적화된 고강도 트레이닝 접근법을 제시합니다. 이 단계의 핵심은 고강도 인터벌 트레이닝(HIIT)과 복합 운동 기법을 안전하게 도입하는 것입니다.

HIIT 프로그램 구성: 운동 빈도: 주 3-4회, 총 운동 시간: 30-40분, 인터벌 구조: 고강도 운동 30초 + 휴식 90초, 전체 세트: 6-8세트, 운동 강도: 최대 심박수의 70-80% 수준

HIIT 운동 예시: 버피 트레이닝: 전신 근육 활성화, 마운틴 클라이머: 심폐 지구력 향상, 점프 스쿼트: 하체 근력 강화, 고강도 로잉 머신 운동

복합 웨이트 트레이닝 기법

① 슈퍼셋(Superset) 방식 도입: 각 근육군 2-3개 복합 운동 연결, 휴식 시간 최소화, 반복 횟수: 10-12회, 세트 수: 3-4세트

② 복합 운동 예시: 데드리프트 + 푸시업, 런지 + 덤벨 숄더 프레스, 스쿼트 + 풀업 변형

안전 가이드라인: 운동 전 의료진 상담 필수, 혈압 지속 모니터링, 과도한 피로 시 즉시 중단, 개인 체력에 맞는 강도 조절, 충분한 수분 섭취

주의사항

점진적인 강도 증가, 올바른 자세와 호흡 유지, 개인별 맞춤형 프로그

램 조정, 규칙적인 건강 체크업 병행

고급 단계 운동 프로그램은 단순한 신체 활동을 넘어 총체적 건강 관리 전략입니다. 안전성을 최우선으로 하면서도 개인의 잠재력을 최대한 끌어올리는 균형 잡힌 접근이 핵심입니다.

① **영양 및 생활 습관 관리**: 식이 및 스트레스 관리

고혈압 관리에 있어 영양과 생활 습관은 운동만큼이나 중요한 핵심 요소입니다. 단순한 식단 조절을 넘어 전인적 건강 접근이 필요합니다.

② **식이 요법의 핵심 전략**: 나트륨 섭취 제한, 하루 나트륨 섭취량을 2,000mg 이하로 관리, 가공식품, 즉석식품, 장아찌 등 나트륨이 높은 식품 피하기, 대신 허브, 레몬, 식초 등으로 음식 맛 조절, 칼륨이 풍부한 식품 섭취, 바나나, 시금치, 아보카도, 고구마 등, 나트륨 배출을 촉진하고 혈압 조절에 도움, 하루 3-4회 섭취 권장, 지중해식 식단 도입, 생선, 올리브유, 견과류, 채소 중심, 오메가-3 지방산이 혈관 건강에 긍정적

포화지방과 정제된 탄수화물 최소화

③ **스트레스 관리 전략**: 명상과 호흡 운동, 하루 10-15분 규칙적 명상, 깊은 호흡 통한 심리적 안정, 앱이나 온라인 가이드 활용 가능

④ **수면 관리**: 하루 7-8시간 양질의 수면, 일정한 수면-기상 시간 유지, 취침 전 전자기기 사용 자제침실 환경 최적화(온도, 조명, 소음)

⑤ **수분 섭취 가이드라인**: 하루 2리터 이상 물 섭취, 카페인과 알코올 제한, 운동 전후 충분한 수분 보충소금 섭취 줄이기

⑥ **일상생활 활동량 증진**: 엘리베이터 대신 계단 이용, 짧은 거리는 걸

어서 이동, 주말 가벼운 등산이나 산책, 스트레칭과 가벼운 요가 병행, 정기적인 건강검진과 혈압 모니터링은 이러한 생활 습관 관리의 중요한 보완책입니다. 개인의 건강 상태에 맞는 맞춤형 접근이 핵심입니다.

결론: 지속적인 운동의 중요성과 주의사항

운동은 단순한 신체 활동을 넘어 전인적 건강 관리의 핵심 전략입니다. 본 프로그램에서 제시한 단계별 운동 접근법은 고혈압이 있는 20대 여성의 건강을 총체적으로 지원하는 맞춤형 솔루션입니다.

초급, 중급, 고급 단계로 구성된 이 프로그램은 점진적이고 안전한 신체 적응을 목표로 합니다. 각 단계는 개인의 체력과 건강 상태에 맞춰 유연하게 조정될 수 있으며, 이는 장기적인 건강 관리에 있어 핵심적인 접근 방식입니다.

장기적 관점에서 이러한 구조화된 운동 프로그램은 다음과 같은 중요한 건강상의 이점을 제공합니다:

심혈관 건강 개선, 혈압 안정화, 혈관 탄력성 증가, 심장 기능 강화, 대사 활성화, 인슐린 저항성 감소, 기초대사량 증가, 체중 관리 최적화, 정신건강 향상, 스트레스 호르몬 감소, 우울감 완화, 자존감 및 자신감 증진, 만성질환 예방, 심혈관 질환 위험 감소, 대사성 질환 예방, 장기적인 건강 잠재력 확보

그러나 가장 중요한 점은 개인별 맞춤 접근입니다. 제시된 프로그램은 절대적인 가이드라인이 아니라 개인의 건강 상태, 체력 수준, 생활 패턴에 따라 지속적으로 조정되어야 합니다.

9. 운동처방 프로그램 예시(50대 건강한 자)

고혈압은 지속적으로 혈압이 정상 수치보다 높은 상태를 의미하는 만성질환으로, 현대 사회에서 매우 흔한 건강 문제입니다. 특히 50대 이상 연령층에서 고혈압 유병률은 매우 높아, 대략 60-70%의 연령대가 이 질환을 경험하고 있습니다.

고혈압 관리에 있어 운동은 매우 중요한 비약물적 중재 방법입니다. 규칙적인 신체 활동은 혈압을 낮추고, 심혈관 건강을 개선하며, 전반적인 대사 기능을 향상시킬 수 있습니다. 특히 유산소 운동과 근력 운동은 혈압 조절에 긍정적인 영향을 미칩니다.

그러나 모든 고혈압 환자에게 동일한 운동 처방을 적용할 수 없기 때문에, 개인의 건강 상태와 신체적 특성을 고려한 맞춤형 운동처방이 절대적으로 필요합니다. 개인의 연령, 체력 수준, 기존 질환, 약물 복용 상태 등을 종합적으로 고려하여 안전하고 효과적인 운동 프로그램을 설계해야 합니다.

1) 고혈압 환자를 위한 운동의 이점

고혈압 환자에게 규칙적인 운동은 단순한 신체 활동 이상의 포괄적인 건강 개선 효과를 제공합니다.

첫째, 운동은 혈압 조절에 직접적이고 긍정적인 영향을 미칩니다. 규칙적인 유산소 운동은 혈관의 탄력성을 증가시키고, 말초혈관 저항을 감소시켜 혈압 수치를 안정화시킵니다. 특히 중강도의 지속적인 운동은 수축기 혈압을 평균 5-8mmHg 낮출 수 있어, 약물 치료와 유사한 효과를 나타냅니다.

둘째, 심혈관 건강 측면에서 운동은 매우 중요한 역할을 합니다. 정기적인 신체 활동은 심장 근육을 강화하고, 혈관 내 콜레스테롤 축적을 감소시키며, 혈액순환을 개선합니다. 이를 통해 심혈관 질환의 위험을 현저히 낮출 수 있습니다.

셋째, 체중 관리와 대사 기능 향상에도 운동은 핵심적입니다. 근육량 증가와 기초대사량 상승는 지방 연소를 촉진하고, 인슐린 저항성을 감소시켜 대사 증후군 예방에 기여합니다. 50대 이상에서는 근육량 감소가 가속화되므로, 근력 운동은 특히 중요합니다.

마지막으로, 운동은 스트레스 감소와 정신 건강 개선에 탁월한 효과를 발휘합니다. 신체 활동은 엔도르핀 분비를 촉진하고, 불안과 우울감을 감소시키며, 전반적인 심리적 웰빙을 향상시킵니다. 특히 고혈압 환자들이 경험하는 만성적 스트레스를 효과적으로 관리할 수 있습니다.

2) 50대 이상 고혈압 환자의 운동 시 주의사항

50대 이상 고혈압 환자들이 안전하고 효과적인 운동을 시작하기 위해서는 몇 가지 중요한 주의사항을 반드시 숙지해야 합니다.

첫째, 운동 전 포괄적인 의료 검진은 절대적으로 필요합니다. 고혈압 환자는 운동을 시작하기 전 반드시 담당 의사와 상담하여 현재의 건강 상태와 운동 가능 여부를 확인해야 합니다. 심전도 검사, 혈액 검사, 심장 기능 평가 등을 통해 개인의 운동 능력과 잠재적 위험을 사전에 파악해야 합니다.

둘째, 약물 복용과 운동의 상호작용에 주의해야 합니다. 일부 고혈압 약물은 운동 중 심박수 반응이나 혈압 변화에 영향을 미칠 수 있으므로, 의사와 상담하여 약물 복용 시간과 운동 시간을 조절해야 합니다. 특히 베타차단제나 이뇨제를 복용하는 환자들은 탈수와 전해질 불균형에 더욱 주의해야 합니다.

셋째, 운동 중 주의해야 할 위험 신호들을 인지해야 합니다. 심한 가슴 통증, 현기증, 호흡곤란, 비정상적인 피로감, 냉汗 등의 증상이 나타나면 즉시 운동을 중단하고 의료진의 도움을 받아야 합니다. 이러한 증상들은 심혈관 위험의 경고 신호일 수 있기 때문입니다.

마지막으로, 연령대별 맞춤형 접근이 필요합니다. 50대와 60대, 70대 이상의 환자들은 각기 다른 신체적 특성을 가지고 있으므로, 개인의 체력 수준과 건강 상태에 맞는 점진적이고 개별화된 운동 프로그램이 중요합니다. 특히 고령의 환자들은 관절 건강, 근육량, 균형 능력 등을 종합적으로 고려한 운동 설계가 필요합니다.

3) 맞춤형 운동처방 프로그램 구성

50대 이상 고혈압 환자를 위한 맞춤형 운동처방 프로그램은 개인의 건강 상태와 체력을 종합적으로 고려하여 설계해야 합니다. 효과적인 프로그램을 위해서는 다양한 운동 유형을 균형있게 통합해야 합니다.

운동 유형 선택에서는 유산소 운동, 근력 운동, 유연성 운동을 복합적으로 구성해야 합니다. 유산소 운동은 심혈관 건강 개선에 핵심적이며, 근력 운동은 근육량 유지와 대사 기능 향상에 중요합니다. 유연성 운동은 관절 건강과 부상 예방에 필수적입니다.

운동 강도 설정은 개인의 건강 상태에 맞게 신중하게 접근해야 합니다. 일반적으로 최대 심박수의 50-70% 수준을 권장하며, 개인의 운동 능력과 의료적 상태를 고려하여 조절해야 합니다. 처음에는 낮은 강도로 시작하여 점진적으로 강도를 높여가는 것이 안전합니다.

운동 시간과 빈도는 초기에는 주 3-4회, 각 세션당 20-30분으로 시작하는 것이 좋습니다. 점차 운동 내성이 향상되면 시간을 40-50분까지 늘리고, 주 5회까지 빈도를 증가시킬 수 있습니다. 그러나 과도한 운동은 오히려 건강에 해로울 수 있으므로 신중한 접근이 필요합니다.

단계적 운동 프로그램 설계는 안전하고 효과적인 운동 적응을 위해 매우 중요합니다. 1단계는 의료진과 상담 후 가벼운 유산소 운동과 기본적인 스트레칭으로 시작합니다. 2단계에서는 점진적으로 운동 강도와 시간을 늘리며, 근력 운동을 점진적으로 도입합니다. 3단계에서는 보다 복합적이고 집중적인 운동 프로그램으로 발전시킵니다.

각 단계마다 개인의 신체 반응을 면밀히 관찰하고, 필요시 프로그램을 조정하는 유연성이 중요합니다. 정기적인 혈압 모니터링, 운동 후 회복 상태 체크, 그리고 전문가와의 지속적인 상담을 통해 안전하고 효과적인 운동 프로그램을 유지해야 합니다.

4) 효과적인 유산소 운동 방법

50대 이상 고혈압 환자를 위한 유산소 운동은 심혈관 건강 개선과 혈압 조절에 핵심적인 역할을 합니다. 특히 저충격 운동은 관절에 무리를 주지 않으면서 효과적인 건강 개선을 가능하게 합니다.

걷기는 가장 접근성 높고 안전한 유산소 운동입니다. 하루 30분, 주 5회 빠르게 걷기는 혈압 조절과 심혈관 건강 개선에 탁월한 효과를 제공합니다. 수영은 전신 운동으로, 관절에 부담을 주지 않으면서 심폐 기능을 강화할 수 있는 최적의 운동입니다. 사이클링 역시 저충격 유산소 운동으로, 실내 고정 자전거나 평평한 지형에서의 야외 사이클링은 안전하고 효과적입니다.

운동 중 심박수 모니터링은 매우 중요합니다. 고혈압 환자의 경우 최대 심박수의 50-70% 수준을 유지하는 것이 권장됩니다. 간단한 계산 방법으로(220 - 나이)의 공식을 활용해 목표 심박수 범위를 계산할 수 있습니다. 스마트워치나 심박수 모니터링 기기를 활용하면 더욱 정확한 tracking이 가능합니다.

인터벌 트레이닝은 고혈압 환자에게도 효과적인 운동 방법입니다. 고강도와 저강도 운동을 번갈아 실시하는 방식으로, 심혈관 기능 개선과 대사 효율을 높일 수 있습니다. 예를 들어, 3분 가벼운 걷기 후 1분 빠른 걷기를 반복하는 방식으로 진행할 수 있습니다.

일상생활에서의 활동량 증가도 중요합니다. 엘리베이터 대신 계단 이용하기, 가까운 거리는 걸어서 이동하기, 집안일 활발히 하기 등 소소한 일상 활동들도 유산소 운동의 효과를 누적시킬 수 있습니다. 중요한 것은 규칙성과 지속성입니다.

운동 시작 전 담당 의사와 상담하고, 개인의 건강 상태에 맞는 맞춤형 프로그램을 설계하는 것이 가장 중요합니다. 점진적으로 운동 강도와 시간을 늘려가면서 신체의 반응을 주의깊게 관찰해야 합니다.

5) 근력 운동의 중요성과 방법

근력 운동은 50대 이상 고혈압 환자의 전반적인 건강 개선에 핵심적인 역할을 합니다. 규칙적인 근력 운동은 근육량 유지, 기초대사량 증가, 인슐린 감수성 개선 등 다양한 긍정적 효과를 제공합니다.

고혈압 환자에게 근력 운동의 주요 이점은 다음과 같습니다.

근육량 유지 및 증가, 기초대사량 상승, 인슐린 저항성 감소, 혈관 탄력성 개선, 전반적인 신체 기능 향상

근력 운동은 크게 체중부하 운동과 저항운동으로 구분됩니다. 체중부하 운동은 자신의 체중을 이용한 스쿼트, 런지 등이 포함되며, 저항운동은 밴드나 아령, 웨이트 머신을 활용합니다.

주요 근육군을 위한 안전한 운동 예시는 다음과 같습니다:

- 하체: 의자를 이용한 앉았다 일어서기, 가벼운 웨이트를 이용한 레그 익스텐션
- 상체: 벽에 기대어 팔 굽혀펴기, 가벼운 덤벨을 이용한 숄더 프레스
- 코어: 플랭크, 교각 운동

점진적 부하 증가는 안전하고 효과적인 근력 운동의 핵심입니다. 초기에는 가벼운 무게와 적은 반복 횟수로 시작하여 점차 무게와 반복 횟수를 늘려갑니다. 일반적으로 주 2-3회, 각 운동당 10-12회 반복, 2-3세트를 권장합니다.

주의할 점은 과도한 운동을 피하고, 호흡을 조절하며, 운동 중 부적절한 통증이 발생하면 즉시 중단해야 합니다. 항상 담당 의사와 상담하여 개인의 건강 상태에 맞는 맞춤형 근력 운동 프로그램을 설계해야 합니다.

6) 유연성과 균형 운동의 통합

유연성과 균형 운동은 50대 이상 고혈압 환자의 전반적인 신체 건강과 기능적 독립성을 유지하는 데 핵심적인 역할을 합니다. 규칙적인 스트레칭은 관절의 가동 범위를 증가시키고, 근육의 경직을 완화하며, 부상 위험을 감소시킵니다.

스트레칭의 주요 이점은 다음과 같습니다.

관절 가동 범위 확대, 근육 유연성 향상, 혈액순환 개선, 근육 이완 및 스트레스 감소, 자세 교정 및 근육 균형 유지, 요가와 태극권은 50대 이상 고혈압 환자에게 이상적인 저강도 전신운동입니다. 이러한 운동은 천천히 움직이면서 호흡을 조절하고 신체의 균형을 개선하는 데 탁월합니다. 특히 태극권은 관절에 부담을 주지 않으면서 전신 근육을 부드럽게 움직이고 심신의 안정을 도모합니다.

낙상 예방을 위한 균형 운동은 매우 중요합니다. 한 발로 서기, 뒤꿈치-발가락 걷기, 의자 잡고 균형 잡기 등의 간단한 운동으로 고유수용성 감각을 향상시키고 근육 안정성을 증진할 수 있습니다.

일상생활에서 유연성 운동을 실천하는 실용적인 방법들은 다음과 같습니다:

아침에 일어나자마자 간단한 스트레칭, TV 시청 중 앉아서 할 수 있는 목, 어깨 스트레칭, 집안일을 하면서 자연스럽게 몸을 늘이는 동작, 샤워 전후 가벼운 스트레칭, 중요한 것은 무리하지 않고 점진적으로 유연성을 개선하는 것입니다. 항상 통증이 없는 범위 내에서 부드럽게 움직이며, 필요하다면 전문가와 상담하여 개인에게 맞는 유연성 운동 프로그램을 설계해야 합니다.

7) 운동 프로그램의 모니터링과 조정

고혈압 환자의 운동 프로그램 성공을 위해서는 체계적인 모니터링과 지속적인 조정이 필수적입니다. 정기적인 혈압 체크는 운동의 직접적인 효과를 평가하고 건강 상태를 추적하는 가장 중요한 방법입니다. 이를 위해 집에서 사용할 수 있는 디지털 혈압계를 활용하여 아침, 저녁으로 혈압을 측정하고 기록하는 것이 좋습니다.

운동 일지 작성은 개인의 운동 진행 상황을 체계적으로 추적하는 핵심 도구입니다. 일지에는 다음과 같은 정보를 포함해야 합니다:

운동 날짜와 시간,운동 유형 및 세부 내용, 운동 시간과 강도, 운동 전후 혈압 수치, 주관적인 신체 상태와 느낌, 특이 사항 및 불편감

운동 효과 평가는 최소 3개월마다 종합적으로 이루어져야 합니다. 평가 지표에는 혈압 변화, 체중, 심박수 회복력, 전반적인 체력 수준 등이 포함됩니다. 만약 기대했던 결과가 나오지 않거나 건강 상태에 변화가 있다면, 운동 프로그램을 다음과 같이 조정할 수 있습니다.

운동 강도 조절, 운동 유형 변경, 운동 시간 및 빈도 조정, 새로운 운동

요소 추가

전문가와의 정기적인 상담은 매우 중요합니다. 의사, 운동 생리학자, 물리치료사 등 관련 전문가와 최소 3-6개월마다 상담하여 개인의 운동 프로그램을 검토하고 필요한 조정을 논의해야 합니다. 이를 통해 보다 안전하고 효과적인 운동 관리가 가능합니다.

마지막으로, 개인의 신체적, 심리적 변화에 항상 주의를 기울여야 합니다. 과도한 피로, 지속적인 근육통, 호흡 곤란 등의 증상이 나타나면 즉시 운동 프로그램을 재평가하고 필요시 조정해야 합니다.

결론: 지속적인 운동의 중요성

50대 이상 고혈압 환자를 위한 맞춤형 운동처방 프로그램은 단순한 신체 활동을 넘어 포괄적인 건강 관리 전략입니다. 장기적 관점에서 이 프로그램은 혈압 조절, 심혈관 건강 개선, 대사 기능 향상 등 다차원적인 건강상의 이점을 제공합니다.

첫째, 지속적이고 개인화된 운동은 만성질환 관리의 핵심입니다. 규칙적인 신체 활동은 고혈압뿐만 아니라 당뇨, 비만, 심혈관 질환 등 다양한 만성질환의 예방과 관리에 결정적인 역할을 합니다. 단순히 현재의 건강 상태를 개선하는 것을 넘어, 미래의 건강 위험을 사전에 차단하는 예방적 접근법입니다.

둘째, 운동은 생활 습관 전반의 긍정적 변화를 촉발합니다. 규칙적인 운동은 식습관 개선, 스트레스 관리, 수면의 질 향상 등 전인적인 생활 습관 변화로 이어집니다. 이는 단순히 신체적 건강뿐만 아니라 정신적, 사회적 웰빙까지 개선하는 holistic한 접근입니다.

운동 지속을 위한 실질적인 동기부여 전략도 중요합니다. 현실적이고 달성 가능한 목표 설정, 운동 파트너와의 협력, 작은 성취에 대한 긍정적 피드백, 디지털 헬스 앱 활용 등 다양한 방법으로 장기적인 운동 참여를 유도할 수 있습니다.

특히 건강한 노년을 위해 운동은 필수불가결한 요소입니다. 단순히 수명을 연장하는 것이 아니라, 삶의 질을 높이고 기능적 독립성을 유지하는 핵심 전략입니다. 근육량 유지, 균형 능력 개선, 인지기능 보존 등 운동은 활기찬 노년의 토대를 마련합니다.

결론적으로, 50대 이상 고혈압 환자를 위한 맞춤형 운동처방은 개인의 건강을 총체적으로 관리하는 가장 효과적인 방법입니다. 의료진과 지속적으로 소통하며, 자신의 신체 상태를 세심하게 관찰하고, 꾸준히 운동에 참여함으로써 건강하고 활기찬 노년을 설계할 수 있습니다.

07

당뇨병과 운동처방

당뇨병은 신체가 인슐린을 충분히 생산하지 못하거나 인슐린에 제대로 반응하지 못하여 혈액 내 포도당(혈당) 수치가 비정상적으로 높아지는 질환입니다. 이러한 고혈당 상태가 지속되면 소변으로 포도당이 배출되고 다양한 합병증을 유발할 수 있습니다.

인슐린은 췌장에서 분비되는 호르몬으로, 혈액 속 포도당을 세포로 이동시켜 에너지원으로 사용되도록 돕습니다. 당뇨병의 원인은 인슐린 분비 부족, 인슐린 저항성 등으로 인해 발생할 수 있습니다.

제1형당뇨병: 췌장의 베타세포가 파괴되어 인슐린을 거의 또는 전혀 생산하지 못하는 경우입니다.

제2형 당뇨병: 인슐린 저항성으로 인해 인슐린이 효과적으로 작용하지 못하거나 췌장에서 충분한 인슐린을 생산하지 못하는 경우입니다. 기타 당뇨병: 임신성 당뇨병이나 특정 질환으로 인해 발생하는 당뇨병이 있습니다.

당뇨병의 증상으로 혈당 수치가 높으면 소변이 자주 마렵고, 갈증이

심하며, 피로감을 느끼거나 시력이 저하될 수 있습니다. 당뇨병의 합병증은 치료하지 않고 방치하면 심혈관 질환, 신경 손상, 신장질환, 눈 질환 등 다양한 합병증을 유발할 수 있습니다.

따라서 당뇨병은 단순한 혈당 질환이 아니라, 꾸준한 관리와 치료를 통해 합병증을 예방해야 하는 만성 질환입니다.

1. 당뇨병 환자를 위한 운동 시 고려사항

당뇨병 환자에게 운동은 매우 중요하지만, 동시에 신중하게 접근해야 하는 활동입니다. 안전하고 효과적인 운동을 위해서는 다음과 같은 핵심 고려사항들을 주의 깊게 살펴봐야 합니다.

첫째, 혈당 모니터링은 운동 중 가장 중요한 관리 요소입니다. 운동 전, 운동 중, 운동 후 혈당 수치를 정기적으로 체크하는 것이 필수적입니다. 일반적으로 운동 전 혈당이 100mg/dL 미만이면 저혈당 위험이 있으므로, 간식을 섭취한 후 운동해야 하며, 250mg/dL 이상일 경우에는 운동을 연기하는 것이 좋습니다.

저혈당 위험 대처는 당뇨병 환자의 중요한 과제입니다. 운동 중 저혈당 증상(어지러움, 발한, 집중력 저하 등)이 나타나면 즉시 운동을 중단하고 포도당이나 과일주스와 같은 신속 흡수되는 탄수화물을 섭취해야 합니다. 항상 비상용 당분 섭취 식품을 가까이 두는 것이 안전합니다.

당뇨병 합병증을 고려한 운동 선택도 매우 중요합니다. 신경병증이 있는 경우 저충격 운동을 선택해야 하며, 망막병증 환자는 고강도 운동을 피해야 합니다. 개인의 의료 상태에 맞는 맞춤형 운동 프로그램을 의료진과 상담하여 결정해야 합니다.

수분 섭취는 당뇨병 환자의 운동에서 특히 중요합니다. 탈수는 혈당 조절에 부정적인 영향을 미칠 수 있으므로, 운동 전후로 충분한 물을 섭취해야 합니다. 일반적으로 운동 1시간 전 500ml, 운동 중 15-20분마다 200-300ml의 수분 섭취를 권장합니다.

마지막으로, 발 관리는 당뇨병 환자에게 매우 중요합니다. 신경병증으로 인해 발의 감각이 둔해질 수 있으므로, 운동 시 잘 맞는 편안하고 지지력 있는 신발을 선택해야 합니다. 운동 후에는 반드시 발을 점검하여 물집, 상처, 감염 징후가 없는지 확인해야 합니다.

2. 효과적인 운동 프로그램의 구성 요소

당뇨병 환자를 위한 효과적인 운동 프로그램은 다양한 운동 요소의 균형 있는 조합을 필요로 합니다. 이러한 프로그램의 핵심 구성 요소는 크게 유산소 운동, 근력 운동, 유연성 및 균형 훈련으로 나눌 수 있습니다.

유산소 운동은 당뇨병 관리에 가장 중요한 운동 유형 중 하나입니다. 걷기, 수영, 사이클링과 같은 유산소 운동은 혈당 조절을 개선하고 심혈관 건강을 증진시킵니다. 당뇨병 환자들에게는 주 3-5회, 1회 30-60분의 중강도 유산소 운동을 권장합니다. 특히 빠른 걷기나 수영은 관절에 부담을 주지 않으면서 효과적인 대안이 될 수 있습니다.

근력 운동 또한 당뇨병 관리에 핵심적인 역할을 합니다. 주 2-3회 실시하는 근력 운동은 인슐린 감수성을 향상시키고 기초대사량을 증가시킵니다. 덤벨, 탄력 밴드, 자체 체중을 이용한 스쿼트, 푸시업, 런지 등의 운동이 효과적입니다. 초기에는 가벼운 중량으로 시작하여 점진적으로 강도를 높이는 것이 중요합니다.

유연성과 균형 훈련은 종종 간과되지만 당뇨병 환자에게 매우 중요합니다. 요가나 스트레칭은 관절 가동 범위를 유지하고 부상 위험을 줄여줍니다. 균형 훈련은 특히 신경병증이 있는 환자들에게 중요하며, 일일 10-15분의 균형 운동은 낙상 위험을 크게 감소시킬 수 있습니다.

운동 강도와 시간은 개인의 건강 상태에 따라 신중하게 조절해야 합니다. 처음에는 낮은 강도로 시작하여 점진적으로 운동 시간과 강도를 증가시키는 원칙이 중요합니다. 운동 중 심박수와 자각되는 운동 강도(Borg 척도)를 모니터링하여 안전한 운동 범위를 유지해야 합니다.

점진적 운동 증가의 원칙은 당뇨병 환자의 안전과 효과적인 운동 적응을 위해 핵심적입니다. 매주 5-10%씩 운동 시간이나 강도를 점진적으로 높이면서, 신체의 적응을 돕고 부상 위험을 최소화할 수 있습니다.

3. 맞춤형 운동 프로그램 설계

당뇨병 환자를 위한 맞춤형 운동 프로그램 설계는 개인의 고유한 건강 상태와 요구를 세밀하게 고려하는 종합적인 접근이 필요합니다.

첫째, 철저한 초기 평가가 중요합니다. 의료진과 함께 다음 요소들을 종합적으로 평가해야 합니다.

현재 당뇨병 상태 및 합병증 유무, 심혈관 건강 상태, 기초 체력 수준, 근육량 및 골밀도, 신경병증 정도, 기존 운동 경험 및 신체 활동 수준

둘째, 개인의 생활 패턴과 선호도를 깊이 있게 고려해야 합니다. 직업, 일상 스케줄, 가용 시간, 선호하는 운동 유형 등을 종합적으로 분석하여 지속 가능한 운동 프로그램을 설계해야 합니다. 예를 들어, 사무직 근로자와 육체노동자의 운동 계획은 크게 달라져야 합니다.

셋째, 명확하고 현실적인 목표 설정이 필수적입니다

단기 목표: 3-6개월 내 달성 가능한 구체적 목표(예: 혈당 수치 10% 감소, 체중 3kg 감량), 장기 목표: 1-2년 내 달성할 종합적인 건강 개선 목표

넷째, 체계적인 운동 일지 작성은 진행 상황을 추적하고 동기를 유지하는 핵심 전략입니다.

일일 혈당 수치 기록, 운동 종류, 시간, 강도 기록, 신체적, 정신적 느낌과 변화 메모, 영양 섭취 및 약물 복용 상황 기록

마지막으로, 정기적인 프로그램 평가와 유연한 조정이 중요합니다. 3-6개월마다 의료진과 함께 다음 사항을 종합적으로 검토해야 합니다.

목표 달성 정도, 혈당 조절 상태, 신체 변화, 운동 프로그램의 지속 가능성, 필요한 수정 사항 확인

이러한 맞춤형 접근은 당뇨병 환자 개개인의 독특한 상황에 최적화된 운동 프로그램을 설계하는 핵심 전략입니다.

4. 안전한 운동을 위한 지침

당뇨병 환자에게 안전한 운동은 단순한 신체 활동 이상의 세심한 준비와 주의를 요구합니다. 효과적이고 안전한 운동을 위해서는 체계적인 접근이 필수적입니다.

운동 전 혈당 모니터링은 가장 기본적인 안전 수칙입니다. 운동 시작 30분 전 혈당 수치를 측정하여 안전한 운동 가능 여부를 판단해야 합니다. 일반적으로 100-250mg/dL 사이의 혈당 수치에서 운동이 가능하며, 이 범위를 벗어날 경우 운동을 연기하거나 의료진과 상담해야 합니다.

준비 운동과 정리 운동은 부상 예방과 신체 적응을 위해 매우 중요합니다. 5-10분간의 가벼운 스트레칭과 심박수 점진적 상승을 유도하는 준비 운동은 근육과 관절을 운동에 대비시킵니다. 마찬가지로, 운동 후 5-10분간의 정리 운동은 심박수를 점진적으로 낮추고 근육의 긴장을 완화시킵니다.

운동 중 주의해야 할 위험 신호를 숙지하는 것도 중요합니다.

어지러움이나 현기증, 과도한 발한, 흉통이나 호흡곤란, 극심한 근육통증, 급격한 피로감

이러한 증상이 나타나면 즉시 운동을 중단하고 안전한 장소에서 휴식을 취해야 합니다. 또한, 항상 당분이나 에너지바 등 비상용 당분 섭취 식품을 가까이 두어야 합니다.

응급 상황에 대비한 계획도 필수적입니다. 운동 시 항상 다음 물품들을 준비해야 합니다.

혈당 측정기, 인슐린 및 필요 약물, 당분 섭취 식품, 의료 정보 카드, 응급 연락처, 정기적인 의료진 상담은 운동 프로그램의 안전성을 지속적으로 확인하는 핵심 전략입니다. 최소 3-6개월마다 현재 운동 상태, 신체 변화, 잠재적 위험 요소를 전문가와 함께 검토해야 합니다.

마지막으로, 개인의 신체 상태와 당뇨병 유형에 따라 운동 계획을 개별화하는 것이 가장 중요합니다. 획일화된 접근이 아닌, 개인의 고유한 건강 상태를 반영한 맞춤형 안전 지침을 따라야 합니다.

5. 성공적인 운동 프로그램 유지를 위한 전략

당뇨병 환자의 성공적인 운동 프로그램 유지는 단순한 신체 활동 이상의 복합적인 접근을 요구합니다. 효과적인 동기 부여와 지속적인 참여를 위해서는 체계적이고 심리적인 전략이 필수적입니다.

동기 부여의 핵심은 구체적이고 현실적인 목표 설정입니다. 추상적인 "건강해지기"가 아니라 "3개월 내 혈당 수치 10% 감소", "6개월 내 주 3회 30분 운동 유지" 등 측정 가능한 목표를 설정해야 합니다. 이러한 명확한 목표는 진행 상황을 가시적으로 만들고, 성취감을 제공합니다.

사회적 지지 네트워크는 운동 지속에 결정적인 역할을 합니다. 당뇨병 지지 그룹, 운동 파트너, 가족의 지지는 심리적 동기를 높이고 책임감을 강화합니다. 온라인 커뮤니티나 지역 당뇨병 운동 모임 참여도 효과적인 전략이 될 수 있습니다.

운동의 다양성과 즐거움 찾기는 장기적인 지속성을 위해 중요합니다.

걷기, 수영, 요가, 댄스 등 다양한 운동을 번갈아 시도하면 지루함을 예방하고 전체적인 신체 활용도를 높일 수 있습니다. 개인의 흥미와 즐거움을 우선시하는 접근이 핵심입니다.

진행 상황의 체계적인 추적은 동기 부여의 강력한 도구입니다. 스마트폰 앱, 운동 일지, 웨어러블 기기 등을 활용하여 혈당 수치, 운동 시간, 체중 변화 등을 기록하고 시각화할 수 있습니다. 작은 성과라도 축하하고 인정하는 것이 중요합니다.

장애물 극복을 위해서는 사전 대비 전략이 필요합니다. 시간 부족, 에너지 고갈, 날씨, 부상 등 잠재적 장애물을 미리 예측하고 대안을 마련해야 합니다. 예를 들어, 야외 운동이 어려울 때 실내 대체 운동 계획, 피로할 때 가벼운 스트레칭 등을 준비할 수 있습니다.

결론적으로, 성공적인 운동 프로그램 유지는 개인의 내적 동기, 사회적 지지, 즐거움, 체계적인 추적, 그리고 유연한 대처 능력의 조화로 이루어집니다. 당뇨병 환자 각자의 고유한 상황과 필요에 맞춘 개인화된 접근이 가장 중요합니다.

6. 당뇨병 환자에게 영양 관리

1) 당뇨병과 영양 관리의 중요성

(1) 혈당 조절: 혈당 수치를 정상 범위 내로 유지하는 것이 중요하며,

이를 위해 식사 시간과 양을 규칙적으로 조절해야 합니다.

(2) 합병증 예방: 고혈당은 심혈관 질환, 신경병증, 신장질환 등 다양한 합병증을 유발할 수 있습니다. 적절한 영양 관리는 이러한 합병증을 예방하는 데 도움이 됩니다.

(3) 건강 유지: 균형 잡힌 식단은 에너지 공급과 영양소 균형을 맞춰 전반적인 건강을 유지하는 데 필수적입니다.

7. 당뇨병 환자를 위한 식사 요법

1) 일정한 시간에 규칙적으로 식사: 식사 시간을 규칙적으로 유지하고, 과식이나 결식을 피하여 혈당 변화를 최소화해야 합니다.

2) 균형 잡힌 식단: 탄수화물, 단백질, 지방, 비타민, 무기질을 적절히 섭취해야 합니다. 특히, 통곡물, 채소, 과일 등 식이섬유가 풍부한 식품을 충분히 섭취하는 것이 좋습니다.

3) 혈당 지수 고려: 혈당 지수가 낮은 식품을 선택하고, 혈당 지수가 높은 식품은 제한하는 것이 좋습니다.

4) 수분 섭취: 물을 충분히 마시는 것은 혈당 조절에 도움이 됩니다.

5) 술과 당분 섭취 제한: 술은 혈당 조절을 어렵게 할 수 있으며, 단순당 섭취는 혈당을 급격히 상승시킬 수 있으므로 주의해야 합니다.

6) 식사 전후 혈당 측정: 식사 전후 혈당 수치를 측정하여 식단 조절에 활용합니다.

주의해야 할 영양소

(1) 탄수화물: 탄수화물은 혈당을 올리는 주요 영양소이므로, 섭취량을 조절하고 혈당 지수가 낮은 식품을 선택하는 것이 중요합니다.

(2) 지방: 포화지방산과 트랜스지방산 섭취를 줄이고, 불포화지방산을 적절히 섭취하는 것이 좋습니다.

(3) 나트륨: 나트륨 섭취를 줄여 혈압 관리에 신경 써야 합니다.

도움이 되는 영양소

(1) 식이섬유: 식이섬유는 혈당 흡수를 늦추고 혈당 조절에 도움이 됩니다.

(2) 크롬: 크롬은 인슐린 작용을 돕고 혈당 조절에 기여합니다.

(3) 마그네슘: 마그네슘은 인슐린 저항성을 개선하고 혈당 조절에 도움을 줄 수 있습니다.

8. 20대 당뇨병 환자 운동처방 프로그램

당뇨병은 더 이상 중장년층의 질병이 아닌, 20대 젊은 세대에게도 심각한 건강 문제로 대두되고 있습니다. 현대의 생활 방식, 스트레스, 불규칙한 식습관, 그리고 신체 활동 부족으로 인해 젊은 당뇨병 환자의 수가 급증하고 있습니다.

20대 당뇨병 환자는 독특한 도전과제에 직면해 있습니다. 빠른 대사율, 사회적 압박, 그리고 치료에 대한 심리적 저항은 효과적인 당뇨병 관리를 복잡하게 만듭니다. 이 시기는 개인의 건강 습관이 장기적인 건강에 결정적인 영향을 미치는 중요한 시기입니다.

운동은 이러한 도전을 극복할 수 있는 가장 강력한 도구입니다. 규칙적인 신체 활동은 혈당 조절, 인슐린 감수성 개선, 심혈관 건강 증진에 필수적입니다. 특히 20대에는 운동을 통해 당뇨병의 진행을 늦추고, 합병증 위험을 크게 줄일 수 있습니다.

그러나 모든 환자에게 동일한 운동 프로그램이 적합할 수는 없습니다. 개인의 신체 조건, 당뇨병 유형, 생활 패턴을 고려한 맞춤형 운동처방이 절대적으로 필요합니다. 이는 단순한 건강 관리를 넘어 삶의 질을 근본적으로 향상시킬 수 있는 접근법입니다.

1) 당뇨병 환자를 위한 운동의 이점

운동은 당뇨병 관리에 있어 다차원적인 치료 전략으로 작용합니다. 첫째, 혈당 조절에 직접적인 영향을 미칩니다. 근육 수축 시 포도당 흡수가 촉진되어 혈당 수치를 효과적으로 낮출 수 있습니다. 특히 유산소 운동과 근력 운동은 인슐린 감수성을 크게 개선하여 혈당 대사를 최적화합니다.

심혈관 건강 측면에서도 운동은 필수적입니다. 규칙적인 신체 활동은 혈압 조절, 콜레스테롤 수치 개선, 혈관 탄력성 증가에 도움을 줍니다. 이는 당뇨병 환자들의 심혈관 합병증 위험을 현저히 감소시킵니다.

체중 관리 역시 운동의 중요한 이점입니다. 지방 연소를 촉진하고 근육량을 증가시켜 기초대사율을 높이며, 이는 장기적인 체중 조절에 결정적입니다. 더불어 운동은 스트레스 해소와 자존감 향상을 통해 정신 건강에도 긍정적인 영향을 미칩니다.

20대 당뇨병 환자에게 운동은 단순한 치료 방법을 넘어 삶의 질을 근본적으로 변화시키는 핵심 전략입니다. 개인의 상태와 목표에 맞는 맞춤형 운동 프로그램을 통해 당뇨병을 효과적으로 관리할 수 있습니다.

2) 운동 전 고려사항

20대 당뇨병 환자의 안전하고 효과적인 운동을 위해서는 사전 준비가 매우 중요합니다. 첫 번째 핵심 단계는 반드시 전문 의료진과의 상담입니다. 담당 의사나 당뇨병 전문가와 상담을 통해 현재의 건강 상태, 당뇨병 유형, 합병증 여부를 철저히 평가해야 합니다.

개인의 체력 수준과 선호도를 정확히 파악하는 것도 중요합니다. 운동 능력을 과대평가하거나 과도한 부담을 주는 것은 오히려 역효과를 낼 수 있기 때문입니다. 따라서 전문가와 함께 개인에게 적합한 운동 강도와 유형을 결정해야 합니다.

혈당 모니터링은 운동 전, 운동 중, 운동 후 필수적인 과정입니다. 연속혈당측정기(CGM)나 혈당측정기를 활용하여 운동이 혈당에 미치는 영향을 실시간으로 관찰해야 합니다. 특히 저혈당 위험에 대비하여 포도당 섭취, 운동 시간 조절 등의 대처 전략을 미리 수립해야 합니다.

운동 시 비상용 당분(에너지바, 주스 등)을 항상 휴대하고, 운동 파트너나 주변인에게 당뇨병 상태와 비상시 대처 방법을 미리 알려두는 것이 안전합니다. 이러한 준비는 잠재적인 위험을 최소화하고 안전한 운동 환경을 조성합니다.

3) 유산소 운동 프로그램

20대 당뇨병 환자를 위한 유산소 운동은 혈당 관리와 전반적인 건강 개선에 핵심적인 역할을 합니다. 가장 접근성 높고 효과적인 유산소 운동으로는 걷기, 조깅, 수영, 자전거 타기 등이 있습니다.

운동 강도는 심박수와 자각적 운동 강도(RPE) 척도를 통해 정확히 조절해야 합니다. 일반적으로 최대 심박수의 50-70% 수준을 목표로 하며, RPE 척도로는 3-5단계(약간 힘듦에서 중간 정도 힘듦) 사이를 유지하는 것이 이상적입니다.

초기에는 일주일에 3-4회, 회당 30분에서 시작하여 점진적으로 운동 시간과 강도를 늘려갑니다. 예를 들어, 첫 달에는 천천히 걷기로 시작하여 점차 빠른 걷기, 가벼운 조깅으로 전환할 수 있습니다.

수영은 관절에 무리를 주지 않으면서 전신 운동이 가능한 최적의 유산소 운동입니다. 특히 당뇨병 환자의 경우 저항성 운동과 심혈관 운동을 동시에 수행할 수 있어 매우 유용합니다.

유산소 운동은 혈당 조절에 즉각적이고 장기적인 효과를 제공합니다. 운동 중 근육은 인슐린 없이도 포도당을 흡수하여 혈당을 낮추며, 인슐린 감수성을 개선합니다. 운동 후 24-48시간 동안 혈당 조절 효과가 지속되므로 지속적인 실천이 중요합니다.

주의할 점은 개인의 건강 상태에 따라 운동 프로그램을 조정해야 한다는 것입니다. 운동 전후 혈당을 모니터링하고, 저혈당 위험에 대비한 대처 방안을 마련해야 합니다.

4) 근력 운동 프로그램

근력 운동은 20대 당뇨병 환자의 종합적인 건강 관리에 핵심적인 역할을 합니다. 단순한 근육 발달을 넘어 대사 기능 개선, 인슐린 감수성 증가, 그리고 장기적인 혈당 조절에 중요한 영향을 미칩니다.

근력 운동의 주요 이점은 다음과 같습니다.

- 인슐린 감수성 크게 개선
- 기초대사율 증가로 체중 관리 용이
- 근육량 증가를 통한 포도당 대사 최적화
- 심혈관 건강 증진
- 골밀도 향상 및 근골격계 건강 보호

추천되는 근력 운동 종류는 다음과 같습니다:

5) 웨이트 트레이닝: 덤벨, 바벨, 머신 운동

- 저항 밴드 운동: 휴대가 간편하고 관절 부담 적음
- 자체 중량을 이용한 운동: 푸시업, 스쿼트, 런지 등

운동 프로그램 구성 시 고려사항

- 초기: 주 2-3회, 8-12회 반복, 2-3세트
- 강도: 최대 반복 가능 횟수의 60-70% 수준
- 주요 근육군 targeting: 대퇴근, 삼두근, 등근육, 코어 근육

주의사항

- 운동 전 반드시 의료진 상담
- 점진적 강도 증가
- 운동 중 혈당 모니터링
- 과도한 운동 피하기
- 적절한 휴식과 회복 시간 확보

20대 당뇨병 환자에게 근력 운동은 단순한 피트니스 활동이 아니라 질병 관리의 중요한 전략입니다. 개인의 건강 상태와 체력에 맞는 맞춤형 접근이 핵심입니다.

6) 유연성 및 균형 운동

20대 당뇨병 환자에게 유연성 및 균형 운동은 단순한 부가적 활동이 아니라 건강 관리의 핵심 전략입니다. 규칙적인 스트레칭과 균형 운동은 신체의 가동성을 높이고, 당뇨병 관련 합병증 위험을 크게 감소시킬 수 있습니다.

스트레칭의 중요성은 다음과 같습니다.

- 근육과 관절의 유연성 증가
- 혈액 순환 개선
- 근육 긴장도 완화
- 부상 예방
- 신경학적 기능 향상

요가와 필라테스는 당뇨병 환자에게 특히 유용한 균형 운동입니다. 이러한 운동은 다음과 같은 이점을 제공합니다.

7) 전신 근육 강화

- 균형감각 및 코어 근력 향상
- 스트레스 감소
- 인슐린 감수성 개선
- 혈당 조절에 긍정적 영향

유연성 운동의 권장 사항

- 주 3-4회, 각 세션당 15-20분
- 정적 스트레칭과 동적 스트레칭 병행
- 모든 주요 근육군 대상 스트레칭
- 통증이 없는 범위 내에서 천천히 늘리기

당뇨병 합병증 예방을 위한 균형 운동의 역할은 매우 중요합니다. 특히 말초신경병증으로 인한 균형 감각 저하를 개선하고, 낙상 위험을 줄일 수 있습니다. 요가의 균형 자세나 필라테스의 코어 운동은 신경-근육 기능을 강화하여 장기적인 건강 관리에 도움을 줍니다.

8) 운동 시 주의사항 및 안전 가이드라인

당뇨병 환자의 안전한 운동을 위해서는 철저한 주의와 사전 준비가 필수적입니다. 운동 전후 혈당 체크는 가장 중요한 안전 절차입니다. 운동 시작 전 혈당 수치를 확인하고, 필요하다면 적절한 당분 섭취나 인슐린 조절을 통해 안전한 운동 환경을 조성해야 합니다.

수분 섭취와 영양 관리도 핵심입니다. 운동 중 적절한 수분 보충은 탈수를 예방하고 혈당 조절에 도움을 줍니다. 특히 당뇨병 환자는 운동 전후로 충분한 수분을 섭취하고, 필요시 전해질 음료를 활용하는 것이 좋습니다.

발 관리는 당뇨병 환자에게 특히 중요합니다. 적합한 운동화 선택, 양말 착용, 운동 후 발 상태 점검은 잠재적인 합병증을 예방할 수 있습니다. 발의 상처나 감염 위험을 최소화하기 위해 전문적으로 설계된 당뇨병 전용 운동화를 추천합니다.

극단적인 기온에서의 운동은 각별한 주의가 필요합니다. 고온이나 저온 환경에서는 혈당 변화와 체온 조절에 더욱 민감해질 수 있으므로, 가능하면 온화한 실내나 적절한 기후 조건에서 운동하는 것이 안전합니다.

운동 중 불편감이 발생하면 즉시 운동을 중단하고 상황을 평가해야 합니다. 현기증, 극심한 피로, 예상치 못한 저혈당 증상 등이 나타나면 즉시 휴식을 취하고 필요한 조치를 취해야 합니다. 항상 비상용 당분을 지참하고, 운동 시 신뢰할 수 있는 동반자와 함께하는 것이 좋습니다.

9. 50대 당뇨병 환자 운동처방 프로그램

당뇨병은 50대 성인의 건강을 위협하는 심각한 만성질환으로, 적절한 관리가 무엇보다 중요합니다. 특히 이 연령대 당뇨병 환자들은 대사 기능 저하, 인슐린 저항성 증가, 근육량 감소 등 복합적인 건강 문제에 직면하고 있습니다.

운동은 이러한 당뇨병 관리에 있어 가장 효과적인 비약물적 중재방법입니다. 규칙적인 신체활동은 혈당 조절, 인슐린 감수성 개선, 심혈관 건강 증진에 직접적인 긍정적 영향을 미칩니다. 특히 50대 당뇨병 환자의 경우, 운동은 단순히 혈당 관리를 넘어 전반적인 삶의 질 향상과 밀접하게 연관됩니다.

1) 운동 프로그램의 구성 요소

50대 당뇨병 환자를 위한 운동 프로그램은 다양한 운동 요소의 균형 있는 통합이 핵심입니다. 각 운동 유형은 당뇨병 관리와 전반적인 건강 증진에 고유한 역할을 합니다.

(1) 유산소 운동은 혈당 조절과 심혈관 건강 개선에 가장 중요한 운동입니다.

- 권장 종류: 걷기, 수영, 자전거 타기, 가벼운 조깅
- 운동 강도: 최대 심박수의 50-70% 수준
- 빈도: 일주일에 3-5회
- 시간: 회당 30-45분

주의사항: 점진적으로 운동 강도 증가, 과도한 피로 주의

(2) 근력 운동은 인슐린 감수성 개선과 근육량 유지에 필수적입니다.

- 권장 방법: 저항밴드, 가벼운 덤벨, 자체 체중 운동
- 세트: 2-3세트

- 반복 횟수: 각 동작 10-12회
- 빈도: 일주일에 2-3회

주의사항: 관절 부담 최소화, 적절한 호흡 유지

(3) 유연성 운동 스트레칭은 근육의 유연성과 관절 가동 범위를 개선합니다.

- 기법: 정적 스트레칭, 동적 스트레칭
- 시간: 각 동작 15-30초 유지
- 빈도: 일일 2-3회

주의사항: 통증 없이 부드럽게 stretching, 반동 금지

(4) 균형 및 협응성 운동: 낙상 예방과 신경학적 기능 유지에 중요합니다.

- 방법: 한 발 서기, 태극권, 요가
- 빈도: 일주일에 2-3회
- 시간: 10-15분

주의사항: 안전한 환경에서 실시, 필요시 지지대 활용

각 운동은 개인의 건강 상태와 체력 수준에 맞게 조정되어야 하며, 지속적인 모니터링과 전문가 상담이 동반되어야 합니다.

2) 운동 강도 및 진행 방법

50대 당뇨병 환자의 운동 프로그램에서 가장 중요한 것은 안전하고 체계적인 운동 강도 조절입니다. 점진적 강도 증가는 신체적 부담을 최소

화하면서 점차 체력을 향상시키는 핵심 전략입니다.

(1) 운동 강도 점진적 증가 방법

① 초기 단계(1-2주)

- 낮은 강도의 운동으로 시작(최대 심박수의 40-50%)
- 짧은 운동 시간(15-20분)
- 주 3회, 휴식일 포함

② 중간 단계(3-4주)

- 운동 강도 점진적 증가(최대 심박수의 50-60%)
- 운동 시간 점진적 확대(25-35분)
- 주 4회 운동, 충분한 휴식

③ 안정화 단계(5-8주)

- 최대 심박수의 60-70% 강도
- 운동 시간 40-45분
- 개인별 체력에 맞는 맞춤형 프로그램

(2) 혈당 모니터링은 운동 안전의 핵심입니다. 운동 전, 중, 후 혈당 측정이 필수적입니다.

- 운동 전: 혈당 수치 확인(100-250mg/dL 사이 권장)
- 운동 중: 30분마다 혈당 체크
- 운동 후: 1시간 이내 혈당 모니터링

(3) 저혈당 및 고혈당 예방 전략

- 저혈당 위험 시 포도당 섭취 준비(에너지바, 주스)
- 고혈당 시 운동 연기 또는 강도 조절
- 개인별 혈당 반응 기록 및 분석

(4) 운동 전후 영양 관리

- 운동 1시간 전 가벼운 탄수화물 섭취
- 운동 중 수분 충분히 섭취
- 운동 후 단백질과 탄수화물 균형 섭취

이러한 체계적인 접근은 당뇨병 환자의 안전한 운동과 건강 개선에 핵심적입니다.

(5) 개별화된 운동 프로그램 설계

50대 당뇨병 환자를 위한 성공적인 운동 프로그램의 핵심은 개인의 독특한 생활 패턴과 선호도를 철저히 고려한 맞춤형 설계입니다.

개인화 접근의 첫 단계는 환자의 일상생활 패턴에 대한 심층적인 이해입니다. 직업, 가정 환경, 일일 일정, 여가 시간 등을 상세히 분석하여 현실적이고 지속 가능한 운동 계획을 수립해야 합니다. 예를 들어, 사무직 근로자와 육체노동자의 운동 프로그램은 근본적으로 다르게 접근해야 합니다.

합병증에 따른 프로그램 조정도 매우 중요합니다. 당뇨병성 신경병증이 있는 환자는 저충격 운동을, 심혈관 합병증이 있는 환자는 더욱 세심한 심박수 모니터링이 필요합니다. 개인의 신체적 한계를 존중하면서도 점진적인 도전을 제공하는 것이 핵심입니다.

장기적인 운동 습관 형성을 위해서는 심리적 접근이 필수적입니다. 다음과 같은 동기부여 전략을 활용할 수 있습니다.

(6) 현실적이고 구체적인 단기 목표 설정

- 정기적인 진행 상황 피드백
- 소그룹 운동 프로그램을 통한 사회적 지지
- 개인의 작은 성취에 대한 긍정적 강화
- 운동 선호도 반영도 중요합니다. 걷기, 수영, 자전거 타기 등 다양한 옵션을 제공하고, 환자가 즐길 수 있는 활동을 선택하도록 돕습니다. 때로는 가족과 함께하는 운동이나 취미와 결합된 신체활동도 좋은 방법입니다.

(7) 안전 관리 및 응급 상황 대처

50대 당뇨병 환자의 운동 안전 관리는 성공적인 운동 프로그램의 핵심입니다. 운동 중 발생 가능한 위험 상황을 사전에 인지하고 체계적으로 대응하는 것이 무엇보다 중요합니다.

① 증상 및 대처 방법 저혈당 초기 증상: 발한, 떨림, 어지러움, 집중력 저하, 심계항진, 공복감

② 저혈당 발생 시 대처 절차: 즉시 운동 중단, 포도당 섭취(에너지바, 주스 등), 혈당 재측정, 안전한 장소로 이동, 필요 시 의료진 연락

③ 운동 관련 부상 예방 관리 예방 전략: 충분한 준비운동, 점진적 운

동 강도 증가, 적절한 운동복 및 신발 착용, 개인별 신체 상태 고려, 과도한 운동 자제

결론: 지속 가능한 운동 습관 형성

50대 당뇨병 환자에게 운동은 단순한 신체 활동을 넘어 건강한 삶의 필수적인 요소입니다. 본 운동처방 프로그램의 궁극적인 목표는 일회성 운동이 아닌 지속 가능한 건강한 생활 습관을 형성하는 것입니다.

장기적인 운동 실천을 위해서는 다음과 같은 접근이 필요합니다.

첫째, 운동을 일상생활의 자연스러운 부분으로 인식해야 합니다. 계단 오르기, 가벼운 걷기, 집안일 등 일상적 활동을 통해 지속적인 신체 활동을 유지할 수 있습니다. 매일 30분 이상의 규칙적인 움직임이 건강 개선의 핵심입니다.

둘째, 가족과 사회적 지지는 운동 지속의 핵심 동력입니다. 배우자, 자녀, 친구들과 함께하는 운동은 동기부여와 즐거움을 동시에 제공합니다. 걷기 모임, 가족 단위 운동, 지역 건강 프로그램 참여 등을 통해 사회적 연결망을 강화할 수 있습니다.

셋째, 개인의 신체적, 심리적 변화를 긍정적으로 인식하고 축하해야 합니다. 체중감소, 혈당 조절 개선, 에너지 증가 등 작은 성과에 대해 스스로를 격려하고 보상하는 태도가 중요합니다.

넷째, 디지털 기술과 전문가의 지속적인 지원을 활용하세요. 스마트 기기, 모바일 앱을 통한 건강 모니터링, 정기적인 의료진 상담은 동기부여와 건강 관리에 큰 도움을 줍니다.

마지막으로, 운동은 평생의 여정임을 명심해야 합니다. 단기간의 집중이 아닌 평생에 걸친 건강한 라이프스타일 변화를 추구해야 합니다. 개인의 체력과 건강 상태에 맞는 유연하고 지속 가능한 접근이 필요합니다.

당뇨병 관리의 성공은 개인의 노력뿐 아니라 가족, 의료진, 지역사회의 통합적 지지에 달려 있습니다. 규칙적인 운동, 긍정적인 마인드, 그리고 주변의 지지는 50대 당뇨병 환자가 더 건강하고 활기찬 삶을 영위할 수 있는 핵심 요소입니다.

08

요통과 운동처방

요통은 허리 부위에 발생하는 통증으로, 일상생활에 심각한 지장을 초래하는 흔한 건강 문제입니다. 최근 연구에 따르면, 성인 인구의 약 80%가 일생에 한 번 이상 요통을 경험하며, 특히 40대 이상에서 그 발생 빈도가 더욱 높아집니다.

요통은 단순한 신체적 불편함을 넘어 심각한 사회경제적 문제를 야기합니다. 매년 수많은 근로자들이 요통으로 인해 업무 생산성을 잃고, 이로 인한 경제적 손실은 상당합니다. 의료비용, 생산성 저하, 조기 은퇴 등을 고려하면 요통으로 인한 사회적 비용은 연간 수조 원에 달할 것으로 추정됩니다.

요통 관리의 중요성은 개인의 삶의 질과 직결됩니다. 적절한 예방과 치료를 통해 만성 통증을 줄이고, 신체 기능을 유지하며, 심리적 웰빙을 향상시킬 수 있습니다. 따라서 요통에 대한 체계적인 접근과 개인의 적극적인 관리가 무엇보다 중요합니다.

1. 요통의 주요 원인

요통의 원인은 매우 다양하며, 복합적인 요인들이 상호작용합니다. 근골격계 측면에서 근육 약화와 불균형은 주요 원인 중 하나입니다. 특히 코어 근육의 약화는 척추의 안정성을 저하시켜 만성 요통을 유발할 수 있습니다.

디스크 문제 역시 중요한 요인입니다. 추간판 탈출증이나 디스크 퇴행은 심각한 요통의 원인이 될 수 있으며, 신경근 압박으로 인한 통증과 기능 장애를 초래합니다. 연령이 증가함에 따라 척추의 퇴행성 변화도 요통 발생 위험을 높입니다. 척추 관절의 변성, 골관절염, 척추 협착 등이 만성 요통으로 발전할 수 있습니다.

현대인의 생활 습관도 중요한 요인입니다. 장시간 앉아있는 좌식 생활, 부적절한 자세, 과도한 체중, 운동 부족 등은 요통 위험을 크게 증가시킵니다. 특히 사무직 근로자나 장시간 컴퓨터를 사용하는 직종에서 이러한 문제가 두드러집니다.

2. 요통 예방을 위한 운동의 중요성

운동은 요통 예방의 핵심 전략으로, 다각도의 긍정적 효과를 제공합니다. 첫째, 운동은 근육의 힘과 안정성을 향상시켜 척추를 직접적으로 보호합니다. 특히 코어 근육의 강화는 척추 주변 근육의 지지력을 증가시켜 요통 발생 위험을 크게 줄일 수 있습니다.

3. 운동의 목표

- 근육 균형과 안정성 개선
- 척추의 유연성 증진
- 자세 교정 및 바른 정렬 유지
- 관절 가동 범위 확대
- 전반적인 신체 기능 향상

유산소 운동과 근력 운동의 균형 있는 조합은 혈액순환을 개선하고, 염증을 감소시키며, 근육의 영양 공급을 촉진합니다. 이를 통해 만성 요통의 위험을 예방하고, 신체의 전반적인 건강을 증진시킬 수 있습니다.

4. 요통 예방을 위한 효과적인 운동 방법

요통 예방을 위한 효과적인 운동은 크게 네 가지 유형으로 나눌 수 있습니다.

1) 코어 강화 운동

코어 근육은 척추의 안정성을 직접적으로 지지하는 핵심 근육군입니다. 대표적인 코어 운동으로는 플랭크, 브릿지, 슈퍼맨 자세 등이 있습니다. 이러한 운동은 복부와 허리 주변 근육을 강화하여 척추를 보호하고 바른 자세를 유지하는 데 도움을 줍니다.

2) 유연성 향상 운동

척추의 유연성을 높이는 스트레칭은 근육의 경직을 완화하고 관절 가동 범위를 넓힙니다. 고양이-소 자세, 허리 회전 스트레칭, 햄스트링 스트레칭 등이 효과적입니다. 매일 10-15분의 꾸준한 스트레칭은 요통 예방에 큰 도움이 됩니다.

3) 자세 교정 운동

잘못된 자세로 인한 근육 불균형을 해소하는 운동이 중요합니다. 벽에 기대어 자세 교정하기, 균형 운동, 폼롤러를 이용한 근막 이완 운동 등이 도움이 될 수 있습니다.

4) 유산소 운동

걷기, 수영, 사이클링과 같은 저충격 유산소 운동은 전반적인 신체 건강을 개선하고 혈액순환을 촉진합니다. 주 3-4회, 각 30분 정도의 운동이 권장됩니다.

5. 운동 시 주의사항

요통으로 운동할 때는 통증을 악화시키지 않도록 주의해야 합니다. 운동 전후 스트레칭을 충분히 하고, 통증이 느껴지면 즉시 중단해야 합니다. 또한, 과도한 운동이나 무리한 동작은 피해야 합니다.

1) 준비운동 및 정리운동: 운동 전후 스트레칭을 충분히 하여 근육과 관절을 풀어주고, 긴장을 완화시켜야 합니다. 통증 발생 시 중단: 운동 중 통증이 느껴지면 즉시 중단하고 휴식을 취해야 합니다. 통증을 무시하고 계속 운동하면 증상이 악화될 수 있습니다. 무리한 동작 피하기: 허리에 무리가 가는 과도한 동작이나 무거운 물건을 드는 운동은 피해야 합니다.

2) 자세 유지: 운동 시 올바른 자세를 유지하는 것이 중요합니다. 허리를 곧게 펴고, 복근에 힘을 주어 허리 근육을 지지해야 합니다.

3) 점진적인 운동: 처음에는 가벼운 운동부터 시작하여 점차 운동 강도와 시간을 늘려나가는 것이 좋습니다. 갑작스럽게 무리한 운동을 하면 부상의 위험이 있습니다.

유산소 운동 병행: 걷기, 수영, 자전거 타기 등 유산소 운동을 병행하면 허리 근육 강화와 혈액순환 개선에 도움이 됩니다.

6. 요통 완화 운동 예시

- 맥켄지 신전 운동: 엎드린 자세에서 팔꿈치로 상체를 지지하여 허리를 뒤로 젖히는 운동입니다.
- 고양이 자세: 무릎 꿇은 자세에서 등을 둥글게 말았다가 등을 바닥으로 내리는 동작을 반복하는 운동입니다.
- 골반 기울이기: 누운 자세에서 무릎을 세우고 골반을 좌우로 움직이는 운동입니다.
- 무릎 가슴 당기기: 누운 자세에서 양 무릎을 구부려 가슴 쪽으로 당기는 운동입니다.

이러한 운동들을 꾸준히 실천하면 요통 완화 및 예방에 도움이 될 수 있습니다.

7. 요통 예방 운동 프로그램 구성

요통 운동 처방은 개인의 통증 원인과 신체 상태에 따라 맞춤형으로 진행되어야 합니다. 일반적으로는 수영, 걷기, 스트레칭, 근력 운동 등이 권장되지만, 잘못된 운동은 오히려 증상을 악화시킬 수 있으므로 전문가와 상담 후 안전하고 효과적인 운동 계획을 세우는 것이 중요합니다.

1) 빈도(Frequency): 주 3-4회 운동 권장, 연속된 날보다는 격일로 운동, 충분한 회복 시간 확보

2) 강도(Intensity): 초기에는 저강도로 시작, 개인의 체력 수준에 맞게 점진적 강도 증가, 통증 없이 수행 가능한 강도 유지

3) 시간(Time): 초기: 10-15분 운동, 점진적으로 30-45분으로 확대, 휴식 시간 포함

4) 운동 유형(Type): 코어 강화 운동, 유연성 운동, 저충격 유산소 운동, 자세 교정 운동

8. 개인 맞춤형 운동 처방의 중요성

1) 개인의 신체 조건과 건강 상태 고려

2) 기존 질환이나 신체적 제한 평가

3) 점진적이고 안전한 운동 프로그램 설계

4) 정기적인 프로그램 평가 및 조정

9. 요통 예방을 위한 일상생활 습관

요통 예방은 단순히 운동만으로는 충분하지 않으며, 일상생활 습관의 근본적인 개선이 필요합니다. 올바른 자세 유지는 요통 예방의 핵심 전략입니다.

앉아있을 때는 허리를 곧게 펴고, 어깨와 목을 자연스러운 위치로 유지해야 합니다. 의자에 앉을 때는 엉덩이를 깊숙이 밀어 등받이에 밀착시키고, 발은 바닥에 편평하게 놓아야 합니다. 컴퓨터 작업 시 모니터는 눈높이보다 약간 낮게 위치시켜 목과 허리의 부담을 줄여야 합니다.

인체공학적 원칙을 직장과 가정에 적용하는 것도 중요합니다. 무거운 물건을 들 때는 허리가 아닌 무릎을 굽혀 다리의 힘을 사용하고, 등을 곧게 유지해야 합니다. 작업 공간을 인체공학적으로 설계하여 불필요한 신체 부담을 최소화해야 합니다.

규칙적인 스트레칭과 휴식은 요통 예방에 필수적입니다. 장시간 앉아있거나 같은 자세를 유지할 경우, 1-2시간마다 5-10분씩 스트레칭과 걷기를 통해 근육의 경직을 풀어주어야 합니다. 특히 허리와 목, 어깨 주변 근육의 유연성을 유지하는 것이 중요합니다.

수면 자세도 요통 예방에 중요합니다. 옆으로 자거나 바로 누울 때 무릎 아래에 작은 베개를 받치면 허리의 부담을 줄일 수 있습니다. 매트리스와 베개는 개인의 체형에 맞는 적절한 경도를 선택해야 합니다.

결론: 요통 예방을 위한 종합적 접근

요통 예방은 단순한 의료적 접근을 넘어 개인의 전인적 건강 관리 전략입니다. 이 연구를 통해 우리는 요통이 단순한 신체적 증상이 아니라 복합적인 건강 문제임을 확인했습니다. 운동은 요통 예방의 핵심 메커니즘으로, 근육 강화, 유연성 증진, 자세 교정 등 다양한 측면에서 긍정적 효과를 제공합니다.

효과적인 요통 예방을 위해서는 코어 강화 운동, 유연성 향상 운동, 자세 교정, 그리고 규칙적인 유산소 운동의 균형 있는 접근이 필수적입니다. 개인의 신체 조건과 건강 상태를 고려한 맞춤형 운동 처방이 중요하며, 점진적이고 지속적인 실천이 핵심입니다.

생활 습관 개선 또한 요통 예방의 중요한 요소입니다. 올바른 자세 유지, 인체공학적 작업 환경 조성, 규칙적인 스트레칭, 충분한 휴식 등은 요통 위험을 크게 감소시킬 수 있습니다.

향후 연구 방향으로는 개인 맞춤형 운동 프로토콜 개발, 디지털 헬스 기술을 활용한 요통 관리 방법 연구, 장기적인 예방 효과에 대한 심층 분석 등이 필요합니다. 궁극적으로 요통 예방은 개인의 적극적인 참여와 전문가의 과학적 접근이 결합될 때 가장 효과적으로 달성될 수 있습니다.

09

비만과 운동처방

비만은 단순한 체중 증가를 넘어 심각한 건강 위험을 내포하는 복합적인 건강 문제입니다. 의학적으로 비만은 체지방이 과도하게 축적된 상태를 의미하며, 일반적으로 체질량지수(BMI)를 기준으로 판단합니다. BMI 30 이상인 경우 비만으로 진단되며, 이는 개인의 건강에 심각한 위협이 됩니다.

현대 사회에서 비만은 더 이상 개인의 문제가 아닌 사회적 건강 위기로 인식되고 있습니다. 급격한 생활 방식의 변화, 불규칙한 식습관, 운동 부족 등이 비만 발생의 주요 원인으로 지목되고 있으며, 이는 심혈관 질환, 당뇨병, 관절 질환 등 다양한 만성 질환의 위험을 증가시킵니다.

비만은 단순한 개인의 건강 문제를 넘어 심각한 사회적 도전 과제입니다. 비만으로 인한 건강 위험은 매우 광범위하고 심각합니다. 특히 심혈관 질환, 제2형 당뇨병, 고혈압, 고지혈증 등 만성 질환의 발생 위험을 크게 증가시킵니다. 이러한 질병들은 개인의 삶의 질을 저하시킬 뿐만 아니라 장기적인 의료비용 증가로 이어집니다.

사회경제적 관점에서 비만은 막대한 경제적 부담을 초래합니다. 의료 시스템에 대한 압박, 생산성 저하, 조기 은퇴 등은 국가 경제에 심각한 영향을 미칩니다. 비만 관련 질병으로 인한 연간 의료비용은 천문학적인 수준에 달하며, 이는 개인과 사회 모두에게 큰 부담이 됩니다.

1. 비만의 주요 원인

1) 유전적 및 환경적 요인

비만의 발생 원인은 매우 복합적이며, 크게 유전적 요인과 환경적 요인으로 나눌 수 있습니다. 유전적 요인은 개인의 대사율, 지방 축적 경향, 식욕 조절 능력에 중요한 영향을 미칩니다. 일부 유전자 변이는 에너지 대사와 지방 저장 메커니즘에 직접적인 영향을 주어 비만 위험을 높입니다.

2) 환경적 요인

식습관은 가장 결정적인 역할을 합니다. 고칼로리, 고지방 음식의 과다 섭취, 가공식품 중심의 식단, 불규칙한 식사 패턴 등은 체중 증가의 주요 원인입니다. 현대인의 좌식 생활 방식 또한 비만 발생에 큰 영향을 미칩니다. 사무직 근무, 대중교통 이용, 엘리베이터 사용 등으로 인한 신체 활동 감소는 칼로리 소비를 크게 줄입니다. 스트레스, 수면 부족, 호르몬 불균형 등 심리적, 생리적 요인도 비만에 중요한 영향을 미칩니다. 이러한 복합적인 요인들이 상호작용하여 개인의 비만 위험을 결정합니다.

3) 호르몬 및 심리적 요인

호르몬은 비만 발생에 핵심적인 역할을 합니다. 특히 코르티솔, 인슐린, 렙틴과 같은 호르몬은 체중 조절과 밀접하게 연관되어 있습니다. 코르티솔은 스트레스 호르몬으로, 만성적인 스트레스 상황에서 과다 분비되면 복부 지방 축적을 촉진하고 대사율을 저하시킵니다.

심리적 요인 역시 비만에 중요한 영향을 미칩니다. 스트레스와 우울증은 행동의 변화를 유발하여 비만 위험을 높입니다. 부정적인 감정 상태에서 많은 사람들은 '위안 섭취(comfort eating)'를 통해 심리적 안정을 추구하며, 이는 과도한 칼로리 섭취로 이어집니다.

우울증은 신체 활동 감소와 대사 변화를 초래하여 체중 증가에 간접적으로 기여합니다. 또한, 우울증 치료를 위해 사용되는 일부 약물도 체중 증가를 유발할 수 있어 악순환을 만들어냅니다. 이러한 호르몬과 심리적 요인들은 서로 복잡하게 상호작용하며 비만 발생 메커니즘을 형성합니다.

4) 사회경제적 요인

사회경제적 요인은 비만 발생에 결정적인 영향을 미치는 중요한 변수입니다. 저소득 계층의 경우, 건강한 식품에 대한 접근성이 제한적이며 저렴한 고칼로리 가공식품에 의존하는 경향이 높습니다. 교육 수준이 낮을수록 영양 정보에 대한 이해도가 떨어지고, 건강한 생활 방식에 대한 인식이 부족해 비만 위험이 증가합니다.

도시 빈곤 지역의 경우 안전한 운동 공간 부족, 범죄율 높은 환경 등으로 인해 신체 활동이 제한됩니다. 또한 장시간 노동, 불규칙한 근무 형태는 건강한 식습관과 운동 습관 형성을 어렵게 만들어 비만 발생 가능성을 높입니다. 이러한 사회경제적 요인들은 개인의 건강 선택을 제약하고 비만 위험을 증가시키는 구조적 장벽으로 작용합니다.

2. 비만이 건강에 미치는 영향

비만은 인체의 다양한 기관 시스템에 심각한 건강 위험을 초래합니다. 특히 심혈관 질환 측면에서 비만의 영향은 매우 심각합니다. 과도한 체지방은 혈관 내 콜레스테롤 축적을 촉진하고, 혈관 벽의 탄력성을 감소시켜 동맥경화의 위험을 크게 증가시킵니다. 이로 인해 고혈압, 심근경색, 뇌졸중 등 치명적인 심혈관 질환의 발생 확률이 현저히 높아집니다.

제2형 당뇨병 발병 위험 또한 비만과 밀접한 연관이 있습니다. 과도한 지방 축적은 인슐린 저항성을 증가시켜 혈당 조절 능력을 저하시킵니다. 특히 복부 비만은 인슐린 저항성을 더욱 악화시키며, 췌장의 인슐린 생산 능력에 지속적인 부담을 줍니다. 이는 장기적으로 당뇨병 발생 위험을 크게 높입니다.

관절 건강 측면에서도 비만은 심각한 문제를 야기합니다. 과도한 체중은 무릎, 고관절 등 하중을 받는 관절에 과도한 압박을 가하여 관절 연골의 빠른 마모를 촉진합니다. 이로 인해 골관절염 발생 위험이 크게 증가하며, 만성적인 관절 통증과 운동 능력 저하를 초래할 수 있습니다.

호흡기 질환 측면에서도 비만의 영향은 심각합니다. 과도한 체중은 폐의 기능을 제한하고 호흡 근육의 효율성을 저하시킵니다. 특히 수면무호흡증과 같은 호흡기 질환의 발생 위험이 크게 증가하며, 만성 폐쇄성 폐

질환(COPD)의 진행을 가속화할 수 있습니다.

정신 건강에 미치는 비만의 영향 또한 간과할 수 없습니다. 비만은 우울증, 불안장애, 낮은 자존감 등 심각한 정신 건강 문제와 밀접하게 연관되어 있습니다. 사회적 차별, 외모에 대한 부정적 인식, 신체 활동 제한 등은 개인의 정신적 웰빙을 크게 저해할 수 있습니다. 이러한 정신적 스트레스는 다시 비만을 악화시키는 악순환을 만들어냅니다.

결론적으로, 비만은 단순한 체중 문제를 넘어 인체의 전반적인 건강에 심각하고 복합적인 위험을 초래합니다. 따라서 비만 예방과 관리는 개인의 건강한 삶을 위해 매우 중요한 과제입니다.

3. 운동의 비만 예방 효과

운동은 비만 예방과 관리에 있어 가장 효과적이고 종합적인 전략 중 하나입니다. 규칙적인 신체 활동은 단순히 칼로리를 소모하는 것을 넘어 인체의 대사 메커니즘을 근본적으로 변화시킵니다.

첫째, 운동은 직접적인 칼로리 소모를 통해 에너지 균형을 조절합니다. 유산소 운동과 무산소 운동은 서로 다른 방식으로 칼로리 소모에 기여하며, 개인의 신체 조건과 운동 강도에 따라 소모되는 칼로리의 양은 달라집니다. 예를 들어, 중강도 달리기는 시간당 약 300-500칼로리를 소모할 수 있으며, 이는 체중 감량에 직접적인 영향을 미칩니다.

둘째, 운동은 기초대사율(Basal Metabolic Rate)을 향상시킵니다. 특히 근력 운동은 근육량을 증가시켜 안정 시에도 더 많은 칼로리를 소모하게 합니다. 근육 조직은 지방 조직보다 대사적으로 더 활발하기 때문에, 근육량이 증가하면 에너지 소비도 증가합니다. 이는 장기적인 체중 관리에 매우 중요한 메커니즘입니다.

셋째, 운동은 체지방 감소와 근육량 증가에 긍정적인 영향을 미칩니다. 규칙적인 운동은 지방세포의 크기와 수를 줄이는 동시에 근육 조직을 발달시켜 신체 조성을 개선합니다. 이는 단순한 체중 감량을 넘어 건강한 신체 구조를 만드는 데 기여합니다.

넷째, 운동은 식욕 조절 호르몬에 복합적인 영향을 미칩니다. 적절한 운동은 그렐린(식욕 촉진 호르몬)을 감소시키고 렙틴(포만감을 주는 호르몬)의 반응성을 향상시켜 자연스러운 식욕 조절을 돕습니다. 이는 과식을 방지하고 건강한 식습관 형성에 기여합니다.

마지막으로, 운동은 스트레스 감소와 정신 건강 개선에 탁월한 효과가 있습니다. 신체 활동은 엔도르핀 분비를 촉진하여 기분을 개선하고, 우울감과 불안감을 감소시킵니다. 이는 정서적 안정을 통해 감정적 섭식을 줄이고 건강한 생활 방식을 유지하는 데 중요한 역할을 합니다.

4. 비만 예방을 위한 운동 처방의 원칙

비만 예방을 위한 운동 처방은 개인의 고유한 신체적, 생리적 특성을 고려한 맞춤형 접근이 핵심입니다. 단순히 획일화된 운동 프로그램을 적용하는 것은 효과적이지 않으며, 개인의 연령, 체력 수준, 건강 상태, 생활 방식 등을 종합적으로 고려해야 합니다.

운동 처방의 기본 원칙은 FITT 원칙으로 요약할 수 있습니다.

1) 빈도(Frequency): 일반적으로 주 3-5회의 규칙적인 운동을 권장합니다. 초기에는 주 3회부터 시작하여 점진적으로 빈도를 높여갑니다.

2) 강도(Intensity): 개인의 최대 심박수를 기준으로 중강도(최대 심박수의 60-70%) 운동을 권장합니다. 초기에는 낮은 강도에서 시작하여 점진적으로 강도를 높입니다.

3) 시간(Time): 초기에는 1회 20-30분에서 시작하여 점차 45-60분으로 늘려갑니다.

4) 유형(Type): 유산소 운동과 근력 운동의 균형 있는 조합이 중요합니다.

유산소 운동과 근력 운동의 균형은 비만 예방에 결정적입니다. 유산소 운동은 칼로리 소모와 심혈관 건강 개선에 효과적이며, 근력 운동은 기초대사율 향상과 근육량 증가에 기여합니다. 이상적인 운동 처방은 이 두 가지 운동 유형을 적절히 혼합하여 구성해야 합니다.

점진적 운동 강도 증가는 부상 위험을 줄이고 지속적인 운동 동기를 유지하는 데 핵심입니다. 일반적으로 2-4주마다 운동 강도나 시간을 5-10% 정도 증가시키는 것이 권장됩니다. 이는 신체가 점진적으로 적응하고 발전할 수 있는 기회를 제공합니다.

지속 가능한 운동 계획 수립을 위해서는 개인의 생활 패턴과 흥미를 고려해야 합니다. 즐겁고 실천 가능한 운동을 선택하는 것이 장기적인 운동 습관 형성의 핵심입니다. 걷기, 수영, 자전거 타기 등 다양한 운동 방법 중 개인에게 적합한 방식을 선택하는 것이 중요합니다.

5. 효과적인 비만 예방 운동 프로그램

효과적인 비만 예방 운동 프로그램은 다양한 운동 유형의 균형 있는 조합을 통해 달성할 수 있습니다. 먼저, 유산소 운동은 칼로리 소모와 심혈관 건강 개선에 핵심적인 역할을 합니다.

걷기는 가장 접근성 높고 안전한 유산소 운동입니다. 초기에는 하루 30분, 주 5회 빠른 걷기를 시작할 수 있으며, 점진적으로 속도와 시간을 늘려갑니다. 조깅은 걷기보다 더 높은 운동 강도를 제공하며, 체지방 감소에 효과적입니다. 초보자의 경우 걷기와 조깅을 번갈아 하는 인터벌 트레이닝을 추천합니다.

수영은 전신 운동으로, 관절에 부담을 주지 않으면서 높은 칼로리 소모를 가능하게 합니다. 특히 체중이 많은 사람들에게 이상적인 운동 방법입니다. 주 2-3회, 30-45분 수영을 통해 심폐 지구력과 근력을 동시에 향상시킬 수 있습니다.

근력 운동은 기초대사율 향상과 근육량 증가에 필수적입니다. 맨몸 운동부터 시작해 점진적으로 웨이트 트레이닝으로 발전할 수 있습니다. 스쿼트, 푸시업, 런지 등 기본적인 맨몸 운동으로 시작하여, 덤벨이나 저항

밴드를 활용한 운동으로 확장할 수 있습니다.

유연성 운동과 스트레칭은 근육의 유연성을 높이고 부상을 예방합니다. 요가나 필라테스는 유연성 향상과 코어 근육 강화에 탁월합니다. 매일 10-15분의 스트레칭은 근육의 회복과 탄력성 유지에 도움을 줍니다.

일상생활 속 신체 활동 증진도 중요합니다. 엘리베이터 대신 계단 이용하기, 가까운 거리는 걸어서 이동하기, 앉아서 일하는 시간을 줄이고 주기적으로 움직이기 등의 작은 습관들이 누적되면 큰 효과를 만들어냅니다.

운동은 개인의 체력과 건강 상태에 맞게 점진적으로 접근해야 합니다. 처음부터 무리하지 말고, 필요하다면 전문가와 상담하여 개인에게 최적화된 운동 프로그램을 설계하는 것이 중요합니다.

6. 운동과 식이요법의 병행

비만 예방에 있어 운동과 식이요법의 통합적 접근은 절대적으로 중요합니다. 운동은 칼로리 소모와 대사 향상에 기여하지만, 잘못된 식습관은 이러한 노력을 무효화할 수 있습니다. 따라서 효과적인 체중 관리를 위해서는 규칙적인 신체 활동과 균형 잡힌 영양 섭취가 동시에 이루어져야 합니다.

건강한 식단은 운동 효과를 극대화하는 핵심 요소입니다. 고단백, 저탄수화물 식단은 근육 성장을 촉진하고 지방 연소를 돕습니다. 신선한 채소와 과일, 통곡물, 저지방 단백질 섭취는 영양학적 균형을 유지하며 운동 후 회복을 지원합니다. 또한, 적절한 수분 섭취는 대사 기능을 개선하고 운동 성과를 향상시킵니다.

운동과 식이요법의 통합적 접근은 단순한 체중 감량을 넘어 전반적인 건강 증진으로 이어집니다. 개인의 신체 조건과 생활 방식에 맞는 맞춤형 영양 및 운동 계획 수립이 비만 예방의 핵심입니다.

1) 과체중을 위한 식이요법

건강한 체중 관리를 위해서는 영양 균형이 핵심적입니다. 탄수화물, 단백질, 지방의 적절한 비율은 대사 건강과 체중 조절에 결정적인 역할을 합니다. 일반적으로 권장되는 영양소 비율은 총 칼로리 기준으로 탄수화물 45-55%, 단백질 20-30%, 지방 20-25%입니다.

단백질은 근육 유지와 대사 활성화에 중요합니다. 특히 과체중 관리 시 충분한 단백질 섭취는 근육량 보존와 포만감 유지에 도움을 줍니다. 양질의 단백질 공급원으로는 닭가슴살, 생선, 두부, 달걀 등이 있습니다.

비타민과 미네랄은 신진대사와 전반적인 건강에 필수적입니다. 특히 비타민 D, B군 비타민, 칼슘, 철분 등은 체중 관리와 밀접한 관련이 있습니다. 다양한 채소와 과일, 견과류 섭취를 통해 미량 영양소를 균형 있게 섭취하는 것이 중요합니다.

칼로리 조절은 체중 관리의 핵심입니다. 개인의 기초대사량과 활동 수준을 고려하여 적정 칼로리를 계산하고, 섭취 칼로리를 소비 칼로리보다 약간 낮게 유지하는 것이 건강한 체중 감량의 비결입니다.

2) 과체중 관리를 위한 식품 선택

과체중 관리에 있어 현명한 식품 선택은 매우 중요합니다. 저칼로리이면서 동시에 고영양 식품을 선택하는 것이 핵심입니다. 녹색 채소, 샐러드, 콩류, 저지방 단백질 등은 이상적인 선택입니다. 이러한 식품들은 적은 칼로리로 높은 영양가를 제공하여 포만감을 유지하면서 체중 감량을 도울 수 있습니다.

식이섬유는 체중 관리에 결정적인 역할을 합니다. 브로콜리, 시금치, 현미, 귀리, 사과, 베리류 등 섬유질이 풍부한 식품은 소화를 돕고 장시간 포만감을 유지시켜 과식을 방지합니다. 또한 혈당 조절과 콜레스테롤 감소에도 도움을 줍니다.

반면, 가공식품과 패스트푸드는 엄격히 제한해야 합니다. 이러한 식품들은 대부분 높은 칼로리, 포화지방, 설탕, 나트륨을 포함하고 있어 체중 증가와 만성질환 위험을 높입니다. 대신 집에서 요리한 신선한 식재료로 만든 건강한 식사를 선택하는 것이 중요합니다.

3) 식사 구성 및 패턴

건강한 체중 관리를 위해 하루 식사 패턴은 매우 중요합니다. 전통적인 3끼 식사 대신 5-6회의 소량 분할 식사는 여러 가지 건강상의 이점을 제공합니다. 이 접근법은 대사율을 높이고, 혈당 수준을 안정적으로 유지하며, 과식을 방지하는 데 도움을 줍니다.

적절한 식사 시간 배분은 체중 관리의 핵심입니다. 아침 식사는 대사를 활성화하고, 오전 중간 간식은 에너지를 유지하며, 점심과 저녁 식사는 균형 잡힌 영양을 제공합니다. 마지막 식사는 취침 3시간 전에 마무리하는 것이 이상적입니다.

간식 선택은 체중 관리에 결정적인 역할을 합니다. 고단백, 저칼로리 간식은 포만감을 유지하고 영양 균형을 도모합니다. 예를 들어, 그릭 요거트, 견과류, 과일, 채소 스틱 등은 훌륭한 간식 옵션입니다. 이러한 선택은 불필요한 과식을 예방하고 전반적인 영양 섭취를 개선합니다.

4) 수분 섭취와 체중 관리

수분 섭취는 체중 관리에 있어 종종 간과되는 핵심 요소입니다. 하루 평균 8잔(약 2리터) 이상의 물 섭취는 신진대사를 촉진하고 포만감을 증진시킵니다. 연구에 따르면, 물 섭취는 칼로리 소비를 일시적으로 15-30% 증가시켜 체중 감량에 도움을 줄 수 있습니다.

물 외에도 건강한 음료 대안이 존재합니다. 녹차는 카테킨 성분으로 지방 연소를 촉진하며, 허브티는 수분 보충과 함께 항산화 효과를 제공합니다. 코코넛 워터나 무가당 과일 인퓨즈드 워터도 맛있고 영양가 있는 대안이 될 수 있습니다.

반면, 알코올과 당분이 높은 음료는 엄격히 제한해야 합니다. 알코올은 단순 칼로리뿐만 아니라 대사 과정을 방해하여 체중 증가를 촉진합니다. 탄산음료와 과일주스는 대부분 불필요한 당분으로 가득 차 있어 체중 관리에 심각한 장애물이 됩니다. 이러한 음료 대신 물을 선택하는 것이 건강한 체중 관리의 핵심입니다.

5) 식단 계획 실천 전략

성공적인 체중 관리의 핵심은 일관성과 자기 인식입니다. 식단 일지 작성은 이를 달성하는 가장 효과적인 방법 중 하나입니다. 매일 섭취하는 음식, 칼로리, 영양소를 기록함으로써 자신의 식습관을 객관적으로 파악할 수 있습니다. 스마트폰 앱이나 간단한 노트를 활용하여 섭취 음식, 양, 시간을 기록하면 식습관 개선에 큰 도움이 됩니다.

효과적인 식사 준비는 건강한 식단 유지의 핵심입니다. 주말에 미리 건강한 식사를 준비하고 포션별로 용기에 나누어 담아두면 바쁜 평일에도 건강한 식사를 쉽게 할 수 있습니다. 냉장고에 구운 닭가슴살, 샐러드, 콩류 등을 미리 준비해두면 충동적인 불건전한 식사 선택을 예방할 수 있습니다.

외식 시에도 현명한 선택은 가능합니다. 메뉴를 미리 확인하고, 샐러드나 구운 요리를 선택하며, 소스는 곁에 두고 직접 조절하는 것이 좋습니다. 반은 채소, 1/4은 단백질, 1/4은 통곡물로 구성된 접시를 선택하면 균형 잡힌 식사를 할 수 있습니다. 과도한 양의 음식은 피하고, 필요하다면 절반은 포장해 가는 것도 좋은 방법입니다.

7. 운동 처방 시 주의사항

운동은 건강 증진에 필수적이지만, 개인의 건강 상태와 신체적 특성을 고려하지 않고 무작정 시작해서는 안 됩니다. 운동 처방에 있어 가장 중요한 원칙은 개인의 건강 상태에 맞는 맞춤형 접근입니다.

먼저, 기존 질환이나 건강 상태에 따른 운동 제한 사항을 면밀히 검토해야 합니다. 심장 질환, 고혈압, 당뇨병, 관절 문제 등을 가진 사람들은 운동 전 반드시 의료 전문가와 상담해야 합니다. 특히 고령자나 만성 질환자의 경우, 운동 강도와 유형을 신중하게 선택해야 합니다.

과도한 운동은 오히려 건강에 해로울 수 있습니다. 급격한 운동 강도 증가나 지나친 훈련은 근육 손상, 관절 통증, 만성 피로, 면역력 저하 등을 초래할 수 있습니다. 따라서 점진적이고 균형 잡힌 운동 접근이 중요합니다.

부상 예방을 위해서는 몇 가지 핵심 원칙을 준수해야 합니다. 운동 전 충분한 준비 운동과 스트레칭은 필수적입니다. 특히 근육과 관절의 유연성을 높이고 혈액 순환을 촉진하여 부상 위험을 크게 줄일 수 있습니다. 또한, 올바른 운동 자세와 적절한 장비 사용도 중요합니다.

정기적인 의료 검진은 안전한 운동 계획 수립의 핵심입니다. 최소 연 1-2회 종합 건강검진을 통해 개인의 건강 상태를 점검하고, 운동 프로그램을 지속적으로 조정해야 합니다. 혈압, 혈당, 콜레스테롤 수치 등을 주기적으로 모니터링하여 운동의 안전성과 효과성을 확보해야 합니다.

전문가의 지도와 상담은 효과적이고 안전한 운동 처방의 핵심입니다. 개인트레이너, 운동처방사, 의사 등 전문가와 상담을 통해 개인에게 최적화된 운동 계획을 수립할 수 있습니다. 이들은 개인의 신체적 특성, 건강 상태, 운동 목표에 맞는 맞춤형 접근을 제공할 수 있습니다.

결론적으로, 운동은 개인의 건강과 안전을 최우선으로 고려해야 하는 활동입니다. 맹목적인 운동보다는 전문가의 조언을 듣고, 자신의 몸 상태를 세심하게 관찰하며, 점진적이고 지속 가능한 운동 습관을 형성하는 것이 중요합니다.

결론: 비만 예방을 위한 운동의 중요성과 실천 방안

비만은 단순한 개인의 건강 문제를 넘어 현대 사회가 직면한 심각한 공중보건 과제입니다. 우리가 지금까지 살펴본 바와 같이, 운동은 비만 예방과 관리에 있어 가장 강력하고 효과적인 전략 중 하나입니다.

운동은 단순히 칼로리를 소모하는 것을 넘어 인체의 대사 메커니즘을 근본적으로 변화시키는 힘을 가지고 있습니다. 개인의 신체적 특성과 생활 방식에 맞는 맞춤형 운동 처방은 비만 예방의 핵심입니다. 획일화된 접근이 아니라, 개인의 연령, 체력, 건강 상태를 종합적으로 고려한 운동 계획이 필요합니다.

지속 가능한 운동 습관 형성이 비만 예방의 가장 중요한 열쇠입니다. 일시적인 다이어트나 단기간의 집중적인 운동이 아니라, 일상생활에 자연스럽게 녹아든 규칙적이고 즐거운 신체 활동이 진정한 건강 관리의 핵심입니다. 걷기, 수영, 자전거 타기 등 개인이 즐길 수 있는 운동을 선택하고 꾸준히 실천하는 것이 중요합니다.

그러나 비만 문제는 개인의 노력만으로는 해결하기 어렵습니다. 사회적 차원의 포괄적인 접근이 필요합니다. 건강한 신체 활동을 장려하는 도시 인프라 조성, 학교와 직장에서의 운동 프로그램 지원, 대중교통과 보행로 개선 등 사회 전반의 구조적 변화가 요구됩니다.

운동은 단순한 신체 활동을 넘어 삶의 질을 높이는 근본적인 방법입니다. 규칙적인 운동은 신체 건강뿐 아니라 정신 건강, 자존감, 사회적 관계 형성에도 긍정적인 영향을 미칩니다. 건강한 삶을 위한 투자로서 운동의 가치를 인식하고 실천해야 합니다.

결론적으로, 비만 예방은 개인과 사회가 함께 노력해야 할 과제입니다. 과학적 근거에 기반한 맞춤형 운동, 지속 가능한 생활 습관, 그리고 사회적 지원이 통합될 때 우리는 진정으로 건강한 사회를 만들 수 있을 것입니다.

10

행복한 노년기를 위한 운동처방

현대 사회의 급속한 고령화는 건강한 노년기 관리를 더욱 중요한 사회적 과제로 만들고 있습니다. 단순히 수명을 연장하는 것을 넘어 삶의 질을 높이는 것이 노년기 건강 관리의 핵심 목표입니다. 이러한 맥락에서 운동은 노인들의 신체적, 정신적 건강을 유지하고 증진하는 가장 효과적인 방법 중 하나로 주목받고 있습니다.

노년기 운동은 단순한 신체 활동을 넘어 전인적 건강 관리의 핵심 요소입니다. 정기적인 신체 활동은 심혈관 질환 예방, 근육량 유지, 골밀도 보존 등 다양한 긍정적 효과를 제공합니다. 더불어 운동은 인지 기능 저하를 늦추고, 우울증을 예방하며, 사회적 상호작용을 촉진하여 노인들의 정신적 건강에도 중요한 역할을 합니다.

이러한 배경에서 맞춤형 운동처방 프로그램의 중요성이 부각됩니다. 개인의 건강 상태, 체력 수준, 신체적 제한을 고려한 개별화된 운동 접근은 안전성과 효과성을 동시에 보장할 수 있습니다. 노년기 개인의 고유한 신체적, 건강적 특성을 반영하는 맞춤형 프로그램은 운동에 대한 동기부여를 높이고, 지속적인 운동 실천을 가능하게 합니다.

결론적으로, 노년기 운동은 건강한 노후를 위한 필수 전략입니다. 개인의 상황과 능력에 맞춘 체계적이고 지속적인 운동은 노인들의 삶의 질을 근본적으로 개선할 수 있는 핵심 요소입니다.

1. 노년기의 신체적 변화와 운동의 필요성

노화는 인체의 모든 시스템에 점진적이고 불가피한 변화를 초래합니다. 이러한 신체적 변화는 개인의 일상생활 수행 능력과 삶의 질에 직접적인 영향을 미칩니다.

첫째, 근육량과 근력의 감소는 노화의 대표적인 특징입니다. 50세 이후부터 매년 1-2%의 근육량이 감소하며, 이는 기초대사율 저하, 신체 활동 제한, 낙상 위험 증가로 이어집니다. 특히 하지 근육의 약화는 보행 능력을 현저히 저하시켜 독립적인 일상생활 수행을 어렵게 만듭니다.

둘째, 골밀도 감소는 골다공증 발생 위험을 높입니다. 폐경 이후 여성의 경우 연간 1-2%의 골밀도 감소가 발생하며, 이는 골절 위험을 크게 증가시킵니다. 척추와 고관절 골절은 노인의 이동성과 독립성을 심각하게 제한할 수 있습니다.

셋째, 심혈관 기능의 변화는 심장과 혈관의 탄력성 감소로 나타납니다. 최대 심박수 감소와 혈관 탄력성 저하는 신체 활동 능력을 제한하고 심혈관 질환 위험을 증가시킵니다.

넷째, 관절의 유연성 감소와 관절염 발생은 움직임을 제한하고 통증을 유발합니다. 특히 무릎과 엉덩관절의 퇴행성 변화는 일상적인 동작 수행을 어렵게 만듭니다.

다행히 규칙적인 운동은 이러한 노화 관련 문제들을 상당 부분 예방하고 개선할 수 있습니다. 근력 운동은 근육량 유지와 근력 강화에 효과적이며, 체중 부하 운동과 저항성 운동은 골밀도 감소를 늦출 수 있습니다. 유산소 운동은 심혈관 기능을 개선하고, 스트레칭과 유연성 운동은 관절 건강을 유지하는 데 도움을 줍니다.

2. 노년기 맞춤형 운동처방의 원칙

노년기 운동처방은 개인의 고유한 신체적, 건강적 특성을 세밀하게 고려하는 맞춤형 접근이 핵심입니다. 일률적인 운동 프로그램은 오히려 부상 위험을 높이고 운동 효과를 감소시킬 수 있기 때문에, 개인별 맞춤 설계가 절대적으로 중요합니다.

첫째, 개인의 건강 상태와 체력 수준에 대한 포괄적인 평가가 선행되어야 합니다. 기존 만성질환, 정형외과적 제한, 심혈관 건강 상태, 근육량, 유연성 등을 종합적으로 분석하여 안전하고 효과적인 운동 계획을 수립해야 합니다.

둘째, 안전성과 효과성의 균형을 세심하게 유지해야 합니다. 과도한 운동은 부상 위험을 높이고, 너무 낮은 강도의 운동은 건강 개선 효과를 제한합니다. 따라서 개인의 현재 체력 수준에서 점진적으로 운동 강도를 높여가는 접근이 필요합니다.

셋째, 운동 강도의 점진적 증가는 노년층 운동처방의 핵심 원칙입니다. 초기에는 낮은 강도와 짧은 운동 시간으로 시작하여 신체가 적응하면서 점차 강도와 지속 시간을 늘려가는 방식을 채택해야 합니다. 이는 부상 위험을 최소화하고 지속적인 운동 참여를 가능하게 합니다.

마지막으로, 다양한 운동 유형의 통합은 전인적 건강 증진을 위해 필수적입니다. 유산소 운동, 근력 운동, 유연성 운동, 균형 운동 등을 균형 있게 포함함으로써 신체의 다양한 기능을 종합적으로 향상시킬 수 있습니다. 각 운동 유형은 서로 다른 건강상의 이점을 제공하므로, 통합적 접근이 노년기 건강 관리에 가장 효과적입니다.

3. 유산소 운동 프로그램

유산소 운동은 지속적이고 리듬컬한 신체 활동으로, 심폐 기능을 향상시키고 산소 대사를 촉진하는 운동을 의미합니다. 노년층에게 유산소 운동은 단순한 신체 활동을 넘어 건강한 노후를 위한 필수적인 전략입니다.

노년층에 적합한 유산소 운동으로는 걷기, 수영, 자전거 타기 등이 대표적입니다. 이러한 운동들은 관절에 부담을 최소화하면서도 심혈관 건강을 효과적으로 개선할 수 있습니다. 특히 걷기는 별도의 장비 없이 쉽게 시작할 수 있어 가장 접근성 높은 운동으로 권장됩니다.

1) 유산소 운동의 구체적 가이드라인

- 빈도: 일주일에 3-5회
- 강도: 중강도 수준(최대 심박수의 50-70%)
- 시간: 1회 30-45분

이러한 유산소 운동은 노년층의 심혈관 건강에 놀라운 효과를 제공합니다. 규칙적인 유산소 운동은 혈압 조절, 콜레스테롤 수치 개선, 심장 기능 강화에 도움을 줍니다. 더불어 뇌의 혈액순환을 촉진하여 인지 기능 저하를 예방하고, 치매 위험을 감소시키는 데 중요한 역할을 합니다.

특히 수영과 같은 저충격 유산소 운동은 관절에 부담을 주지 않으면서도 전신 근육을 활용할 수 있어 노년층에게 이상적입니다. 자전거 타기 역시 하지 근력 강화와 심폐 기능 향상에 탁월한 운동으로 추천됩니다.

노년층의 건강한 삶을 위해서는 개인의 건강 상태에 맞는 맞춤형 유산소 운동 프로그램 설계가 중요합니다. 운동 시작 전 반드시 의료 전문가와 상담하여 개인에게 적합한 운동 방법을 결정해야 합니다.

4. 근력 운동 프로그램

근력 운동은 노년기 건강 관리의 핵심 전략으로, 근감소증 예방과 전반적인 신체 기능 유지에 결정적인 역할을 합니다. 50세 이후 매년 1-2%씩 감소하는 근육량은 신체 기능 저하와 직결되며, 이로 인해 일상생활 수행 능력이 현저히 감소할 수 있습니다.

1) 근감소증 예방을 위한 근력 운동의 핵심 목표

(1) 근육량 유지 및 증가

(2) 점진적인 강도 증가

(3) 하체 근력 운동

(4) 상체 근력 운동

5. 유연성 및 균형 운동

노년기에 유연성과 균형 능력의 감소는 일상생활에 심각한 제약을 초래할 수 있습니다. 관절의 가동 범위 축소와 균형 감각 저하는 낙상 위험을 증가시키고, 독립적인 일상생활 수행을 어렵게 만듭니다.

유연성 운동은 관절의 가동 범위를 유지하고 근육의 경직을 예방하는 핵심 전략입니다. 특히 노년층은 정기적인 스트레칭을 통해 관절의 가동성을 유지하고 근육의 탄력성을 보존할 수 있습니다. 대표적인 유연성 운동으로는 전신 스트레칭, 요가, 태극권 등이 있으며, 이러한 운동은 관절 통증 완화와 움직임의 자유도를 높이는 데 효과적입니다.

균형 운동은 낙상 예방에 특히 중요합니다. 노화로 인한 근력 감소와 고유수용감각의 저하는 균형 능력을 현저히 감소시킵니다. 간단한 균형 운동은 다음과 같습니다.

- 한 발로 서기 운동
- 벽을 잡고 천천히 발뒤꿈치와 발가락으로 서기
- 제자리에서 천천히 걷기 동작

요가와 스트레칭은 노년층에게 특히 권장되는 유연성 운동입니다. 부드러운 하타 요가나 Chair Yoga와 같은 변형된 요가는 관절 가동성을 높이고 근육의 유연성을 개선합니다. 매일 10-15분의 규칙적인 스트레칭은 관절 건강 유지와 전반적인 신체 기능 향상에 큰 도움을 줍니다.

운동 시 주의해야 할 점은 개인의 신체 상태와 건강 조건을 고려하는 것입니다. 운동 전 반드시 의료 전문가와 상담하여 개인에게 적합한 운동 방법을 결정해야 합니다. 점진적이고 꾸준한 접근이 유연성과 균형 능력 개선의 핵심입니다.

6. 인지 기능 향상을 위한 운동

운동은 단순히 신체적 건강을 넘어 인지 기능 유지와 향상에 결정적인 역할을 합니다. 최근 신경과학 연구들은 규칙적인 신체 활동이 뇌의 신경가소성을 촉진하고, 뇌세포 생성을 stimulate한다는 증거를 제시하고 있습니다. 운동은 뇌의 혈액순환을 개선하고, 신경영양인자(BDNF) 생성을 촉진하여 뇌세포의 성장과 연결성을 강화합니다.

특히 두뇌 활성화에 효과적인 운동 유형으로는 댄스와 태극권이 대표적입니다. 댄스는 복합적인 동작과 리듬, 공간 지각 능력을 요구하기 때문에 뇌의 여러 영역을 동시에 자극합니다. 태극권은 천천히 진행되는 움직임과 명상적 요소로 인해 집중력과 인지 기능 향상에 탁월한 효과를 보입니다.

그룹 운동은 인지 기능 향상에 있어 더욱 큰 시너지 효과를 창출합니다. 사회적 상호작용은 뇌의 자극원으로 작용하며, 인지적 도전과 정서적 지지를 동시에 제공합니다. 그룹 운동 프로그램은 단순한 신체 활동을 넘어 심리사회적 네트워크 형성에 기여합니다.

운동의 정신 건강 증진 효과 또한 주목할 만합니다. 규칙적인 신체 활동은 스트레스 호르몬을 감소시키고, 엔도르핀 분비를 촉진하여 우울증과 불안 증상을 완화합니다. 특히 노년층의 경우, 운동은 사회적 고립감을 줄이고 자존감을 높이는 중요한 수단이 됩니다.

1) 효과적인 인지 기능 향상 운동 프로그램 고려

- 다양성: 여러 유형의 운동을 통합적으로 실행
- 지속성: 규칙적이고 꾸준한 운동 참여
- 즐거움: 개인의 흥미와 선호를 고려한 운동 선택
- 사회성: 그룹 활동을 통한 상호작용 촉진

결론적으로, 운동은 노년층의 인지 기능 유지와 정신 건강 증진을 위한 강력하고 자연스러운 접근 방법입니다. 개인의 건강 상태와 선호를 고려한 맞춤형 운동 프로그램은 건강하고 활기찬 노년기를 보장하는 핵심 전략이 될 것입니다.

7. 맞춤형 운동 프로그램 설계 및 실행

노년기 운동 프로그램의 성공은 개인의 고유한 건강 상태와 신체적 특성에 대한 세밀한 평가에서 시작됩니다. 맞춤형 운동 프로그램 설계의 첫 단계는 포괄적인 건강 평가입니다. 이는 단순한 신체 검사를 넘어 개인의 만성질환 유무, 정형외과적 제한, 심혈관 건강, 근육량, 유연성, 균형 능력 등을 종합적으로 분석하는 과정을 포함합니다.

전문가와의 상담은 이러한 맞춤형 접근의 핵심입니다. 의사, 운동 생리학자, 물리치료사 등 다양한 전문가와의 협업을 통해 개인에게 가장 적합한 운동 프로그램을 설계해야 합니다. 특히 기존 질환이 있거나 신체적 제한이 있는 노인의 경우, 전문가의 지도는 안전하고 효과적인 운동 실踐을 보장하는 핵심 요소입니다.

1) 운동 프로그램 단계적 접근

- 초기 건강 평가: 현재 건강 상태와 체력 수준 정밀 진단
- 개인별 목표 설정: 건강 개선, 기능 유지, 삶의 질 향상 등 구체적 목표 수립

- 초기 단계 프로그램 설계: 낮은 강도와 짧은 운동 시간으로 시작
- 점진적 강도 조절: 개인의 적응 정도에 따라 운동 강도와 시간 점진적 증가
- 지속적 모니터링 및 조정: 정기적인 평가를 통한 프로그램 수정

운동 일지 작성은 이러한 과정에서 매우 중요한 도구입니다. 개인은 운동 유형, 시간, 강도, 신체 반응, 주관적 느낌 등을 상세히 기록해야 합니다. 이러한 기록은 운동 효과를 객관적으로 평가하고, 필요한 경우 프로그램을 조정하는 근거가 됩니다.

2) 장기적 운동 프로그램 제공

- 신체 기능의 지속적 유지 및 개선
- 만성질환 예방 및 관리
- 인지 기능 저하 지연
- 정신 건강 및 심리사회적 웰빙 증진
- 독립적인 일상생활 능력 보존

중요한 것은 운동을 단순한 의무가 아닌 즐거운 활동으로 인식하는 것입니다. 개인의 흥미와 선호를 반영한 다양한 운동 프로그램은 지속적인 참여를 가능하게 합니다. 댄스, 수영, 요가 등 다양한 운동을 통해 신체 활동의 즐거움을 발견할 수 있습니다.

가족과 지역 사회의 지원은 이러한 운동 습관 형성에 결정적인 역할을 합니다. 가족의 격려와 함께 참여하는 그룹 운동 프로그램은 사회적 연

결감을 강화하고 운동에 대한 동기를 높입니다. 지역 사회의 지원 프로그램은 노인들에게 지속적인 운동 기회를 제공하고 사회적 고립을 예방합니다.

결론적으로, 운동은 행복하고 건강한 노년을 위한 필수 전략입니다. 개인의 고유성을 존중하고, 즐거움을 추구하며, 가족과 지역 사회의 지지를 받는 운동은 노년기의 삶을 근본적으로 변화시킬 수 있습니다. 노화는 피할 수 없지만, 현명하고 체계적인 운동을 통해 우리는 더욱 활기차고 의미 있는 노년을 설계할 수 있습니다.

11

음주가 건강에 미치는 영향

음주는 정신적, 신체적으로 다양한 해를 끼칠 수 있습니다. 소량의 음주도 고혈압, 암 위험을 높일 수 있으며, 과도한 음주는 간 질환, 심혈관 질환, 뇌졸중 위험을 증가시킵니다. 또한, 영양 결핍, 수면 장애, 우울감, 자살률 증가와 관련이 있습니다.

1. 음주의 정의와 개념

음주는 사전적으로 '알코올 성분이 포함된 음료를 섭취하는 행위'로 정의됩니다. 이는 맥주, 와인, 소주, 위스키 등 알코올 도수가 포함된 모든 종류의 음료를 마시는 행위를 포괄합니다. 일반적으로 음주는 사회적 상호작용, 축하, 스트레스 해소 등 다양한 목적으로 이루어지는 인간의 문화적 관행으로 이해됩니다. 그러나 단순한 행위를 넘어 개인의 건강, 심리, 사회적 관계에 깊은 영향을 미치는 복합적인 행동으로 인식되고 있습니다.

음주는 단순한 개인적 행위를 넘어 깊은 사회문화적 의미를 내포하고 있습니다. 각 문화권마다 음주에 대한 인식과 관행은 매우 다양하게 나타납니다. 예를 들어, 일부 문화에서는 음주를 사회적 결속과 친밀감을 형성하는 중요한 의식으로 간주하는 반면, 다른 문화권에서는 종교적 또는 전통적 금기의 대상으로 여기기도 합니다.

서구 문화권에서는 종종 음주가 사교와 친목의 수단으로 인식되며, 사회적 모임과 축제에서 중요한 역할을 합니다. 반면 일부 아시아 문화권에서는 음주가 비즈니스 관계 형성과 hierarchical 관계에서의 존중을 표현하는 방식으로 기능하기도 합니다.

이러한 다양한 사회문화적 맥락은 음주에 대한 규범, 기대, 그리고 수용 기준을 형성하며, 개인의 음주 행태에 직접적인 영향을 미칩니다. 따라서 음주를 이해하기 위해서는 단순히 생물학적 관점을 넘어 문화적, 사회적 차원의 복합적인 접근이 필요합니다.

음주 패턴은 크게 사회적 음주, 폭음, 만성 음주로 구분됩니다. 사회적 음주는 모임이나 친목을 위해 적당량을 마시는 형태이며, 폭음은 단기간 대량 섭취로 급격한 신체 변화를 유발합니다. 만성 음주는 장기간 지속적인 과도한 알코올 섭취로, 심각한 건강 위험을 초래할 수 있는 패턴입니다.

2. 음주가 신체 건강에 미치는 영향

알코올 섭취는 신체와 뇌에 즉각적이고 복합적인 단기적 영향을 미칩니다. 가장 먼저 나타나는 변화는 중추신경계 억제로, 이로 인해 판단력과 반응 속도가 급격히 저하됩니다. 알코올은 뇌의 인지 기능을 방해하여 합리적 사고와 의사결정 능력을 크게 감소시킵니다.

음주로 인한 판단력 저하는 사고 위험을 현저하게 증가시킵니다. 운전, 작업, 사회적 상호작용 등에서 위험한 상황을 초래할 수 있으며, 이는 개인과 주변인의 안전을 심각하게 위협합니다. 또한 알코올은 순간적인 중독 상태를 유발하여 자제력 상실, 감정 조절 장애, 공격성 증가 등의 부작용을 동반합니다.

신체적으로도 단기 음주는 심박수 증가, 체온 조절 장애, 평형감각 상실 등을 야기하여 전반적인 신체 기능을 저하시킵니다.

장기적인 음주는 인체의 여러 기관에 심각하고 누적적인 손상을 초래합니다. 간은 알코올 대사의 주요 장기로, 만성 음주로 인해 가장 심각한 피해를 입는 장기입니다. 반복된 과도한 알코올 섭취는 간세포 손상을 유발하여 지방간에서 간염, 간경화로 진행될 수 있으며, 궁극적으로는 간부전과 간암 위험을 크게 증가시킵니다.

심혈관 시스템 역시 장기 음주의 심각한 영향권에 놓입니다. 지속적인 알코올 섭취는 혈압 상승, 심장 근육 약화, 부정맥 발생 위험을 높입니다. 만성 음주는 동맥경화를 촉진하고 심장 질환 발생 가능성을 크게 증가시켜 심근경색과 뇌졸중 위험을 높입니다.

특히 주목해야 할 점은 장기 음주와 암 발생 위험의 밀접한 연관성입니다. 세계보건기구에 따르면, 만성 음주는 구강암, 식도암, 간암, 대장암 등 다양한 암 발생 위험을 현저하게 증가시킵니다. 알코올은 직접적인 발암 물질로 작용하거나 세포 손상을 촉진하여 암 발생 메커니즘에 개입합니다.

알코올은 뇌의 신경전달물질 시스템에 심각한 영향을 미치며, 장기적으로 인지 기능과 정신 건강에 심각한 손상을 초래할 수 있습니다. 만성 음주는 뇌의 구조적, 기능적 변화를 유발하여 기억력 감퇴, 집중력 저하, 학습 능력 감소 등의 인지 기능 저하를 야기합니다.

알코올은 도파민, 세로토닌과 같은 신경전달물질의 균형을 파괴하여 우울증, 불안장애, 충동조절 장애 등 다양한 정신건강 문제를 발생시킬 수 있습니다. 특히 장기간 과도한 음주는 해마와 전두엽의 위축을 촉진하여 기억력과 의사결정 능력을 심각하게 손상시킬 수 있습니다.

또한 알코올 중독은 뇌의 보상 시스템을 재구성하여 중독 행동을 강화하고, 점진적으로 더 많은 알코올을 요구하게 만드는 악순환을 형성합니다. 이는 단순한 생리적 의존을 넘어 심각한 정신건강 문제로 발전할 수 있는 위험 요인이 됩니다.

알코올은 인체의 면역 체계를 심각하게 약화시키는 주요 요인 중 하나입니다. 만성적이고 과도한 음주는 백혈구의 생산과 기능을 저하시켜 외부 병원체에 대한 방어 능력을 크게 감소시킵니다. 특히 알코올은 림프구와 대식세포의 활동을 억제하여 감염에 대한 신체의 대응력을 현저하게 감소시킵니다. 이로 인해 음주자들은 호흡기 질환, 폐렴, 결핵 등 다양한 감염성 질환에 더욱 취약해질 수 있으며, 상처 치유 과정도 지연될 수 있습니다.

3. 음주로 인한 건강상의 문제점

알코올 중독은 단순한 습관을 넘어 심각한 만성 뇌질환으로, 개인의 신체적, 정신적 건강은 물론 사회적 기능까지 심각하게 훼손할 수 있는 복합적인 질환입니다. 알코올 의존성은 점진적으로 발전하며, 내성 증가, 금단 증상, 통제력 상실 등의 특징을 보입니다.

중독자들은 지속적인 음주 욕구와 함께 일상생활 기능의 점진적 저하를 경험합니다. 직장 생활, 대인관계, 가족 관계에서 심각한 문제를 야기하며, 경제적, 심리적 어려움으로 이어질 수 있습니다. 알코올 중독은 개인의 문제를 넘어 가족과 사회에 광범위한 부정적 영향을 미치는 심각한 사회적 건강 문제입니다.

알코올은 간에 가장 심각한 손상을 초래하는 주요 원인 중 하나입니다. 만성적인 음주는 간 세포의 점진적이고 누적적인 손상을 유발하며, 이는 여러 단계의 간 질환으로 발전할 수 있습니다.

첫 번째 단계는 지방간(fatty liver)으로, 과도한 음주로 인해 간에 지방이 축적되는 현상입니다. 이 단계에서는 대부분 뚜렷한 증상이 없어 발견이 어렵지만, 간 기능의 초기 손상을 나타냅니다. 지방간은 아직 가역적인 상태로, 금주를 통해 회복 가능성이 있습니다.

지속적인 음주는 지방간을 간염으로 진행시킬 수 있습니다. 간염은 간 조직의 염증을 의미하며, 간세포의 괴사와 섬유화를 초래합니다. 이 단계에서 간 기능은 현저하게 저하되며, 피로, 황달, 복통 등의 증상이 나타날 수 있습니다.

최종적으로 간경화(cirrhosis)에 이르게 되면, 간 조직은 영구적으로 흉터화되고 기능을 완전히 상실하게 됩니다. 간경화는 비가역적인 상태로, 간부전과 심각한 합병증의 위험을 크게 증가시킵니다.

알코올은 심혈관 시스템에 심각한 위험을 초래하는 주요 요인 중 하나입니다. 만성적인 음주는 혈압을 지속적으로 상승시키고 심장 근육을 약화시켜 심혈관 질환의 위험을 크게 증가시킵니다. 장기간의 과도한 음주는 혈관 내벽의 손상을 유발하여 동맥경화를 촉진하고, 혈전 형성 가능성을 높입니다.

특히 고혈압은 알코올 섭취와 밀접한 관련이 있습니다. 알코올은 교감신경계를 자극하고 혈관 수축을 유발하여 혈압을 지속적으로 상승시키며, 이는 심장병, 뇌졸중 등 심각한 심혈관 합병증의 주요 위험 요인이 됩니다. 또한 알코올은 심장 근육의 수축력을 감소시키고 심장 리듬의 불규칙성을 야기하여 부정맥 발생 위험을 증가시킵니다.

알코올은 소화기 계통에 심각하고 직접적인 손상을 초래하는 주요 요인입니다. 특히 위와 췌장은 알코올 섭취로 인해 가장 큰 손상을 입는 장기들입니다.

만성적인 음주는 위 점막의 보호 기능을 약화시켜 만성 위염을 유발합니다. 알코올은 위산 분비를 증가시키고 점막 방어력을 감소시켜 위 점막의 염증과 손상을 촉진합니다. 이로 인해 소화 기능 저하, 만성 복통, 소화불량 등의 증상이 나타날 수 있으며, 장기적으로는 위궤양과 위암 발생 위험도 높아집니다.

췌장염은 알코올로 인한 또 다른 심각한 소화기 질환입니다. 과도한 음주는 췌장 세포를 직접적으로 손상시키고 효소 분비를 방해하여 급성 및 만성 췌장염을 유발할 수 있습니다. 췌장염은 극심한 복통, 소화 기능 장애, 당뇨병 발생 위험 증가 등 심각한 건강 문제를 초래할 수 있습니다.

알코올의 장기적 섭취는 신경계에 심각하고 누적적인 손상을 초래합니다. 신경세포와 신경전달 메커니즘에 대한 지속적인 알코올 노출은 뇌의 구조적, 기능적 변화를 유발하여 인지 기능을 점진적으로 저하시킵니다. 특히 해마와 전두엽 영역의 신경세포 위축은 기억력, 학습 능력, 의사 결정 능력에 직접적인 부정적 영향을 미칩니다.

만성 음주로 인한 신경계 손상은 단순한 기능 저하를 넘어 심각한 신경학적 장애로 발전할 수 있습니다. 뇌의 가소성이 감소하고 신경세포 간 연결성이 약화되면서, 정보 처리 속도와 집중력이 현저하게 감소합니다. 이러한 신경학적 변화는 조기 치매, 기억력 상실, 인지 기능 장애의 위험을 크게 증가시킵니다.

알코올 섭취는 인체의 영양 대사 과정을 심각하게 방해하여 광범위한 영양 불균형을 초래합니다. 알코올은 비타민과 미네랄의 흡수를 저해하고, 특히 B군 비타민의 대사를 크게 방해합니다. 이로 인해 영양 결핍, 면역력 저하, 대사 기능 장애 등 심각한 건강 문제가 발생할 수 있습니다.

만성 음주자들은 종종 단백질, 탄수화물, 지방의 적절한 대사 능력이 저하되며, 이는 근육량 감소, 체중 변화, 에너지 대사 장애로 이어집니다. 특히 간의 영양소 저장 및 대사 기능이 현저하게 감소하여 전반적인 영양 상태에 부정적인 영향을 미칩니다.

4. 음주 폐해 현상

1) 신체적 영향

(1) 암 발생 증가: 음주는 구강암, 인두암, 후두암, 식도암, 간암, 유방암, 대장암 등 다양한 암의 위험을 높입니다. 특히, 여성은 남성보다 같은

양의 술을 마셔도 암 발생 위험이 더 높을 수 있으며, 국가건강정보포털에 따르면 음주량에 따라 암 위험은 더욱 증가합니다.

(2) 간 질환: 과도한 음주는 간경변, 간암 등 심각한 간 질환을 유발할 수 있습니다. 특히, 간 질환 환자는 알코올성 간 질환의 위험이 더 높습니다.

(3) 심혈관 질환: 음주는 혈압을 상승시키고 심장 질환의 위험을 높입니다. 과도한 음주는 심장 근육 손상을 유발하고 부정맥을 유발할 수 있습니다.

(4) 뇌졸중: 음주는 뇌졸중 위험을 증가시킵니다. 특히, 과도한 음주는 뇌출혈, 뇌경색 등 뇌졸중의 위험을 높입니다.

(5) 소화기 질환: 음주는 위궤양, 위염 등 소화기 질환의 위험을 높입니다. 특히, 공복에 음주를 하거나 장기간 음주를 할 경우 위 점막손상을 유발할 수 있습니다.

(6) 면역력 저하: 음주는 면역 체계를 약화시켜 감염 위험을 높입니다. 또한, 수면 장애를 유발하여 면역력 저하를 더욱 악화시킬 수 있습니다.

(7) 피부 건강 악화: 과도한 음주는 피부 염증을 유발하고 여드름을 악화시킬 수 있습니다. 또한, 피부 노화를 촉진할 수 있습니다.

2) 정신적 영향

(1) 우울증 및 자살 위험 증가: 음주는 우울증을 유발하거나 악화시킬 수 있으며, 자살 위험을 증가시킵니다. 특히, 알코올 중독은 우울증과의 관련성이 높으며, 고위험 음주 빈도가 높을수록 우울증 위험이 증가합니다.

(2) 수면 장애: 음주는 수면의 질을 저하시키고 수면 장애를 유발할 수

있습니다. 특히, 잠들기 전에 술을 마시면 렘수면이 감소하고 수면 분절이 많아져 수면의 질이 저하됩니다.

(3) 인지 기능 저하: 음주는 뇌 기능에 영향을 미쳐 인지 기능 저하를 유발할 수 있습니다. 특히, 과도한 음주는 기억력, 판단력, 주의력 등 인지 기능 저하를 유발하며, 장기적으로는 치매 위험을 높일 수 있습니다.

3) 기타 영향

(1) 영양 결핍: 과도한 음주는 음식물 섭취를 방해하고 필수 영양소 흡수를 억제하여 영양 결핍을 유발할 수 있습니다.

(2) 대인관계 문제: 과도한 음주는 가족, 친구 등 주변 사람들과의 관계에 부정적인 영향을 미칠 수 있습니다.

(3) 경제적 문제: 음주로 인한 질병, 사고, 대인관계 문제 등으로 인해 경제적 어려움을 겪을 수 있습니다.

5. 음주 관련 건강 문제 개선을 위한 운동

유산소 운동은 음주로 인한 건강 문제 개선에 매우 중요한 역할을 합니다. 조깅, 수영, 사이클링과 같은 유산소 운동은 신체의 대사 기능을 개선하고 알코올로 인한 손상된 기관들의 회복을 촉진합니다. 이러한 운동은 간 기능 회복, 심혈관 시스템 강화, 면역력 증진에 특히 효과적입니다.

특히 유산소 운동은 알코올로 인해 손상된 간 세포의 재생을 돕고, 심장 기능을 개선하는 데 탁월합니다. 규칙적인 유산소 운동은 혈액 순환을 촉진하고 대사 기능을 향상시켜 알코올로 인한 영양 불균형을 개선할 수 있습니다. 또한 스트레스 해소와 정신 건강 개선에도 중요한 역할을 하여 음주로 인한 정신적 문제 극복에 도움을 줍니다.

근력 운동은 음주로 인한 건강 문제 개선에 핵심적인 역할을 합니다. 웨이트 트레이닝과 같은 저항성 운동은 근육량 증가, 대사 기능 개선, 호르몬 균형 회복에 효과적입니다. 특히 알코올로 인해 손상된 근육 조직의 재생과 강화를 돕고, 신체의 전반적인 대사 기능을 향상시킵니다.

요가와 같은 근력 운동은 단순한 근육 강화를 넘어 전인적인 건강 개선에 기여합니다. 근육 강화와 함께 스트레스 감소, 호흡 조절, 심신의 균형을 통해 음주로 인한 정신적, 신체적 손상을 치유하는 데 도움을 줍니다. 규칙적인 근력 운동은 알코올 의존성 감소와 건강한 생활 습관 형성에도 중요한 역할을 할 수 있습니다.

6. 음주와 영양의 관계

알코올은 인체의 영양소 흡수와 대사 과정을 심각하게 방해하는 주요 요인입니다. 알코올 분자는 소화기관의 점막을 직접적으로 손상시켜 영양분 흡수를 저해하며, 특히 비타민 B군, 엽산, 철분 등의 미량영양소 흡수를 크게 감소시킵니다. 간에서의 영양소 대사 과정도 알코올에 의해 심각하게 방해받아 영양 저장 및 전환 기능이 현저하게 저하됩니다. 이로 인해 만성 음주자들은 심각한 영양 결핍 상태에 놓이게 되며, 전반적인 신체 기능과 면역력 저하를 경험하게 됩니다.

알코올 섭취는 인체의 영양 대사를 심각하게 방해하여 광범위한 영양 결핍을 초래합니다. 특히 비타민 B군, 엽산, 철분과 같은 필수 영양소의 흡수와 대사가 크게 저해됩니다. 알코올은 소화기관 점막을 직접 손상시켜 영양분 흡수 능력을 감소시키고, 간의 영양소 저장 및 전환 기능을 현저하게 약화시킵니다.

만성적인 음주로 인한 영양 결핍은 면역력 저하, 신경계 손상, 빈혈, 골밀도 감소 등 다양한 건강 문제를 야기할 수 있습니다. 특히 티아민(비타민 B1) 결핍은 신경학적 장애와 심각한 대사 이상을 초래할 수 있으며, 지속적인 영양 불균형은 전반적인 신체 기능과 대사 과정에 장기적인 악영향을 미칩니다.

음주 시 효과적인 영양 섭취 전략은 신체의 영양학적 균형을 유지하는 데 핵심적입니다. 우선, 알코올 섭취 전후로 단백질이 풍부한 음식을 섭취하여 간 기능 보호와 영양 균형을 도모해야 합니다. 특히 계란, 생선, 견과류 등은 간 세포 재생과 해독 과정에 도움을 줍니다.

B군 비타민이 풍부한 식품, 예를 들어 현미, 통곡물, 녹색 채소는 알코올로 인한 영양소 손실을 보충하는 데 매우 중요합니다. 또한 항산화 성분이 풍부한 과일과 채소는 알코올로 인한 세포 손상을 줄이는 데 효과적입니다.

수분 섭취도 중요한 전략입니다. 알코올 섭취 중간에 물을 번갈아 마시면 탈수를 방지하고 해독 과정을 지원할 수 있습니다. 이러한 체계적인 영양 섭취 접근은 음주로 인한 영양학적 위험을 최소화하는 데 기여할 수 있습니다.

간 건강 회복을 위한 효과적인 식이 요법은 음주로 인한 간 손상을 최소화하고 세포 재생을 촉진하는 데 핵심적입니다. 우선, 항산화 성분이 풍부한 브로콜리, 청경채, 케일 등의 십자화과 채소는 간 세포 보호에 탁월합니다. 또한 마늘, 양파, 생강 같은 항염증 식품은 간 기능 개선에 도움을 줍니다.

오메가-3 지방산이 풍부한 연어, 고등어와 같은 생선, 그리고 견과류는 간 세포 재생과 염증 감소에 효과적입니다. 특히 커피와 녹차에 포함된 항산화 물질은 간 해독 과정을 지원하고 간 섬유화를 억제하는 데 도움을 줄 수 있습니다.

숙취 해소와 회복을 위해서는 특정 영양소와 식품의 섭취가 매우 중요합니다. 탈수와 전해질 불균형 해소를 위해 수분과 전해질이 풍부한 코코넛 워터, 스포츠 음료, 과일 주스가 효과적입니다. 특히 바나나, 아보카도 같은 칼륨이 풍부한 식품은 전해질 균형 회복에 도움을 줍니다.

간 기능 회복과 해독을 위해서는 N-아세틸시스테인(NAC)이 함유된 마늘, 양파, 브로콜리 등의 식품이 유용합니다. 비타민 B군이 풍부한 통곡물, 달걀, 견과류는 알코올로 인해 소모된 영양소를 보충하고 대사 기능을 지원합니다. 또한 생강차나 민트차는 소화 기능을 개선하고 메스꺼움을 완화하는 데 도움을 줄 수 있습니다.

12

흡연이 건강에 미치는 영향

흡연은 오늘날 전 세계적으로 심각한 공중보건 문제로 대두되고 있습니다. 매년 수백만 명의 사람들이 흡연으로 인한 건강 문제로 고통받고 있으며, 이는 개인의 건강뿐만 아니라 사회 전체에 막대한 영향을 미치고 있습니다.

흡연의 복합적인 건강 위험을 심층적으로 분석하고, 흡연이 인간의 신체와 정신에 미치는 광범위한 부정적 영향을 탐구하고자 합니다. 우리는 호흡기, 심혈관계, 소화기 시스템 등 다양한 측면에서 흡연의 위험성을 살펴보고, 동시에 운동을 통한 건강 회복 가능성을 모색할 것입니다.

1. 흡연의 개념과 구성 요소

흡연은 담배나 유사한 흡입 제품을 태워 발생하는 연기를 흡입하는 행위를 의미합니다. 이 습관의 역사는 수천 년 전 아메리카 원주민들에 의해 시작되었으며, 16세기 유럽 탐험가들에 의해 전 세계로 퍼져나갔습니다.

담배의 주요 구성 성분은 건강에 심각한 위험을 초래합니다. 니코틴은 강력한 중독성 물질로, 뇌의 보상 시스템에 직접적으로 작용하여 의존성을 유발합니다. 타르는 발암물질을 포함하고 있어 폐와 호흡기 조직에 심각한 손상을 줍니다. 일산화탄소는 혈액의 산소 운반 능력을 감소시켜 심혈관계 기능을 저하시킵니다.

흡연 방식도 다양화되고 있습니다. 전통적인 일반 담배부터 최근 급부상하고 있는 전자담배, 그리고 간접흡연에 이르기까지 그 형태가 다양해지고 있습니다. 특히 전자담배는 '덜 해로운' 대안으로 마케팅되고 있지만, 장기적 건강 영향에 대해서는 여전히 많은 의문이 남아있습니다.

간접흡연 역시 심각한 건강 위험을 초래합니다. 주변 흡연자의 담배 연기에 노출된 비흡연자도 흡연으로 인한 유해 물질에 직접적으로 영향을 받게 됩니다. 이는 특히 어린이와 임산부에게 더욱 위험할 수 있습니다.

2. 흡연이 호흡기 건강에 미치는 영향

흡연은 호흡기 건강에 가장 파괴적인 영향을 미치는 주요 요인 중 하나입니다. 담배 연기에 포함된 수천 가지 유해 화학물질은 폐 조직에 심각한 손상을 유발합니다.

폐암 발생 위험은 흡연자에게 극적으로 증가합니다. 담배의 발암물질은 폐 세포의 DNA를 직접적으로 손상시키고, 비정상적인 세포 성장을 촉진합니다. 흡연자는 비흡연자에 비해 폐암 발생 위험이 10-15배 더 높으며, 하루 20개비 이상 흡연 시 위험은 증가합니다.

만성 폐쇄성 폐질환(COPD)은 흡연으로 인한 대표적인 만성 호흡기

질환입니다. 담배 연기는 폐포의 탄력성을 파괴하고, 기도를 만성적으로 염증 상태로 만듭니다. 이로 인해 점진적이고 불가역적인 호흡 기능 저하가 발생하며, 호흡곤란, 만성 기침, 가래 증가 등의 증상이 나타납니다.

기관지염과 천식 환자의 경우 흡연은 증상을 심각하게 악화시킵니다. 담배 연기는 기도의 점막을 자극하고 염증 반응을 촉진하여 호흡기 과민성을 증가시킵니다. 이로 인해 기도 협착, 점액 과다 분비, 호흡 곤란 등의 증상이 더욱 빈번하고 심각해집니다.

호흡 기능 저하는 점진적이고 누적적입니다. 폐활량 감소, 산소 교환 능력 저하, 만성 기침과 가래 증가 등이 대표적인 증상입니다. 장기 흡연자의 경우 이러한 증상들이 더욱 현저하게 나타나며, 일상생활의 질을 심각하게 저하시킵니다.

3. 심혈관계 질환과 흡연의 연관성

흡연은 심혈관계에 가장 파괴적인 외부 요인 중 하나로, 복합적이고 심각한 손상을 유발합니다. 담배에 포함된 유해 물질들은 혈관 내벽을 직접적으로 손상시키고, 혈액의 생리학적 특성을 근본적으로 변화시킵니다. 관상동맥 질환의 경우, 흡연은 동맥 내벽의 내피세포에 심각한 손상을 초래합니다. 니코틴과 일산화탄소는 혈관 내 콜레스테롤 축적을 가속화하고, 혈관의 탄력성을 감소시켜 동맥경화 발생 위험을 dramatically 증가시킵니다. 흡연자는 비흡연자에 비해 관상동맥 질환 발생 위험이 2-4배 높아집니다.

심근경색의 위험 또한 현저하게 상승합니다. 흡연으로 인한 혈관 손상과 혈전 형성 촉진은 심근에 산소 공급을 방해하고, 심장 근육의 급격한 괴사를 유발할 수 있습니다. 특히 40대 이하 조기 심근경색 환자의 대부분이 흡연과 밀접한 연관성을 보입니다.

고혈압 발생 메커니즘도 명확합니다. 니코틴은 교감신경계를 자극하여 혈관을 수축시키고, 심박수와 혈압을 급격히 상승시킵니다. 장기간 흡연은 혈관의 탄력성을 영구적으로 손상시켜 만성 고혈압 상태를 유발합니다.

뇌졸중 위험 또한 심각합니다. 흡연으로 인한 혈관 내벽 손상과 혈전 형성 증가는 뇌혈관의 막힘이나 파열 가능성을 크게 높입니다. 흡연자는 비흡연자에 비해 뇌졸중 발생 위험이 약 3배에 달합니다.

말초혈관 질환도 간과할 수 없습니다. 흡연은 사지의 혈액 순환을 저해하여 만성적인 혈관 폐색을 유발하고, 심각한 경우 하지 절단까지 이어질 수 있습니다. 특히 당뇨 환자의 경우 이러한 위험이 더욱 증가합니다.

결론적으로, 흡연은 심혈관계에 다각도로 치명적인 영향을 미치며, 그 위험성은 누적되고 불가역적입니다.

4. 기타 신체 기관에 대한 흡연의 영향

흡연은 구강 및 소화기 시스템에도 심각한 손상을 초래합니다. 구강 내 첫 번째 영향은 치아와 잇몸 건강의 급격한 악화입니다. 담배의 유해물질은 구강 점막을 직접적으로 손상시키고, 타르와 니코틴은 치아 변색, 치석 형성, 만성 치은염을 유발합니다. 흡연자들은 비흡연자에 비해 치주 질환 발생 위험이 2-3배 더 높으며, 심각한 경우 치아 상실로 이어질 수 있습니다.

구강암 발생 위험 또한 dramatically 증가합니다. 담배의 발암물질은 입술, 혀, 구강 점막 세포의 DNA를 손상시켜 악성 종양 형성 가능성을 크게 높입니다. 특히 장기 흡연자의 경우 구강암 발생 위험이 비흡연자 대비 6-10배에 달할 수 있습니다.

소화기 계통에서도 흡연의 파괴적 영향은 명확합니다. 위장관 점막은 니코틴과 유해 화학물질에 극도로 취약합니다. 위산 분비 증가와 점막 보호 기능 약화로 위궤양 발생 위험이 현저하게 상승합니다. 만성 흡연자의 경우 위궤양 치료 성공률이 낮고, 재발 가능성도 크게 증가합니다.

식도암 발생 위험 또한 심각합니다. 흡연으로 인한 만성적인 점막손상과 염증 반응은 식도 세포의 비정상적 변형을 촉진하여 악성 종양 발생 가능성을 높입니다. 흡연자는 비흡연자에 비해 식도암 발생 위험이 약 4-7배 높아집니다.

피부 건강에도 흡연은 가혹한 영향을 미칩니다. 니코틴과 일산화탄소는 피부 세포의 산소 공급을 방해하고, 콜라겐과 엘라스틴 생성을 저해합니다. 이로 인해 조기 주름, 피부 탄력성 감소, 불균일한 피부 톤 등 가속화된 노화 현상이 나타납니다. 흡연자들은 비흡연자에 비해 평균 10-15세 더 빠르게 노화되는 경향을 보입니다.

생식 기능 측면에서도 흡연은 심각한 문제를 야기합니다. 남성의 경우 정자 생산 및 활동성 감소, 발기 부전 위험 증가 등 생식 능력에 직접적인 악영향을 미칩니다. 여성에게는 조기 폐경, 불임 위험 상승, 임신 중 태아 건강에 치명적인 영향을 줍니다. 임산부의 흡연은 저체중아 출산,

조산, 유산 위험을 dramatically 증가시킵니다.

5. 흡연의 정신 건강 및 사회적 영향

흡연은 개인의 정신 건강과 사회적 관계에 깊고 복합적인 영향을 미치는 중독 행위입니다. 니코틴은 뇌의 보상 시스템에 직접적으로 작용하여 강력한 심리적, 생리적 의존성을 생성합니다. 흡연자들은 니코틴 섭취를 통해 일시적인 긴장 완화와 도파민 분비를 경험하지만, 이는 결과적으로 더 심각한 중독과 심리적 불안정을 초래합니다.

니코틴 중독의 핵심은 금단 증상에 있습니다. 흡연을 중단하면 심각한 심리적, 신체적 불편함을 경험하게 됩니다. 초조함, 불안, 집중력 저하, 우울감 등의 증상이 나타나며, 이는 흡연자들이 금연을 어렵게 만드는 주요 요인입니다. 역설적으로, 이러한 스트레스는 다시 흡연으로 회귀하게 만드는 악순환을 만들어냅니다.

스트레스와 불안은 흡연과 밀접하게 연관되어 있습니다. 많은 흡연자들은 스트레스 해소 수단으로 담배에 의존하지만, 실제로는 니코틴이 장기적으로 불안과 스트레스 수준을 증가시킵니다. 니코틴은 교감신경계를 자극하여 코르티솔 같은 스트레스 호르몬의 분비를 촉진하며, 이는 만성적인 심리적 긴장감을 유발합니다.

사회적 관계 측면에서도 흡연은 부정적 영향을 미칩니다. 흡연자들은 종종 사회적 상호작용에서 배제되거나 차별을 경험합니다. 비흡연 환경에서의 불편함, 사회적 낙인, 그리고 건강에 대한 우려는 대인관계의 질을 저하시킵니다. 특히 가족과 친구들 사이에서 흡연은 갈등의 원인이 되기도 합니다.

경제적 측면에서 흡연은 개인과 사회에 막대한 부담을 줍니다. 담배 구매에 드는 직접적인 비용뿐만 아니라, 흡연으로 인한 의료비 증가, 생산성 저하, 조기 사망 등으로 인한 간접 비용이 막대합니다. 평균적인 흡연자는 매년 수백만 원의 경제적 손실을 경험하며, 이는 삶의 전반적인 질을 저하시킵니다.

결과적으로, 흡연은 개인의 정신 건강과 사회적 기능을 종합적으로 약화시키는 복합적인 중독 행위입니다. 단순한 개인의 선택을 넘어 심리적, 사회적, 경제적 차원의 광범위한 영향을 미치는 심각한 공중보건 문제로 인식되어야 합니다.

6. 운동을 통한 건강 증진 방법

규칙적인 운동은 개인의 신체적, 정신적 건강을 근본적으로 변화시키는 강력한 도구입니다. 특히 흡연으로 인한 건강 손상을 회복하고 예방하는 데 있어 운동은 핵심적인 역할을 합니다.

심폐 기능 강화를 위한 유산소 운동은 건강 회복의 첫 번째 핵심 전략입니다. 걷기, 조깅, 수영, 사이클링과 같은 활동들은 폐의 산소 교환 능력을 점진적으로 개선하고, 심혈관계 기능을 회복시킵니다. 주 150분의 중강도 유산소 운동은 흡연으로 손상된 폐 기능을 점차 개선하며, 혈액 순환을 촉진하여 심혈관계 건강을 증진시킵니다.

근력 운동은 전반적인 신체 건강을 개선하는 또 다른 중요한 요소입니다. 웨이트 트레이닝, 저항 운동, 체중 운동 등은 근육량을 증가시키고 대사율을 높여 체중 관리와 건강한 신체 구성을 도모합니다. 특히 흡연자의 경우, 근력 운동은 대사 기능 회복과 면역력 강화에 직접적인 도움을 줍니다.

스트레스 해소와 정신 건강 측면에서 요가와 명상은 매우 효과적입니다. 이러한 실천은 호흡 조절, 심신 안정, 스트레스 감소에 탁월한 효과를 발휘합니다. 특히 니코틴 중독에서 벗어나는 과정에서 경험하는 심리적 긴장을 완화하는 데 중요한 역할을 합니다.

운동의 이점은 단순히 신체적 건강에 국한되지 않습니다. 규칙적인 신체 활동은 도파민과 세로토닌 같은 긍정적 신경전달물질의 분비를 촉진하여 정서적 안정과 정신적 웰빙을 증진합니다. 흡연자들에게 운동은 건강 회복의 수단을 넘어 새로운 삶의 방식을 제시하는 전환점이 될 수 있습니다.

효과적인 운동 프로그램을 위해서는 개인의 현재 건강 상태와 체력 수준을 고려한 점진적 접근이 중요합니다. 전문가와 상담하여 맞춤형 운동 계획을 수립하고, 꾸준히 실천하는 것이 건강 회복의 핵심입니다.

7. 흡연자를 위한 운동 프로그램 제안

흡연자를 위한 운동 프로그램은 개인의 현재 건강 상태와 체력 수준을 세심하게 고려해야 합니다. 첫 번째 단계는 포괄적인 건강 검진을 통해 현재의 심폐 기능과 전반적인 체력을 평가하는 것입니다. 특히 장기간 흡연으로 인한 호흡기 및 심혈관계 제한을 고려한 맞춤형 접근이 필수적입니다.

초기 단계에서는 저강도 유산소 운동을 중심으로 시작합니다. 하루 10-15분의 걷기나 수영 같은 저강도 운동으로 시작하여 점진적으로 운동 시간과 강도를 증가시킵니다. 특히 수영은 관절에 부담을 주지 않으면서 전신 운동 효과를 제공하므로 흡연자에게 이상적인 운동 방법입니다.

금연과 병행할 수 있는 운동 루틴은 니코틴 중독을 극복하는 데 핵심적입니다. 아침 스트레칭, 요가, 명상 등의 호흡 중심 운동은 금단 증상을 완화하고 정신적 스트레스를 감소시키는 데 효과적입니다. 특히 깊은 호흡을 동반하는 운동은 폐 기능 회복에 직접적인 도움을 줍니다.

운동 강도는 4-6주 간격으로 점진적으로 증가시켜야 합니다. 처음에는 주 3회, 20-30분 운동에서 시작하여 점차 주 5회, 45-60분 운동으로 발전시킵니다. 이 과정에서 개인의 신체적 반응을 면밀히 관찰하고, 필요하다면 전문가와 상담하여 조정해야 합니다.

금연 동기 부여를 위해 운동 목표 설정과 진행 상황 추적이 중요합니다. 예를 들어, 1개월 금연 성공 시 새로운 운동 장비 구매, 3개월 금연 시 여행 계획 등 구체적인 보상 시스템을 만들어 지속적인 동기를 부여할 수 있습니다.

근력 운동도 점진적으로 도입해야 합니다. 체중 운동, 밴드 운동, 가벼운 덤벨 운동 등을 통해 근육량을 증가시키고 대사 기능을 개선합니다. 이는 금연 과정에서 발생할 수 있는 체중 증가를 예방하고 전반적인 체력을 향상시키는 데 도움을 줍니다.

13

스포츠 활동 안전관리와 자기관리

스포츠 활동은 개인의 신체적, 정신적 건강 증진에 매우 중요한 역할을 합니다. 규칙적인 운동은 체력 향상, 스트레스 감소, 사회성 발달 등 다양한 긍정적 효과를 제공합니다. 그러나 이러한 혜택에도 불구하고, 스포츠 활동 중 발생할 수 있는 잠재적 위험은 결코 간과해서는 안 됩니다.

매년 수많은 스포츠 관련 사고가 발생하며, 이로 인한 부상과 심각한 건강 문제는 개인의 삶에 심각한 영향을 미칠 수 있습니다. 근골격계 손상, 심혈관계 위험, 뇌진탕 등 다양한 사고 유형은 참가자들의 안전을 위협합니다.

이러한 맥락에서 체계적이고 포괄적인 안전관리의 필요성이 대두됩니다. 스포츠 활동의 긍정적 효과를 최대화하고 위험을 최소화하기 위해서는 개인, 지도자, 시설 관리자 모두의 적극적인 안전 의식과 예방적 접근이 필수적입니다.

1. 스포츠 활동 중 발생할 수 있는 주요 사고 유형

스포츠 활동 중 발생할 수 있는 사고는 다양하며, 각 유형마다 고유한 위험과 잠재적 결과를 수반합니다.

1) 근골격계 부상

근골격계 부상은 스포츠 활동에서 가장 흔히 발생하는 사고 유형입니다. 염좌, 골절, 탈구 등이 대표적입니다. 예를 들어, 축구나 농구와 같은 접촉 스포츠에서는 발목 염좌나 무릎 인대 파열이 빈번하게 발생합니다. 이러한 부상은 단기적으로는 운동 능력 제한을, 장기적으로는 만성 관절 문제를 초래할 수 있습니다.

2) 심혈관계 사고

과도한 운동 강도나 기존 심장 질환은 심각한 심혈관계 사고를 유발할 수 있습니다. 특히 마라톤, 트라이애슬론과 같은 지구력 스포츠에서 심장마비나 급성 심장 정지 위험이 높아집니다. 운동 중 갑작스러운 흉통, 호흡곤란 등의 증상은 즉각적인 의료 조치를 필요로 합니다.

3) 타박상 및 찰과상

충돌이나 낙상으로 인한 타박상과 찰과상은 대부분의 스포츠에서 흔히 발생합니다. 비록 생명을 위협하지 않더라도, 이러한 부상은 감염 위험과 추가적인 합병증을 야기할 수 있어 적절한 처치가 중요합니다.

4) 뇌진탕 및 두부 외상

격렬한 접촉 스포츠에서 뇌진탕은 심각한 위험을 초래합니다. 단순한 두통부터 장기적인 신경학적 손상까지 다양한 증상을 동반할 수 있으며, 반복적인 뇌진탕은 만성 외상성 뇌병증(CTE)의 위험을 증가시킵니다.

5) 익수 사고

수상 스포츠에서 발생하는 익수 사고는 치명적일 수 있습니다. 수영 능력 부족, 극한 날씨 조건, 장비 결함 등이 주요 원인이 될 수 있으며, 신속한 대응이 생존에 결정적입니다.

이러한 사고 유형들은 스포츠 참가자들에게 심각한 신체적, 정신적 위험을 초래할 수 있습니다. 따라서 각 사고 유형에 대한 철저한 이해와 예방적 접근이 무엇보다 중요합니다.

2. 안전관리 예방 대책

효과적인 스포츠 활동 안전관리를 위해서는 체계적이고 종합적인 예방 대책이 필수적입니다. 다음은 스포츠 참가자들이 안전하게 운동할 수 있는 핵심 예방 전략입니다.

1) 적절한 장비 및 보호구 착용

개인의 안전을 보장하는 가장 기본적인 방법은 적절한 보호장비 사용입니다. 각 스포츠의 특성에 맞는 헬멧, 보호대, 무릎 보호대 등을 착용함으로써 잠재적 부상 위험을 크게 줄일 수 있습니다. 예를 들어, 자전거 타기의 경우 반드시 안전 헬멧을 착용하고, 야구나 하키에서는 전문 보호 장비를 사용해야 합니다.

2) 충분한 준비운동

부상 예방의 핵심은 철저한 준비운동입니다. 본격적인 운동 전 10-15분간의 준비운동은 근육을 부드럽게 하고 혈액 순환을 촉진하여 부상 위험을 현저히 감소시킵니다. 스트레칭, 가벼운 유산소 운동, 동적 준비운동 등을 통해 근육과 관절을 워밍업해야 합니다.

3) 점진적 운동 강도 증가

갑작스러운 고강도 운동은 심혈관계 및 근골격계에 심각한 부담을 줄 수 있습니다. 따라서 운동 강도를 점진적으로 높이는 것이 중요합니다. 초보자나 오랜 시간 운동을 하지 않은 사람들은 특히 주의해야 하며, 전문가의 지도를 받아 단계적으로 운동 강도를 높여가는 것이 안전합니다.

4) 충분한 휴식과 수분 섭취

적절한 휴식과 수분 섭취는 부상 예방의 핵심입니다. 과도한 운동은 피로와 부상 위험을 증가시키므로, 정기적인 휴식과 수분 보충이 필요합니다. 운동 중간에 충분한 수분을 섭취하고, 운동 강도와 개인의 체력에 맞는 휴식 시간을 가져야 합니다.

5) 환경 조건 고려

날씨, 시설 상태 등 외부 환경은 스포츠 안전에 중요한 요인입니다. 극한 기온, 미끄러운 바닥, 부적절한 조명 등은 사고 위험을 높입니다. 따라서 운동 전 환경을 철저히 점검하고, 필요하다면 운동 시간이나 장소를 조정해야 합니다.

이러한 예방 대책들은 개인의 주의와 시스템적 접근을 통해 효과적으로 실행될 수 있습니다. 안전은 우연이 아니라 철저한 준비와 지속적인 관심의 결과입니다.

3. 스포츠 시설 및 환경 관리

스포츠 시설의 안전한 관리는 사고 예방과 참가자의 건강을 보장하는 데 핵심적인 역할을 합니다. 체계적이고 지속적인 시설 관리는 잠재적 위험을 사전에 차단하고 안전한 운동 환경을 조성하는 필수 요소입니다.

첫째, 정기적인 시설 점검은 안전 관리의 기본입니다. 운동 시설의 바닥, 장비, 구조물 등은 주기적으로 철저히 검사되어야 합니다. 균열, 마모, 부식 등을 조기에 발견하고 즉시 보수함으로써 사고 위험을 최소화할 수 있습니다. 예를 들어, 체육관의 바닥은 미끄럼 방지 처리와 균일한 표면 상태를 유지해야 하며, 운동 기구는 정기적으로 기능과 안전성을 점검해야 합니다.

둘째, 응급 상황에 대비한 장비 구비는 생명을 구할 수 있는 중요한 요소입니다. 자동심장충격기(AED), 종합 구급상자, 들것 등 필수 응급 장비는 쉽게 접근할 수 있는 위치에 비치되어야 합니다. 이러한 장비들은 단순히 구비하는 것을 넘어 정기적으로 작동 상태를 점검하고, 관련 인력들이 사용법을 숙지해야 합니다.

셋째, 명확하고 눈에 띄는 안전 표지판과 경고문은 사고 예방에 crucial 합니다. 위험 구역, 응급 출구, 안전 장비 위치 등을 명확히 표시함으로써 참가자들의 주의를 환기시키고 잠재적 위험을 사전에 알릴 수 있습니다. 국제적 표준에 부합하는 색상과 디자인의 안전 표지판은 언어와 문화를 초월하여 효과적으로 정보를 전달할 수 있습니다.

넷째, 전문 안전 관리자의 배치는 종합적인 안전 관리 체계를 구축하는 데 필수적입니다. 스포츠 안전에 대한 전문 지식을 갖춘 관리자는 위험 요소를 사전에 식별하고, 신속하게 대응할 수 있는 능력이 필요합니다. 이들은 정기적인 교육과 훈련을 통해 최신 안전 관리 기법을 습득하고 적용해야 합니다.

결론적으로, 스포츠 시설 및 환경 관리는 단순한 물리적 점검을 넘어 포괄적이고 체계적인 접근이 요구됩니다. 지속적인 관심, 투자, 그리고 전문성을 바탕으로 안전한 스포츠 환경을 만들어가는 것이 중요합니다.

4. 자기관리를 위한 방법

스포츠 활동에서 성공과 안전은 개인의 체계적인 자기관리에서 시작됩니다. 효과적인 자기관리는 단순히 운동 능력을 향상시키는 것을 넘어 잠재적 부상을 예방하고 전반적인 건강을 증진시키는 핵심 전략입니다.

첫째, 개인의 신체 상태와 한계를 정확히 인지하는 것이 중요합니다. 자신의 체력 수준, 기존 건강 상태, 신체적 제한점을 객관적으로 평가해야 합니다. 이는 과도한 운동으로 인한 부상을 예방하고, 점진적으로 운동 능력을 향상시키는 기반이 됩니다. 연령, 체력, 기존 질환 등을 고려하여 개인에게 적합한 운동 강도와 유형을 선택해야 합니다.

둘째, 정기적인 건강 검진은 예방적 건강관리의 핵심입니다. 연 1-2회 정기 건강검진을 통해 심혈관계 기능, 근골격계 상태, 호르몬 균형 등을 점검해야 합니다. 특히 스포츠 활동에 참여하기 전 포괄적인 의학적 평가를 받아 잠재적 위험 요소를 사전에 파악하는 것이 중요합니다.

셋째, 올바른 운동 기술과 자세 습득은 부상 예방의 핵심입니다. 전문 코치나 트레이너로부터 정확한 기술을 배우고, 반복적인 연습을 통해 표준화된 동작을 익혀야 합니다. 특히 웨이트 트레이닝, 달리기, 수영 등 각 운동 종목의 고유한 기술적 특성을 이해하고 숙달하는 것이 중요합니다.

넷째, 균형 잡힌 영양 섭취와 충분한 수면은 신체 회복과 성능 향상에 필수적입니다. 개인의 운동 강도와 목표에 맞는 영양 섭취 계획을 세우고, 하루 7-8시간의 양질의 수면을 확보해야 합니다. 단백질, 탄수화물, 건강한 지방의 균형, 충분한 수분 섭취는 운동 후 회복과 근육 재생에 중요한 역할을 합니다.

마지막으로, 심리적 준비와 스트레스 관리는 종합적인 자기관리의 중요한 측면입니다. 명상, 호흡 운동, 정기적인 심리 상담 등을 통해 정신적 탄력성을 키우고, 운동과 관련된 심리적 압박감을 효과적으로 관리해야 합니다.

이러한 자기관리 전략들은 단순한 권고사항이 아니라 지속적이고 체계적인 실천을 통해 진정한 효과를 발휘합니다. 개인의 건강과 안전은 우연이 아닌 철저한 준비와 지속적인 관리의 결과입니다.

5. 안전 교육 및 인식 제고

안전한 스포츠 환경 조성을 위해서는 단순한 규칙과 장비를 넘어 포괄적인 안전 교육과 인식 제고가 핵심적입니다. 효과적인 안전 교육은 사고 예방의 가장 강력한 도구로, 참가자와 지도자 모두의 인식 변화를 이끌어낼 수 있습니다.

첫째, 스포츠 참가자를 대상으로 한 맞춤형 안전 교육 프로그램이 필수적입니다. 연령, 스포츠 종목, 숙련도에 따라 차별화된 교육 커리큘럼을 개발해야 합니다. 초보자를 위한 기본 안전 수칙부터 전문 선수를 위한 고급 위험 관리 교육까지 다양한 수준의 프로그램이 제공되어야 합니다.

둘째, 지도자 및 코치의 안전 의식 향상은 매우 중요합니다. 전문 코치 교육 과정에 안전 관리, 응급 대응, 부상 예방 트레이닝을 필수 과목으로 포함해야 합니다. 정기적인 재교육과 최신 안전 지침 업데이트를 통해 코치들의 전문성을 지속적으로 강화해야 합니다.

셋째, 응급 처치 및 심폐소생술(CPR) 교육은 생명을 구할 수 있는 핵심 기술입니다. 모든 스포츠 참가자와 지도자들이 기본적인 응급 대응 능력을 갖추도록 의무화해야 합니다. 정기적인 실습 교육과 자격증 과정을 통해 실제 상황에서 신속하고 효과적인 대응이 가능하도록 준비해야 합니다.

넷째, 안전 캠페인 및 홍보 활동은 대중의 인식을 높이는 중요한 수단입니다. 소셜미디어, TV, 포스터 등 다양한 채널을 활용하여 스포츠 안전의 중요성을 지속적으로 알려야 합니다. 실제 사례와 예방 수칙을 공유하여 대중의 안전 의식을 제고하고 적극적인 참여를 유도해야 합니다.

결론적으로, 안전 교육과 인식 제고는 개인과 사회의 공동 책임입니다. 체계적이고 지속적인 교육을 통해 스포츠 현장의 안전 문화를 근본적으로 변화시키고, 모든 참가자가 안전하고 건강한 스포츠 활동을 즐길 수 있도록 지원해야 합니다.

14

운동상해 예방 및 응급처치

1. 운동상해 예방 및 응급처치

운동상해는 신체 활동 중 발생하는 예기치 않은 신체적 손상으로, 현대 스포츠와 신체 활동의 필수적인 위험 요소입니다. 이는 단순한 물리적 손상을 넘어 개인의 건강, 심리, 사회적 기능에 심각한 장기적 영향을 미치는 복합적인 현상입니다.

개인적 측면에서 운동상해는 즉각적인 신체적 고통뿐 아니라 장기간의 신체 기능 제한, 심리적 트라우마, 운동 능력 저하 등을 초래할 수 있습니다. 특히 전문 운동선수나 활발한 운동 애호가들에게 이러한 상해는 경력과 삶의 질에 치명적인 영향을 줄 수 있습니다.

사회경제적 관점에서 운동상해는 막대한 의료비용, 생산성 손실, 재활 지원 등 광범위한 사회적 부담을 발생시킵니다. 매년 수많은 스포츠 관련 부상으로 인해 막대한 경제적 손실과 사회적 비용이 발생하며, 이는 단순히 개인의 문제를 넘어 국가적 차원의 중요한 공중보건 이슈로 인식되고 있습니다.

1) 근육 및 인대 상해

(1) 근육 염좌와 좌상의 특징 및 원인

근육 및 인대 상해는 운동 중 가장 흔하게 발생하는 외상 중 하나로, 신체의 연부 조직에 심각한 손상을 줄 수 있습니다. 근육 염좌와 좌상은 서로 다른 메커니즘을 가진 외상으로, 정확한 구분이 중요합니다.

근육 염좌는 근육 섬유의 부분적 또는 완전한 파열을 의미합니다. 과도한 신전, 급격한 움직임, 근육의 과도한 부하로 인해 발생하며, 주로 허벅지, 종아리 등 근육에서 빈번히 나타납니다. 염좌의 심각성은 손상 정도에 따라 1~3등급으로 분류되며, 경미한 미세 파열부터 완전 파열까지 다양합니다.

인대 좌상은 관절을 연결하는 인대의 과도한 신전이나 파열로, 관절의 비정상적인 움직임으로 인해 발생합니다. 특히 급격한 회전, 꺾임, 충격 등이 주요 원인이 됩니다. 발목, 무릎, 손목 등에서 흔히 발생하며, 관절의 안정성을 compromised시킬 수 있습니다.

이러한 상해의 주요 원인은 부적절한 준비운동, 과도한 운동 강도, 잘못된 기술, 피로, 그리고 개인의 신체적 한계를 넘어서는 움직임입니다. 따라서 운동 전 충분한 준비와 점진적인 강도 조절이 상해 예방에 핵심적입니다.

(2) 인대 손상의 유형과 발생 메커니즘

인대 손상은 운동 중 발생하는 가장 복잡하고 위험한 외상 중 하나로,

관절의 구조적 안정성을 직접적으로 위협합니다. 인대 손상은 크게 세 가지 등급으로 분류됩니다.

① 1급 인대 손상: 경미한 섬유 신전과 미세한 파열로 특징지어지며, 관절의 기본적인 기능에 최소한의 영향을 미칩니다. 일반적으로 가벼운 통증과 약간의 부종이 동반되지만, 관절 안정성은 유지됩니다.

② 2급 인대 손상: 부분적인 인대 파열로, 더 심각한 기능적 제한을 초래합니다. 이 단계에서는 인대 섬유의 상당 부분이 손상되어 관절 불안정성이 증가하고, 더 심각한 통증과 부종, 제한된 움직임을 경험하게 됩니다.

③ 3급 인대 손상: 완전 파열로, 관절의 구조적 안정성이 심각하게 손상됩니다. 이 수준의 손상은 종종 수술적 개입을 필요로 하며, 장기간의 재활을 요구합니다.

인대 손상의 생체역학적 메커니즘은 주로 다음과 같은 요인들에 의해 발생합니다.

첫째, 과도한 신전(Excessive Stretching): 관절이 정상 범위를 벗어나는 급격하고 비정상적인 움직임은 인대에 극심한 스트레스를 유발합니다. 이러한 과도한 신전은 인대 섬유의 탄성 한계를 초과하여 파열을 야기할 수 있습니다.

둘째, 회전 및 비틀림 힘(Rotational Forces): 빠른 방향 전환이나 예상치 못한 회전 움직임은 인대에 비대칭적인 힘을 가해 손상을 일으킬 수 있습니다. 특히 농구, 축구와 같은 방향 전환이 잦은 스포츠에서 이러한 손상이 빈번히 발생합니다.

셋째, 누적된 미세 손상(Cumulative Microtrauma): 반복적이고 지속적인 작은 스트레스는 시간이 지남에 따라 인대의 구조적 약화를 초래할 수 있습니다. 이는 급격한 외상만큼 위험할 수 있는 잠재적 손상 메커니즘입니다.

인대 손상의 취약성을 증가시키는 주요 요인들은 부적절한 준비운동, 피로, 부정확한 운동 기술, 개인의 해부학적 특성 등입니다. 따라서 예방을 위해서는 점진적인 운동 강도 조절, 적절한 준비운동, 그리고 개인의 신체적 한계에 대한 정확한 이해가 필수적입니다.

2. 즉각적인 응급 처치 방법

근육 및 인대 상해 발생 시 신속하고 적절한 응급 처치는 추가 손상을 방지하고 회복을 촉진하는 데 결정적입니다. 상해 직후 취해야 할 가장 중요한 대응 방법은 RICE 프로토콜입니다.

1) RICE 프로토콜 각 단계

(1) 휴식(Rest): 즉시 부상 부위의 움직임을 중단하고 추가적인 스트레스를 피해야 합니다. 부상 부위를 고정하고 체중을 실으면 안 됩니다.

(2) 얼음 찜질(Ice): 상해 후 최초 48-72시간 동안 15-20분 간격으로 얼음 팩을 적용합니다. 이는 염증과 부종을 줄이고 통증을 완화하는 데 효과적입니다. 얼음을 직접 피부에 접촉시키지 않도록 얇은 천으로 감싸야 합니다.

(3) 압박(Compression): 탄력 붕대를 사용하여 부상 부위를 부드럽게

감싸 부종을 줄이고 안정성을 제공합니다. 너무 꽉 조이지 않도록 주의해야 하며, 순환을 방해하지 않아야 합니다.

(4) 거상(Elevation): 부상 부위를 심장보다 높은 위치에 두어 혈액 순환을 개선하고 부종을 줄입니다.

3. 추가적인 응급 처치 고려사항

- 1급 상해의 경우: 경미한 통증과 부종에 RICE 프로토콜을 적용하고 점진적인 움직임 회복을 시도할 수 있습니다.
- 2급 상해의 경우: 더욱 신중한 접근이 필요하며, 전문의의 평가를 조속히 받아야 합니다.
- 3급 상해의 경우: 즉시 전문 의료진의 도움을 요청해야 하며, 추가 움직임을 최소화해야 합니다.

1) 주의해야 할 금기 사항

열 치료는 초기 48시간 동안 피해야 합니다.

알코올 섭취나 마사지는 상황을 악화시킬 수 있으므로 금지해야 합니다.

통증이 지속되거나 심해지는 경우 즉시 의료 전문가와 상담해야 합니다.

효과적인 응급 처치는 신속한 대응과 전문적인 평가의 균형을 이루는 것입니다. 개인의 상황과 상해 정도에 따라 적절히 대응하는 것이 가장 중요합니다.

4. 근육 및 인대 상해: 장기적인 회복과 재활 과정

근육 및 인대 상해의 장기적 회복은 단순한 치유를 넘어 완전한 기능 복원을 목표로 하는 체계적이고 인내심 있는 과정입니다. 재활의 핵심은 전문 물리치료사의 지도 하에 개인의 상해 정도와 신체적 특성에 맞는 맞춤형 접근입니다.

회복 과정은 일반적으로 세 단계로 구분됩니다. 초기 단계에서는 염증 감소와 기본적인 관절 가동 범위 회복에 집중합니다. 이후 근력 강화 및 안정성 회복 단계로 전환되며, 마지막으로 점진적인 기능적 운동 재도입 단계를 거칩니다.

물리치료는 재활의 핵심 요소로, 전문가의 정밀한 평가와 맞춤형 운동 프로그램을 통해 근육의 강도와 유연성을 점진적으로 회복시킵니다. 개별 운동 계획은 상해 정도, 개인의 체력, 운동 목표에 기반하여 세심하게 설계됩니다.

성공적인 재활을 위해서는 인내심과 규칙적인 훈련, 그리고 신체의 신호를 경청하는 것이 중요합니다. 조기 복귀나 과도한 운동은 재발 위험을 높일 수 있으므로, 전문가와의 긴밀한 소통과 점진적 접근이 필수적입니다.

5. 골절 및 탈구

1) 주요 골절 유형과 증상

운동 중 발생하는 골절은 신체에 심각한 손상을 초래할 수 있는 중요한 외상입니다. 주요 골절 유형은 다음과 같이 분류됩니다:

(1) 단순 골절(Simple Fracture): 뼈가 깨졌으나 피부를 관통하지 않은 상태로, 주로 급격한 충격이나 과도한 압박으로 발생합니다. 농구, 축구와 같은 접촉 스포츠에서 흔히 관찰됩니다.

(2) 복합 골절(Compound Fracture): 뼈 파편이 피부를 관통하는 심각한 유형으로, 감염 위험이 높고 즉각적인 의료 개입이 필요합니다. 고위험 스포츠나 극단적인 외상 상황에서 발생합니다.

(3) 스트레스 골절(Stress Fracture): 반복적인 미세 외상으로 인해 발생하는 미세한 균열로, 장거리 달리기, 체조 선수들에게 흔합니다. 점진적으로 악화되는 특징이 있습니다.

2) 골절의 주요 발생 메커니즘

- 직접적인 충격
- 과도한 비틀림 힘
- 반복적인 미세 외상
- 골밀도 약화

주요 증상으로는 심각한 통증, 부종, 국소 압통, 움직임 제한, 비정상적인 관절 모양 등이 포함됩니다. 즉각적인 의료적 평가와 적절한 고정이 장기적 회복에 결정적입니다.

3) 골절 및 탈구: 관절 탈구의 위험성과 증상

관절 탈구는 운동 중 발생할 수 있는 가장 심각한 외상 중 하나로, 관절을 구성하는 뼈들이 정상적인 위치에서 완전히 벗어나는 상태를 의미합니다. 이는 골절이나 염좌와는 근본적으로 다른 심각한 외상으로, 관절의 구조적 무결성을 직접적으로 위협합니다.

탈구의 위험성은 매우 높으며, 다음과 같은 심각한 합병증을 초래할 수 있습니다:

- 신경 및 혈관 손상: 관절 주변의 중요한 신경과 혈관이 압박되거나 파열될 위험
- 관절 불안정성: 장기적인 관절 기능 저하와 만성 불안정성
- 심각한 통증: 즉각적이고 극심한 통증으로 인한 운동 능력 상실

가장 흔히 탈구되는 관절은 어깨, 손가락, 팔꿈치, 무릎, 발목 등입니다. 특히 격렬한 접촉 스포츠나 고강도 운동에서 발생 빈도가 높습니다.

탈구의 주요 증상

- 급격하고 극심한 통증
- 관절의 비정상적인 모양과 위치 변형
- 즉각적인 움직임 제한
- 심각한 부종과 멍
- 관절 주변의 감각 이상

골절과 달리 탈구는 더욱 즉각적이고 직접적인 의료 개입을 요구합니다. 전문 의료진에 의한 신속한 정복(관절 재위치)이 추가 손상을 방지하

고 장기적 회복 가능성을 높이는 핵심입니다.

골절 및 탈구: 현장 응급 처치 기술

골절 및 탈구 현장 응급처치는 신속하고 정확한 대응이 생명을 좌우할 수 있는 중요한 기술입니다. 다음은 전문 의료진 도착 전 취해야 할 핵심 대응 단계입니다.

골절 응급처치 핵심 절차

- 현장 안전 확보: 추가 위험으로부터 부상자 보호
- 움직임 최소화: 부상 부위 고정 및 불필요한 움직임 방지
- 부목 고정 기법: 탄성 붕대나 경직된 재료로 인접 관절 고정, 부상 부위 위아래 관절까지 완전히 고정과도한 압박 주의
- 탈구 대응 지침: 즉시 움직임 중단, 관절을 현 상태로 유지, 전문 의료진에게 즉시 연락, 얼음찜질로 부종 및 통증 완화

주의사항

- 전문가의 도움 없이 관절 재위치 시도 금지
- 심각한 통증이나 변형 시 즉시 119 요청
- 쇼크 징후 관찰 및 대비

응급처치 시 절대 금기사항

- 부상 부위 강제 움직임 금지
- 즉석 치료나 정복 시도 금지

- 심각한 출혈 시 멸균 거즈로 압박

성공적인 현장 응급처치는 신속한 대응, 세심한 주의, 전문가에 대한 신속한 연계가 핵심입니다.

6. 두부 및 척추 상해: 뇌진탕과 두부 외상의 위험성

두부 상해, 특히 뇌진탕은 운동 중 발생할 수 있는 가장 위험하고 복잡한 외상 중 하나입니다. 뇌진탕은 단순한 물리적 충격을 넘어 뇌의 생리학적 기능에 심각한 단기 및 장기적 영향을 미치는 신경학적 외상입니다.

뇌진탕의 즉각적인 생리학적 메커니즘은 뇌 조직의 급격한 가속과 감속으로 인한 신경세포의 일시적 기능 장애입니다. 이 과정에서 신경전달물질의 불균형, 미세한 축삭 손상, 대사적 혼란이 발생하여 인지기능과 신경학적 반응에 심각한 영향을 줄 수 있습니다.

1) 단기적 뇌진탕 환자 증상

- 두통과 현기증
- 기억력 및 집중력 저하
- 균형감각 상실
- 감각 혼란 및 반응 지연
- 심리적 불안정

장기적 관점에서 반복되는 뇌진탕은 더욱 심각한 신경학적 위험을 초래할 수 있습니다. 만성 외상성 뇌병증(CTE)과 같은 진행성 신경퇴행성 질환의 위험이 증가하며, 인지기능 저하, 우울증, 기억력 장애 등 심각한 신경학적 합병증으로 발전할 가능성이 있습니다.

특히 청소년과 전문 운동선수의 경우, 뇌진탕의 누적 효과는 더욱 위험할 수 있습니다. 성장기 뇌의 취약성과 반복적인 외상은 장기적인 신경발달에 심각한 장애를 일으킬 수 있어 각별한 주의가 필요합니다.

따라서 두부 상해 발생 시 즉각적인 평가와 적절한 휴식, 전문의의 철저한 신경학적 평가가 필수적입니다. 무엇보다 예방이 가장 중요하며, 적절한 보호장비 사용, 안전한 운동 기술, 그리고 뇌진탕에 대한 인식과 교육이 핵심적인 대응 전략입니다.

2) 척추 손상의 심각성과 장기적 영향

척추 손상은 인체의 가장 취약하고 중요한 신경계 구조에 대한 가장 위험한 외상 중 하나로, 개인의 삶을 근본적으로 변화시킬 수 있는 심각한 의학적 사건입니다. 척추는 단순한 신체 지지 구조를 넘어 중추신경계의 핵심 보호 통로로, 손상 시 그 영향은 극도로 광범위하고 치명적일 수 있습니다.

척추 손상의 가장 심각한 장기적 영향은 영구적인 신경학적 기능 상실입니다. 척수 손상은 운동 기능, 감각 기능, 자율신경계 기능에 돌이킬 수 없는 손상을 줄 수 있어 환자의 독립성을 완전히 박탈할 수 있습니다. 특히 경추 및 흉추 부위의 손상은 사지 마비나 호흡 기능 장애와 같은 극단적인 결과를 초래할 수 있습니다.

만성 통증은 척추 손상 환자들이 지속적으로 겪는 또 다른 심각한 문제입니다. 신경병증성 통증, 근육 경련, 신경 압박으로 인한 지속적인 통증은 환자의 삶의 질을 극적으로 저하시키며, 심리적 트라우마와 우울증의 주요 원인이 됩니다.

더욱이 척추 손상은 단순한 의학적 문제를 넘어 환자의 사회적, 경제적 측면에도 광범위한 영향을 미칩니다. 직업 능력 상실, 지속적인 의료 비용, 재활 과정의 복잡성은 개인과 가족에게 막대한 부담을 줍니다. 특히 젊은 운동선수들의 경우 평생의 꿈과 경력이 순간에 무너질 수 있습니다.

예방과 신속한 대응이 척추 손상의 장기적 영향을 최소화하는 핵심입니다. 적절한 보호장비 사용, 안전한 운동 기술, 그리고 즉각적이고 전문적인 의료 대응이 잠재적 손상의 범위를 제한할 수 있는 가장 효과적인 전략입니다.

3) 두부 및 척추 상해: 즉각적인 대응 방법

두부 및 척추 상해 발생 시 즉각적인 대응은 추가적인 신경학적 손상을 방지하고 환자의 생존 가능성을 높이는 결정적인 요인입니다. 현장에서의 신속하고 정확한 대응은 평생의 기능 손실을 최소화할 수 있는 중요한 기회입니다.

즉각적인 대응의 황금 원칙은 "먼저 해치지 말라(Do No Harm)"입니다. 특히 두부 및 척추 상해의 경우, 부적절한 움직임은 돌이킬 수 없는 신경학적 손상을 초래할 수 있습니다.

7. 현장 대응 핵심 단계

- 현장 안전 확보
- 추가 위험 요소로부터 부상자 보호
- 주변 환경의 위험 요소 신속히 제거
- 필요 시 교통이나 주변 활동 통제
- 환자 평가 및 고정
- 의식 상태 즉시 확인
- 호흡 및 맥박 점검
- 목과 척추를 절대 움직이지 않기
- 머리를 중립 위치로 유지
- 전문 경추 보호대 또는 즉석 고정 도구 사용
- 두부 상해 특별 대응
- 출혈 부위 멸균 거즈로 부드럽게 압박
- 두부에 차가운 팩 적용
- 쇼크 방지를 위해 환자 따뜻하게 유지
- 구토 시 질식 방지를 위해 옆으로 누이기
- 척추 상해 특별 대응
- 절대 환자 이동 금지
- 최소한의 움직임으로 호흡 유지
- 등받이를 45도 각도로 살짝 들어올리기
- 혈액 순환 유지
- 119 신고 및 전문가 대기

- 정확한 상황 설명
- 상세한 현장 상황 및 환자 상태 전달
- 전문 구조대원 안내

8. 주의해야 할 절대적 금기 사항

- 전문 의료진 없이 환자 이동 금지
- 머리나 목 강제 회전 금지
- 부상 부위 마사지나 열 치료 금지
- 음식이나 음료 제공 금지
- 두부 및 척추 상해는 예측 불가능하고 치명적일 수 있습니다. 따라서 모든 운동 참여자는 기본적인 응급처치 교육을 받고, 신속하고 침착한 대응 능력을 키워야 합니다. 생명을 구하는 것은 기술과 침착함, 그리고 전문가에 대한 신속한 연계에 달려 있습니다.

9. 열 관련 상해: 열사병, 일사병, 탈수증의 차이점

열 관련 상해는 운동 중 발생할 수 있는 심각한 의학적 응급 상황으로, 열사병, 일사병, 탈수증은 각각 고유한 특성과 위험성을 가지고 있습니다.

열사병은 가장 심각한 열 관련 상해로, 체온 조절 메커니즘의 완전한 붕괴를 의미합니다. 체온이 40°C 이상으로 급격히 상승하며, 중추신경계 기능에 심각한 장애를 초래할 수 있습니다. 주요 증상은 고열, 의식 혼미, 발작, 피부 건조와 뜨거움, 심한 두통, 그리고 빠르고 얕은 호흡입니다. 특히 고강도 운동, 고온 다습한 환경, 부적절한 수분 섭취, 개인의 열 적응 부족이 주요 위험 요인입니다.

일사병은 열사병보다는 덜 심각하지만 여전히 위험한 상태입니다. 과도한 열 노출로 인해 발생하며, 체온 조절 시스템이 점진적으로 약화되는 특징이 있습니다. 주요 증상으로는 심한 피로, 어지러움, 두통, 메스꺼움, 다량의 발한, 피부의 창백함과 차가움 등이 나타납니다. 장시간 야외 활동, 부적절한 수분 보충, 부족한 체력 등이 주요 위험 요인입니다.

탈수증은 체내 수분 손실이 심각한 수준에 도달한 상태로, 열 관련 상해의 기본적인 형태입니다. 수분 섭취와 배출의 불균형으로 인해 발생하며, 전해질 균형에 심각한 영향을 미칩니다. 주요 증상은 심한 갈증, 어두운 소변, 피로, 두통, 현기증, 입술과 점막의 건조 등입니다. 격렬한 운동, 고온 환경, 부적절한 수분 섭취, 알코올 섭취 등이 주요 위험 요인입니다.

1) 세 가지 상태의 주요 차이점

- 심각성: 열사병 〉 일사병 〉 탈수증
- 체온 변화: 열사병(40°C 이상), 일사병(38-40°C), 탈수증(정상 체온)
- 의식 상태: 열사병(의식 혼미/상실), 일사병(의식 저하), 탈수증(일반적으로 명확)

2) 예방을 위한 핵심 전략

- 충분한 수분 섭취
- 점진적인 열 적응
- 고온 환경에서의 운동 강도 조절
- 적절한 복장과 햇빛 차단

- 전해질 균형 유지

3) 열 관련 상해: 조기 징후 인식 방법

열 관련 상해는 적절한 예방과 신속한 대응으로 대부분 예방 가능합니다. 개인의 신체적 한계를 이해하고, 환경적 요인에 주의를 기울이는 것이 가장 중요합니다. 열 관련 상해의 조기 징후를 인식하는 능력은 잠재적으로 생명을 구할 수 있는 중요한 기술입니다. 신체가 보내는 미묘한 경고 신호를 조기에 감지하고 적절히 대응하는 것이 심각한 건강 위험을 예방하는 핵심입니다.

4) 탈수증의 초기 징후

- 극심한 갈증
- 소변색의 짙은 황색 또는 주황색 변화
- 입술과 점막의 건조감
- 피로감과 집중력 저하
- 가벼운 두통

5) 일사병의 초기 경고 신호

- 심한 발한과 동시에 피부의 창백함
- 점진적인 체력 저하
- 근육 경련
- 현기증과 경미한 균형 감각 상실
- 미묘한 체온 상승(38°C 근처)

- 메스꺼움과 가벼운 어지러움

6) 열사병의 조기 징후

- 급격한 체온 상승(39°C 이상)
- 의식의 미세한 혼란 상태
- 피부의 뜨거움과 건조함
- 심박수 급격한 증가
- 호흡 패턴의 변화
- 심한 두통과 어지러움

10. 심혈관 응급 상황: 발생 가능성과 예방

운동은 심혈관 건강에 긍정적인 영향을 미치지만, 동시에 심장 관련 응급 상황의 위험도 내재하고 있습니다. 특히 고강도 운동이나 기존 심장 질환이 있는 개인에게 이러한 위험은 더욱 증가합니다.

운동 중 발생 가능한 주요 심장 관련 응급 상황은 다음과 같습니다.

1) 심정지

심정지는 가장 위험하고 치명적인 심혈관 응급 상황입니다. 갑작스러운 심장 기능 정지로 혈액 순환이 중단되며, 즉각적인 심폐소생술(CPR)이 생존율을 결정짓는 핵심 요인입니다. 주요 위험 요인으로는 나이, 기존 심장 질환, 고혈압, 고지혈증, 흡연 등이 있습니다.

2) 심근경색

심근경색은 관상동맥의 혈류 차단으로 인해 심장 근육 조직이 괴사하는 상태입니다. 운동 중 급격한 혈류 변화와 스트레스로 인해 발생할 수 있으며, 가슴 통증, 팔이나 턱으로 뻗는 통증, 호흡 곤란, 냉한 땀 등이 주요 증상입니다.

3) 부정맥

비정상적인 심장 리듬으로, 운동 중 과도한 스트레스나 전해질 불균형으로 발생할 수 있습니다. 심계항진, 어지러움, 실신 등의 증상을 동반할 수 있으며, 때로는 생명을 위협할 수 있습니다.

11. 상해 예방 전략: 운동 전 준비운동

준비운동은 단순한 신체 준비 과정을 넘어 운동 상해 예방의 핵심 메커니즘입니다. 과학적 관점에서 준비운동은 신체의 생리학적 시스템을 점진적으로 활성화하고 운동에 대비시키는 필수적인 과정입니다.

1) 준비운동의 생리학적 메커니즘

근육 온도 상승: 준비운동은 근육의 온도를 높여 근섬유의 탄성과 유연성을 증가시킵니다. 근육 온도가 1-2°C 상승하면 근육의 수축력과 신축성이 최대 20% 향상되어 부상 위험을 크게 감소시킬 수 있습니다.

혈액 순환 개선: 점진적인 준비운동은 심혈관계를 자극하여 근육으로

의 혈류를 증가시킵니다. 이는 산소와 영양분 공급을 최적화하고, 근육과 관절의 대사 활동을 준비시킵니다.

신경근육 연결 활성화: 준비운동은 중추신경계와 말초신경계 간의 신호 전달을 강화하여 더 빠르고 정확한 근육 반응을 유도합니다. 이는 운동 수행능력 향상과 동시에 상해 위험을 감소시킵니다.

2) 효과적인 준비운동의 핵심 전략

- 전신 가벼운 유산소 운동(5-10분)
- 동적 스트레칭
- 운동 특이적 움직임 연습
- 점진적인 강도 증가

개인의 운동 유형, 체력 수준, 연령에 맞는 맞춤형 준비운동이 가장 이상적입니다. 획일화된 접근보다는 개인의 신체적 특성을 고려한 준비운동이 상해 예방에 더욱 효과적입니다.

준비운동을 통해 신체는 급격한 부하로부터 보호받을 수 있으며, 운동 성능은 물론 장기적인 신체 건강을 유지할 수 있습니다. 단순한 루틴이 아닌, 과학적 근거에 기반한 체계적인 준비과정으로 이해해야 합니다.

15

스트레스와 우울증 그리고 MBTI별 해결방안

현대 사회는 급격한 기술 발전, 경쟁적인 사회 구조, 그리고 끊임없는 정보의 홍수 속에서 개인에게 정신적 도전을 제시하고 있습니다. 오늘날 많은 사람들이 심각한 스트레스와 우울증으로 고통받고 있으며, 이는 단순한 개인의 문제를 넘어 사회적 건강을 위협하는 중대한 문제로 대두되고 있습니다.

전 세계적으로 스트레스와 우울증은 빠르게 증가하는 추세입니다. 세계보건기구(WHO)에 따르면, 약 3억 명 이상의 사람들이 우울증을 겪고 있으며, 이는 전 세계 인구의 상당한 비율을 차지합니다. 특히 청년층과 중장년층에서 이러한 정신 건강 문제가 급증하고 있어 사회적 우려를 낳고 있습니다.

1. 스트레스의 이해

스트레스는 외부 자극에 대한 인체의 비특이적 대응 반응으로, 개인의 항상성을 위협하는 신체적, 정신적 압박 상태를 의미합니다. 한스 셀리(Hans Selye)의 고전적 정의에 따르면, 스트레스는 신체가 어떤 요구에 적응하려 할 때 발생하는 일반적인 적응 증후군입니다.

1) 스트레스 두 가지 주요 유형

(1) 급성 스트레스

즉각적이고 단기적인 스트레스 반응으로, 특정 사건이나 상황에 대한 즉각적인 대응으로 발생합니다. 예를 들어, 중요한 발표나 시험, 긴급한 업무 마감 등이 급성 스트레스를 유발할 수 있습니다. 이 유형의 스트레스는 일반적으로 일시적이며, 대부분의 경우 빠르게 해소됩니다.

(2) 만성 스트레스

장기간 지속되는 지속적인 스트레스 상태를 의미합니다. 지속적인 재정적 어려움, 불안정한 직장 환경, 장기적인 인간관계 갈등 등이 만성 스트레스의 대표적인 원인입니다. 이는 장기적으로 건강에 심각한 부정적 영향을 미칠 수 있습니다.

스트레스의 생리학적 영향은 매우 복합적입니다. 스트레스 상황에서 인체는 코르티솔과 아드레날린과 같은 호르몬을 분비하여 '싸우거나 도망가기(Fight or Flight)' 반응을 촉발합니다. 이러한 생리적 반응은 심박수 증가, 혈압 상승, 면역 시스템 변화 등을 초래합니다.

심리학적으로 스트레스는 불안, 우울, 집중력 저하, 감정 조절의 어려움 등을 야기할 수 있습니다. 장기간 지속되는 스트레스는 개인의 정신건강뿐만 아니라 인지 기능과 전반적인 삶의 질에도 부정적인 영향을 미칩니다.

현대 사회의 복잡성과 경쟁적 환경은 스트레스 발생 가능성을 더욱 높이고 있어, 효과적인 스트레스 관리는 개인의 건강과 웰빙을 위해 필수적입니다.

2. 우울증에 대한 이해

우울증은 단순한 기분 저하를 넘어서는 심각한 정신건강 질환으로, 개인의 감정, 사고, 행동에 깊은 영향을 미치는 복합적인 장애입니다. 세계보건기구(WHO)에 따르면, 우울증은 지속적인 슬픔, 무력감, 절망감을 특징으로 하는 기분 장애로 정의됩니다.

우울증의 공식적인 진단 기준은 정신질환의 진단 및 통계 편람(DSM-5)에 명시되어 있습니다. 진단을 위해서는 다음 증상들 중 최소 5개 이상이 2주 이상 지속되어야 합니다.

- 지속적인 슬픔 또는 공허함
- 일상 활동에 대한 흥미와 즐거움 상실
- 수면 패턴의 심각한 변화(불면증 또는 과다 수면)
- 식욕 및 체중의 현저한 변화
- 에너지 부족 및 만성적 피로
- 집중력 저하와 의사결정 능력 감소
- 무가치감 또는 과도한 죄책감
- 반복적인 죽음이나 자살에 대한 생각

우울증은 개인의 일상생활에 극심한 지장을 초래합니다. 직장 생산성 저하, 대인관계 악화, 사회적 고립 등 광범위한 부정적 영향을 미칩니다. 특히 인지기능 저하로 인해 일상적인 업무 수행과 의사소통에 심각한 어려움을 겪게 됩니다.

우울증은 단순한 개인적 문제가 아니라 복합적인 요인들이 상호작용하여 발생하는 질환입니다. 유전적 소인, 생물학적 요인, 심리사회적 스트레스, 환경적 요인 등 다양한 원인이 복합적으로 작용합니다.

효과적인 치료를 위해서는 조기 진단과 전문적인 개입이 핵심적입니다. 심리치료, 약물치료, 그리고 생활 습관 개선을 통해 우울증을 관리하고 극복할 수 있습니다.

3. 스트레스와 우울증의 관계

스트레스와 우울증은 밀접하게 연결된 복합적인 심리생리학적 현상입니다. 만성 스트레스는 우울증 발병의 핵심 위험 요인으로 작용하며, 이 두 상태는 서로를 강화하는 악순환을 형성합니다.

생리학적 측면에서, 지속적인 스트레스는 코르티솔 호르몬의 과다 분비를 유발합니다. 장기간 높은 수준의 코르티솔은 해마와 전전두피질 같은 뇌 영역의 신경세포 손상을 초래하여 감정 조절 능력을 저하시킵니다. 이러한 신경학적 변화는 우울증 발생 위험을 크게 증가시킵니다.

심리적으로, 만성 스트레스는 개인의 대처 메커니즘을 점진적으로 약화시킵니다. 지속적인 부정적 경험은 무력감과 절망감을 증폭시키고, 이는 우울증의 핵심 증상으로 발전할 수 있습니다. 스트레스로 인한 에너지 고갈과 동기 상실은 부정적 사고 패턴을 강화하는 악순환을 만듭니다.

특히 주목할 점은 스트레스와 우울증의 상호작용입니다. 우울증은 스트레스에 대한 대처 능력을 더욱 저하시키고, 이는 다시 스트레스 취약성을 높이는 악순환을 만들어냅니다. 예를 들어, 우울한 상태의 개인은 스트레스 상황에 더욱 민감하게 반응하고, 이로 인해 더 심각한 정신적 고통을 경험하게 됩니다.

사회적 고립, 업무 성과 저하, 대인관계 악화 등의 요인들도 이러한 악순환을 가속화합니다. 개인은 점점 더 큰 심리적 압박을 느끼게 되고, 결과적으로 우울증의 심각성은 더욱 깊어지게 됩니다.

따라서 스트레스와 우울증의 관계를 이해하고 조기에 개입하는 것이 매우 중요합니다. 통합적인 접근을 통해 스트레스 관리와 정신 건강 증진을 동시에 추구해야 합니다.

4. 스트레스 대처 방안

스트레스 대처를 위한 효과적인 전략은 개인의 심리적 회복력을 높이고 정신 건강을 개선하는 데 핵심적입니다. 인지행동 기법(Cognitive-Behavioral Technique)은 스트레스 관리의 가장 과학적이고 체계적인 접근법 중 하나입니다.

인지행동 기법은 부정적인 사고 패턴을 인식하고 재구조화하는 데 중점을 둡니다. 개인은 스트레스 상황에 대한 비합리적이거나 과도하게 부정적인 사고를 식별하고, 이를 더 객관적이고 건설적인 관점으로 전환할 수 있습니다. 예를 들어, “나는 절대 이 상황을 해결할 수 없다”와 같은 파괴적인 사고를 “이 상황은 어렵지만, 나는 점진적으로 해결책을 찾을 수 있다”로 대체할 수 있습니다.

마음챙김(Mindfulness)과 명상은 또 다른 강력한 스트레스 관리 도구입니다. 이러한 기법들은 현재 순간에 집중하고 판단 없이 내적 경험을 관찰하는 능력을 키웁니다. 정기적인 명상은 스트레스 호르몬 감소, 불안 완화, 정서적 안정성 향상에 scientific evidence가 있는 효과적인 방법입니다.

시간 관리와 우선순위 설정은 스트레스 감소의 핵심 전략입니다. 체계적인 시간 관리는 일의 복잡성을 줄이고, 통제감을 높여 스트레스를 효과적으로 감소시킵니다. 중요한 작업에 집중하고, 불필요한 활동을 최소화하며, 현실적인 목표를 설정하는 것이 중요합니다.

실천 가능한 구체적인 전략으로는 다음을 추천합니다.

- 매일 15-20분 명상 실천
- 일일 계획 수립 및 우선순위 체크리스트 작성
- 부정적 사고 패턴 인식 및 재구조화 연습
- 규칙적인 운동과 충분한 수면 유지

이러한 통합적 접근은 개인의 스트레스 대처 능력을 근본적으로 향상시키고, 정신적 회복력을 강화할 수 있습니다.

5. 우울증 관리 전략

우울증 관리는 다차원적이고 종합적인 접근이 필요한 복잡한 과정입니다. 효과적인 관리를 위해서는 전문가의 개입, 사회적 지지, 그리고 개인의 일상생활 개선이 핵심적입니다.

첫째, 전문가의 도움은 우울증 극복의 가장 중요한 초석입니다. 정신건강 전문의나 임상심리학자와의 상담은 우울증의 근본 원인을 탐색하고 개인화된 치료 계획을 수립하는 데 결정적입니다. 심리치료는 인지행동치료(CBT)나 대인관계치료(IPT) 등 다양한 접근법을 포함하며, 부정적 사고 패턴을 변화시키고 감정 조절 능력을 향상시킵니다.

약물치료 또한 중요한 관리 전략입니다. 항우울제는 뇌의 신경전달물질 균형을 조절하여 우울증 증상을 완화할 수 있습니다. 그러나 약물치료는 반드시 전문의와 상담 하에 개인의 상태에 맞게 신중하게 접근해야 합니다.

둘째, 사회적 지지 네트워크 구축은 우울증 관리에 매우 중요합니다. 가족, 친구, 동료들의 지지와 이해는 심리적 회복에 결정적인 역할을 합니다. 고립은 우울증을 악화시킬 수 있으므로, 정기적인 사회적 교류와 열린 소통이 필수적입니다. 지지 그룹 참여나 집단 상담도 효과적인 대안이 될 수 있습니다.

셋째, 일상생활 패턴의 체계적인 개선은 우울증 관리의 핵심입니다. 수면 패턴 개선은 특히 중요합니다. 규칙적인 수면 시간 유지, 취침 전 스크린 사용 제한, 편안한 수면 환경 조성 등이 도움될 수 있습니다.

식습관 또한 중요한 요소입니다. 균형 잡힌 영양 섭취, 오메가-3 지방산, 비타민 D가 풍부한 식단은 정신 건강에 긍정적 영향을 미칩니다. 규칙적인 운동과 신체 활동 역시 내분비계 균형을 통해 우울증 증상 완화에 기여할 수 있습니다.

마지막으로, 우울증 관리는 지속적이고 인내심 있는 과정임을 인식해야 합니다. 단기간의 노력이 아닌 장기적이고 종합적인 접근이 필요하며, 개인의 상황과 필요에 맞는 맞춤형 전략을 개발하는 것이 중요합니다.

6. 운동을 통한 스트레스와 우울증 관리

운동은 스트레스와 우울증 관리에 있어 가장 강력하고 자연스러운 치료 방법 중 하나입니다. 신체 활동은 단순히 신체적 건강을 넘어 정신 건강에도 profound한 영향을 미칩니다.

유산소 운동은 스트레스 해소와 정서적 안정에 특히 효과적입니다. 조깅, 수영, 사이클링과 같은 유산소 운동은 엔도르핀 분비를 촉진하고, 코르티솔 수준을 감소시켜 자연스러운 스트레스 완화제 역할을 합니다. 특히 주 3-4회, 30분 이상의 중강도 유산소 운동은 우울증 증상을 최대 30% 감소시킬 수 있습니다.

근력 운동 역시 정신 건강에 놀라운 이점을 제공합니다. 웨이트 트레이닝과 저항성 운동은 자존감을 높이고, 신체 이미지를 개선하며, 성취감을 제공합니다. 근육 강화는 신경전달물질 생성을 촉진하여 우울증과 불안 증상을 완화하는 데 도움을 줍니다.

요가와 필라테스는 심신 안정에 탁월한 운동 방법입니다. 이들 운동은 단순한 신체 활동을 넘어 명상적 요소를 포함하고 있어 스트레스 감소와 정서적 균형에 매우 효과적입니다. 호흡 조절, 집중력 향상, 심리적 이완을 동시에 달성할 수 있습니다.

운동을 통한 스트레스와 우울증 관리의 핵심은 일관성과 개인의 선호도입니다. 자신에게 가장 즐겁고 지속 가능한 운동 방식을 선택하는 것이 중요합니다. 처음부터 과도한 목표를 세우기보다는 점진적이고 지속적인 접근이 성공의 열쇠입니다.

1) 실천 가능 전략

- 주 3-4회 30분 운동 계획
- 다양한 운동 방식 시도
- 점진적 강도 증가
- 즐거움과 동기 유지

운동은 약물이나 심리치료를 대체하는 것이 아니라 보완하는 holistic한 접근법임을 기억해야 합니다. 개인의 상태에 맞는 맞춤형 운동 계획을 세우고, 필요하다면 전문가와 상담하는 것이 중요합니다.

7. 라이프스타일 개선 방안

라이프스타일 개선은 스트레스와 우울증 관리의 핵심 전략 중 하나입니다. 건강한 생활 방식은 정신 건강 회복을 위한 근본적인 토대를 제공합니다.

첫째, 건강한 식습관은 정신 건강에 결정적인 영향을 미칩니다. 균형 잡힌 영양 섭취는 뇌 기능을 최적화하고 감정 조절에 도움을 줍니다. 오메가-3 지방산이 풍부한 생선, 항산화 물질이 많은 과일과 채소, 복합 탄수화물, 양질의 단백질을 포함하는 식단은 신경전달물질 생성을 촉진하고 염증을 감소시킵니다. 특히 우울증과 관련된 세로토닌 생산에 필수적인 영양소 섭취는 정서적 안정에 중요합니다.

둘째, 충분한 수면과 휴식은 정신 건강 회복의 핵심입니다. 성인의 경우 하루 7-9시간의 양질의 수면이 필요합니다. 규칙적인 수면 패턴은 스트레스 호르몬 조절, 인지 기능 회복, 감정 처리에 결정적입니다. 취침 전 전자기기 사용 제한, 편안한 수면 환경 조성, 일정한 수면-기상 시간 유지 등이 권장됩니다.

셋째, 취미 활동과 사회적 관계 유지는 정서적 웰빙에 필수적입니다. 개인의 관심사에 기반한 취미 활동은 성취감과 즐거움을 제공하며, 스트레스 해소와 자아실현의 통로가 됩니다. 또한 친구, 가족과의 정기적인 소통은 고립감을 예방하고 정서적 지지를 제공합니다. 사회적 네트워크는 심리적 회복력을 높이는 중요한 완충제 역할을 합니다.

이러한 라이프스타일 개선은 단순한 개별 전략이 아니라 상호 연결된

holistic한 접근입니다. 건강한 식습관, 충분한 수면, 의미 있는 사회적 관계는 서로를 강화하며 정신 건강 증진에 기여합니다.

8. MBTI와 정신 건강의 관계

MBTI(Myers-Briggs Type Indicator)는 개인의 성격을 16가지 유형으로 분류하는 심리학적 도구로, 인간의 심리적 특성을 이해하는 데 중요한 역할을 합니다. 이 성격 유형 분류 시스템은 개인의 인지 방식, 의사소통 스타일, 그리고 스트레스 대처 방식을 이해하는 데 핵심적인 통찰을 제공합니다.

스트레스는 개인이 외부 환경의 압박이나 도전에 대응하는 심리적, 생리적 반응입니다. 우울증은 지속적인 슬픔, 무기력감, 흥미 상실 등을 특징으로 하는 심각한 정신 건강 장애입니다. 이러한 정신 건강 문제들은 개인의 성격 유형에 따라 매우 다른 양상으로 나타나고 대처되는 경향이 있습니다.

MBTI를 통한 정신 건강 접근의 장점은 개인의 고유한 성격 특성을 고려한 맞춤형 대응 전략을 개발할 수 있다는 점입니다. 예를 들어, 내향형과 외향형은 스트레스 해소 방식에 있어 근본적으로 다른 접근을 필요로 합니다. 내향형은 조용하고 혼자만의 시간을 통해 에너지를 회복하는 반면, 외향형은 사회적 상호작용을 통해 스트레스를 해소하는 경향이 있습니다.

따라서 MBTI 유형별 접근은 단순한 분류를 넘어 개인의 정신 건강을 이해하고 지원하는 중요한 도구가 될 수 있습니다. 이는 개인의 고유한 특성을 존중하면서 보다 효과적인 스트레스 관리와 정신 건강 증진 전략을 제시할 수 있게 해줍니다.

1) 외향형(E)의 스트레스 관리 방법

외향형(E) 유형의 개인들에게 사회적 상호작용은 스트레스 관리의 핵심 전략입니다. 이들은 타인과의 소통과 교류를 통해 심리적 에너지를 회복하고 정서적 안정을 찾는 경향이 있습니다.

스트레스 해소를 위한 효과적인 사회적 활동은 다음과 같습니다

그룹 운동 및 팀 스포츠 참여는 외향형 개인들에게 팀 스포츠나 그룹 운동 클래스는 신체적 건강과 정신적 스트레스 해소를 동시에 달성할 수 있는 최적의 방법입니다. 농구, 축구, 그룹 요가, 댄스 클래스 등은 사회적 상호작용과 신체 활동을 결합하여 스트레스 해소에 탁월한 효과를 제공합니다.

(1) 사회적 네트워킹 및 모임 참석

전문적, 취미 관련 모임이나 커뮤니티 활동은 외향형 개인들에게 중요한 스트레스 관리 수단입니다. 관심사 기반 클럽, 워크샵, 세미나 등에 참여함으로써 새로운 인간관계를 형성하고 에너지를 충전할 수 있습니다.

(2) 자원봉사 및 공동체 활동

사회에 기여하는 활동은 외향형 개인들에게 의미 있는 사회적 경험을 제공합니다. 지역 커뮤니티 프로젝트, 자선 단체 활동, 환경 보호 캠페인 등은 타인과의 소통을 통해 개인의 심리적 웰빙을 증진시킬 수 있습니다.

(3) 온라인 및 오프라인 소통 채널 활용

소셜 미디어 그룹, 온라인 커뮤니티, 화상 모임 등 다양한 소통 채널을 통해 지속적인 사회적 상호작용을 유지할 수 있습니다. 특히 COVID-19 이후 발전한 디지털 소통 방식은 외향형 개인들에게 새로운 스트레스 관리 기회를 제공합니다.

이러한 활동들은 외향형 개인들이 사회적 에너지를 충전하고, 스트레스를 효과적으로 관리하며, 긍정적인 심리 상태를 유지하는 데 도움을 줍니다. 중요한 것은 개인의 고유한 관심사와 선호도에 맞는 활동을 선택하는 것입니다.

2) 내향형(I)의 스트레스 관리 방법

내향형(I) 개인들에게 스트레스 관리는 주로 조용하고 개인적인 환경에서 이루어집니다. 이들은 외부 자극으로부터 벗어나 내면의 세계에서 에너지를 충전하고 심리적 안정을 찾는 경향이 있습니다.

스트레스 해소를 위한 효과적인 개인 활동은 다음과 같습니다.

(1) 명상 및 마음챙김 실천

내향형 개인들에게 명상은 가장 강력한 스트레스 관리 도구입니다. 조용한 공간에서 호흡에 집중하고 내면의 평화를 추구하는 마음챙김 명상은 정신적 긴장을 완화하고 내적 균형을 회복하는 데 탁월합니다. 하루 15-30분의 규칙적인 명상은 심리적 웰빙에 큰 도움을 줄 수 있습니다.

(2) 창의적 개인 활동 추구

독서, 글쓰기, 그림 그리기, 악기 연주 등 혼자서 몰두할 수 있는 창의적 활동은 내향형 개인들에게 효과적인 스트레스 해소 방법입니다. 이러한 활동들은 자기 표현의 통로가 되며, 내면의 감정을 정리하고 심리적 에너지를 재충전하는 데 도움을 줍니다.

(3) 자연과의 소통

혼자 하이킹을 하거나, 조용한 공원에서 산책하고, 정원에서 시간을 보내는 것은 내향형 개인들에게 강력한 스트레스 해소 방법입니다. 자연의 고요함은 내향형 개인들에게 심리적 안식처가 될 수 있으며, 외부 자극으로부터 벗어나 내면을 성찰할 수 있는 기회를 제공합니다.

(4) 개인화된 홈 스트레스 관리 공간 조성

집 안에 조용하고 편안한 개인 공간을 만들어 스트레스를 관리하는 것도 중요합니다. 아로마 디퓨저, 부드러운 조명, 편안한 의자 등을 배치하여 심리적으로 안전하고 편안한 환경을 조성할 수 있습니다.

(5) 온라인 및 디지털 디톡스

과도한 디지털 자극으로부터 벗어나 완전한 고요함을 경험하는 것도 내향형 개인들의 중요한 스트레스 관리 전략입니다. 주기적으로 스마트폰과 소셜미디어로부터 멀어져 깊은 휴식을 취하는 것이 심리적 건강에 도움이 됩니다.

내향형 개인들에게 스트레스 관리의 핵심은 자신만의 속도와 리듬으로 에너지를 회복하고 내면의 평화를 찾는 것입니다. 개인의 선호도와 comfort zone을 존중하면서 스트레스를 관리하는 것이 가장 중요합니다.

3) 감각형(S)의 스트레스 대처 전략

감각형(S) 개인들에게 스트레스 관리는 매우 구체적이고 실제적인 접근이 필요합니다. 이들은 현실적이고 즉각적인 해결책을 선호하며, 구체적인 행동과 즉시 적용 가능한 전략을 통해 스트레스를 가장 효과적으로 관리할 수 있습니다.

스트레스 대처를 위한 감각형 개인의 핵심 전략은 다음과 같습니다.

(1) 체계적인 일상 관리

감각형 개인들에게 명확하고 구조화된 일정은 불안감을 줄이는 핵심입니다. 구체적인 계획 수립, 할 일 목록 작성, 그리고 세부적인 시간 관리는 스트레스 감소에 직접적으로 도움을 줍니다. 디지털 플래너나 체계적인 노트 시스템을 활용하여 일상을 세밀하게 관리하는 것이 효과적입니다.

(2) 감각적 스트레스 해소 활동

신체적이고 구체적인 활동은 감각형 개인들에게 매우 중요합니다. 정원 가꾸기, 요리, 공예, 운동 등 실제적이고 즉각적인 성과를 볼 수 있는 활동들은 스트레스 해소에 탁월합니다. 이러한 활동들은 즉각적인 만족감과 성취감을 제공하여 심리적 안정을 도모합니다.

(3) 건강한 신체 관리

감각형 개인들은 신체적 건강과 직접적으로 연결된 스트레스 관리에 강점을 보입니다. 규칙적인 운동, 균형 잡힌 식단, 충분한 수면은 스트레스 대처의 핵심입니다. 구체적인 운동 계획, 영양 관리 앱 활용, 수면 패턴 추적 등은 실질적인 스트레스 관리 방법이 될 수 있습니다.

(4) 실용적인 문제 해결 접근

감각형 개인들은 문제를 즉시 해결하고자 하는 성향이 있습니다. 스트레스의 구체적인 원인을 파악하고, 즉각적이고 실용적인 해결책을 모색하는 것이 중요합니다. 문제 해결을 위한 체계적인 접근, 명확한 단계별 계획 수립은 그들의 스트레스 관리에 큰 도움을 줍니다.

(5) 감각적 휴식 환경 조성

조용하고 정돈된 물리적 공간은 감각형 개인들에게 중요한 스트레스 해소 요소입니다. 깔끔하게 정리된 공간, 편안한 조명, 아로마 캔들, 부드러운 음악 등 감각적으로 안정감을 주는 환경을 조성하는 것이 스트레스 관리에 효과적입니다.

감각형 개인들에게 스트레스 관리의 핵심은 구체적이고, 즉각적이며, 실제적인 접근입니다. 추상적인 해결책보다는 즉시 실행 가능하고 눈에 보이는 결과를 만들 수 있는 전략들이 그들에게 가장 효과적입니다.

4) 직관형(N)의 스트레스 대처 전략

직관형(N) 개인들에게 스트레스 대처는 창의성과 미래 지향적 사고를 통해 가장 효과적으로 이루어집니다. 이들은 현실의 제약에 얽매이지 않고 새로운 가능성과 혁신적인 해결책을 모색하는 독특한 스트레스 관리 접근법을 가지고 있습니다.

스트레스 대처를 위한 직관형 개인의 핵심 전략은 다음과 같습니다.

(1) 창의적 표현을 통한 스트레스 해소

직관형 개인들에게 창의적 활동은 스트레스 관리의 핵심입니다. 글쓰기, 예술 활동, 음악 작곡, 새로운 프로젝트 기획 등은 그들의 내재된 창의성을 발휘하고 스트레스를 해소하는 강력한 방법입니다. 이러한 활동들은 현재의 제약에서 벗어나 무한한 가능성을 탐색할 수 있는 기회를 제공합니다.

(2) 미래 지향적 전략 수립

직관형 개인들은 현재의 문제를 장기적이고 미래 지향적 관점에서 접근합니다. 스트레스의 근본 원인을 분석하고, 혁신적인 해결 방안을 모색하는 것은 그들의 강점입니다. 장기 계획 수립, 새로운 가능성 탐색, 창의적 문제 해결 접근은 스트레스를 효과적으로 관리하는 데 도움을 줍니다.

(3) 지적 자극과 학습을 통한 에너지 충전

새로운 지식 습득, 복잡한 아이디어 탐구, 혁신적인 온라인 강좌 수강 등은 직관형 개인들에게 중요한 스트레스 관리 전략입니다. 지적 호기심을 충족시키고 새로운 관점을 얻는 과정은 그들에게 심리적 에너지를 제공하고 스트레스를 전환시킵니다.

(4) 상상력을 활용한 심리적 재충전

명상, 비주얼라이제이션, 미래 시나리오 설계 등 상상력을 활용하는 활동은 직관형 개인들에게 효과적인 스트레스 관리 방법입니다. 현재의 제약에서 벗어나 이상적인 미래를 상상하고 계획하는 것은 그들의 심리적 웰빙에 긍정적인 영향을 미칩니다.

(5) 네트워킹과 아이디어 교류

혁신적인 아이디어를 공유하고 새로운 관점을 탐색할 수 있는 네트워킹은 직관형 개인들의 중요한 스트레스 관리 전략입니다. 창의적인 커뮤니티, 혁신 워크샵, 아이디어 교환 플랫폼 참여는 그들의 지적 호기심을 충족시키고 스트레스를 해소하는 데 도움을 줍니다.

직관형 개인들에게 스트레스 관리의 핵심은 창의성, 혁신, 미래 지향적 사고를 통해 현재의 제약을 넘어서는 것입니다. 그들만의 독특한 사고방식을 스트레스 대처의 강점으로 활용함으로써, 더욱 효과적이고 의미 있는 방식으로 심리적 도전을 극복할 수 있습니다.

5) 사고형(T)의 우울증 관리 방법

사고형(T) 개인들의 우울증 관리는 논리적 분석과 체계적인 접근을 기반으로 이루어집니다. 이들에게 우울증은 단순한 감정적 상태가 아니라 해결해야 할 하나의 복잡한 문제로 인식됩니다.

우울증 관리를 위한 사고형 개인의 핵심 전략은 다음과 같습니다.

체계적인 원인 분석 사고형 개인들은 우울증의 근본 원인을 객관적이고 논리적으로 분석하는 데 탁월합니다. 다음과 같은 방법으로 접근할 수 있습니다.

- 우울증 증상의 정확한 기록 및 추적
- 트리거(유발 요인) 체계적 식별
- 인과관계 맵핑을 통한 심리적 메커니즘 이해
- 데이터 기반 개선 전략
- 심리 건강 관련 지표를 수치화하고 추적
- 정기적인 자기 평가 및 진전도 측정
- 과학적 근거에 기반한 개입 전략 수립
- 논리적 대처 메커니즘 개발
- 우울증 대응을 위한 구조화된 대처 계획 수립
- 단계별 목표 설정 및 실행
- 객관적 성과 평가와 지속적인 전략 조정

인지적 재구성 접근 사고형 개인들은 부정적 사고 패턴을 논리적으로 재구성할 수 있습니다.

- 비합리적 사고 식별
- 객관적 증거를 통한 부정적 사고의 재평가
- 합리적이고 건설적인 대안적 사고 개발
- 전문적 지원의 논리적 활용
- 전문가와의 구조화된 상담
- 근거 기반 치료법 탐색
- 치료 효과의 객관적 측정 및 평가

사고형 개인들에게 우울증 관리는 감정적 접근보다는 논리적이고 체계적인 문제 해결 과정입니다. 그들의 분석적 사고방식을 활용하여 우울증을 효과적으로 이해하고 대응할 수 있습니다.

중요한 것은 개인의 고유한 특성을 존중하면서, 동시에 전문가의 지도를 받아 포괄적이고 균형 잡힌 접근을 취하는 것입니다.

6) 감정형(F)의 우울증 관리 방법

감정형(F) 개인들의 우울증 관리는 깊은 감정적 표현과 공감, 그리고 의미 있는 인간관계를 통해 가장 효과적으로 이루어집니다. 이들에게 우울증은 단순한 심리적 상태를 넘어 내면의 깊은 감정적 경험이며, 따라서 그 치유 과정 또한 감정적이고 관계 중심적인 접근이 필수적입니다.

(1) 감정적 표현의 치유력

감정형 개인들에게 감정을 솔직하고 깊이 있게 표현하는 것은 우울증 관리의 핵심입니다. 일기쓰기, 예술치료, 음악치료 등의 창의적 방법을 통해 내면의 복잡한 감정들을 안전하게 탐색하고 표현할 수 있습니다. 이러한 활동들은 억압된 감정을 해소하고 심리적 부담을 경감시키는 데 매우 효과적입니다.

(2) 공감의 치유적 힘

감정형 개인들은 깊은 공감 능력을 가지고 있어, 전문 상담사나 지지 그룹을 통해 자신의 감정을 이해받고 수용받는 경험이 중요합니다. 공감적 경청과 지지는 그들의 심리적 고립감을 줄이고 치유의 과정을 촉진합니다. 소규모 지지 그룹이나 공감 중심 상담은 그들에게 특히 유용할 수 있습니다.

(3) 관계 중심 치유 접근

건강한 인간관계의 회복과 유지는 감정형 개인들의 우울증 관리에 핵심적입니다. 가족, 친구들과의 진솔한 대화, 감정적 유대감 형성, 상호 지지 네트워크 구축은 그들의 심리적 회복에 결정적인 역할을 합니다. 관계의 질과 깊이는 그들의 정서적 안녕에 직접적인 영향을 미칩니다.

(4) 감정적 자기 돌봄 전략

감정형 개인들은 자신의 감정을 존중하고 보듬는 자기 돌봄 전략이 필요합니다. 명상, 마음챙김, 감정 인식 훈련 등을 통해 내면의 감정 상태를 주의 깊게 관찰하고 수용하는 연습이 중요합니다. 이는 감정의 변화를 이해하고 건강하게 관리하는 데 도움을 줍니다.

(5) 전문적 정서 지원

전문 심리치료사와의 감정 중심 상담은 감정형 개인들에게 매우 효과적입니다. 특히 인지행동치료(CBT)나 변증법적 행동치료(DBT) 같은 접근법은 그들의 감정적 특성을 고려하여 우울증을 다룰 수 있습니다.

감정형 개인들의 우울증 관리에서 가장 중요한 것은 그들의 감정을 존중하고, 깊이 있게 이해하며, 공감적이고 지지적인 환경을 조성하는 것입니다. 감정은 그들에게 취약점이 아니라 치유의 강력한 자원이 될 수 있습니다.

7) 판단형(J)의 우울증 극복 방법

판단형(J) 개인들에게 우울증 극복은 철저하게 구조화되고 계획적인 접근을 통해 가장 효과적으로 이루어집니다. 이들의 체계적이고 질서 정연한 성향은 우울증 관리에 있어 중요한 강점이 될 수 있습니다.

우울증 극복을 위한 판단형 개인의 핵심 전략은 다음과 같습니다.

구조화된 일상 재설계 판단형 개인들에게 명확하고 예측 가능한 일상은 심리적 안정감의 근원입니다. 우울증 극복을 위해 다음과 같은 접근이 효과적입니다.

- 상세하고 체계적인 일일 계획 수립
- 고정된 수면-기상 시간 유지
- 규칙적인 운동 및 식사 일정 관리
- 디지털 플래너나 체크리스트 활용을 통한 일정 추적

점진적 목표 설정 및 달성 판단형 개인들은 명확한 목표 설정과 달성을 통해 우울증을 효과적으로 관리할 수 있습니다.

- 단기, 중기, 장기 목표의 계층적 설정
- 작은 목표부터 점진적으로 달성
- 각 목표에 대한 구체적인 실행 계획 수립
- 목표 달성 시 자기 보상 시스템 도입

진행 상황의 체계적 모니터링 우울증 극복 과정을 데이터 기반으로 추적하는 것이 중요합니다.

- 심리적, 신체적 상태에 대한 정기적인 자기 평가
- 감정 및 에너지 수준 기록
- 치료 진행 상황에 대한 객관적 지표 개발
- 전문가와 공유할 수 있는 상세한 기록 유지

통제력 회복을 위한 전략 우울증으로 인해 상실된 통제력을 점진적으로 회복하는 접근.

- 작은 결정부터 주도적으로 내리기
- 개인적 공간과 시간 관리에 집중
- 예측 불가능한 상황에 대한 대응 계획 수립
- 스트레스 관리를 위한 명확한 대처 메커니즘 개발

유연성 확보를 위한 노력 지나친 경직성을 피하고 심리적 탄력성을 키우는 것도 중요합니다.

- 계획에 대한 융통성 있는 접근
- 실패를 학습의 기회로 인식
- 완벽주의적 사고방식 완화
- 자기 긍정과 수용의 연습

판단형 개인들에게 우울증 극복은 단순한 감정 관리를 넘어 삶의 구조와 방향성을 재설계하는 과정입니다. 그들의 체계적이고 목표 지향적인 성향을 우울증 관리의 강점으로 활용함으로써, 보다 효과적이고 지속 가능한 회복을 이룰 수 있습니다.

8) 인식형(P)의 우울증 극복 방법

인식형(P) 개인들의 우울증 극복은 그들의 본질적인 유연성과 개방성을 통해 가장 효과적으로 이루어집니다. 이들에게 우울증은 고정된 틀에 갇히지 않고 끊임없이 변화하고 성장하는 과정으로 접근될 수 있습니다.

유동적 대처 전략 인식형 개인들은 엄격한 규칙과 구조화된 접근보다는 상황에 따라 유연하게 대응하는 능력이 뛰어납니다. 우울증 관리에 있어 이러한 특성을 다음과 같이 활용할 수 있습니다.

- 고정된 치료 방식 대신 다양한 접근법 탐색
- 감정의 흐름을 있는 그대로 수용하고 탐구
- 심리적 경직성에서 벗어나 순간의 변화를 수용

새로운 경험을 통한 심리적 재충전 인식형 개인들에게 새로운 경험 추구는 우울증 극복의 핵심 전략입니다.

- 여행, 문화 체험 등 다양한 활동을 통한 시야 확장
- 창의적 워크샵, 단기 강좌 등 지속적인 학습
- 익숙하지 않은 환경과 도전적인 상황 경험
- 다양한 취미와 관심사 탐색을 통한 심리적 활력 회복

자유로운 자기 표현 내면의 감정과 생각을 자유롭게 표현하는 것은 인식형 개인들의 중요한 치유 방법입니다.

- 즉흥적인 예술 활동(그림, 음악, 글쓰기)
- 일기나 블로그를 통한 감정의 유연한 기록
- 감정의 구조화되지 않은 탐색과 성찰

심리적 다양성 추구 단일한 접근법에서 벗어나 다각도의 우울증 관리 전략을 개발합니다.

- 다양한 명상 기법 실험
- 심리 치료의 다양한 형태 탐색

- 개인화된 치유 방식 개발

변화와 성장의 관점 우울증을 정적인 상태가 아닌 변화의 과정으로 인식합니다.

- 실패를 학습의 기회로 수용
- 지속적인 자기 탐구와 성장
- 현재의 한계를 뛰어넘는 잠재력 발견
- 인식형 개인들에게 우울증 극복은 엄격한 규칙이 아니라 끊임없는 탐험과 성장의 여정입니다. 그들의 유연성과 개방성은 오히려 가장 강력한 치유의 힘이 될 수 있습니다.

9. MBTI 16가지 유형별 맞춤 전략 Part 1

MBTI의 16가지 유형 중 ISTJ, ISFJ, INFJ, INTJ 유형은 각각 독특한 심리적 특성을 가지고 있어, 스트레스와 우울증 관리에 차별화된 접근이 필요합니다.

1) ISTJ 유형을 위한 맞춤형 전략

ISTJ 개인들은 체계적이고 책임감 있는 성향으로 인해 과도한 업무 부담이나 기대에 스트레스를 많이 받습니다. 이들을 위한 핵심 관리 전략은 다음과 같습니다.

- 명확하고 구조화된 스트레스 관리 계획 수립
- 업무와 개인 생활의 엄격한 경계 설정

- 현실적이고 달성 가능한 목표 설정
- 정기적인 자기 평가와 성과 추적
- 논리적인 문제 해결 접근을 통한 심리적 안정 도모

2) ISFJ 유형을 위한 맞춤형 전략

ISFJ 개인들은 타인을 돌보는 데 집중하다 보니 자신의 감정을 간과하기 쉽습니다. 이들을 위한 핵심 관리 전략은 다음과 같습니다.

- 자기 돌봄의 중요성 인식
- 신뢰할 수 있는 지지 네트워크 구축
- 감정적 에너지 보존을 위한 명확한 경계 설정
- 소규모 안전한 사회적 지지 그룹 참여
- 섬세하고 공감적인 상담 접근

3) INFJ 유형을 위한 맞춤형 전략

INFJ 개인들은 깊은 내면 세계와 이상주의적 성향으로 인해 쉽게 정서적 소진을 경험합니다. 이들을 위한 핵심 관리 전략은 다음과 같습니다.

- 깊이 있는 자기 성찰 기회 제공
- 창의적 표현을 통한 감정 처리(글쓰기, 예술 활동)
- 의미 있는 프로젝트와 연결된 심리적 치유
- 내면의 이상과 현실 사이의 균형 찾기
- 깊이 있고 진정성 있는 상담 접근

4) INTJ 유형을 위한 맞춤형 전략

INTJ 개인들은 높은 기대와 완벽주의로 인해 스트레스와 우울감에 취약할 수 있습니다. 이들을 위한 핵심 관리 전략은 다음과 같습니다.

- 논리적이고 체계적인 감정 분석
- 장기적 관점에서의 개인 발전 전략 수립
- 지적 자극을 통한 심리적 에너지 충전
- 비판적 사고와 감정의 균형 찾기
- 전문적이고 분석적인 상담 접근

각 유형의 고유한 특성을 존중하면서 개인화된 접근을 통해 보다 효과적인 스트레스와 우울증 관리가 가능합니다.

10. MBTI 16가지 유형별 맞춤 전략 Part 2

1) ISTP 유형을 위한 맞춤형 전략

ISTP 개인들은 실용적이고 유연한 성향을 가진 탐험가 유형으로, 스트레스와 우울증 관리에 있어 다음과 같은 접근이 효과적입니다.

- 신체 활동을 통한 스트레스 해소(익스트림 스포츠, 모험 활동)
- 실제적이고 즉각적인 문제 해결 중심 접근
- 개인의 자유와 독립성을 존중하는 관리 전략
- 과도한 감정적 개입을 피하고 실용적 대처 방식 선호
- 새로운 기술 습득과 실험을 통한 심리적 에너지 충전

2) ISFP 유형을 위한 맞춤형 전략

ISFP 개인들은 예술적이고 감수성이 풍부한 성향을 가진 유형으로, 스트레스와 우울증 관리에 다음과 같은 접근이 도움됩니다.

- 창의적 표현을 통한 감정 처리(미술, 음악, 춤 등)
- 자연과의 교감을 통한 심리적 안정 추구
- 감정을 존중하고 깊이 있게 탐구하는 접근
- 조용하고 편안한 개인 공간 확보
- 예술적 치유 활동 및 명상을 통한 내면 성찰

3) INFP 유형을 위한 맞춤형 전략

INFP 개인들은 이상주의적이고 감성적인 성향을 가진 유형으로, 스트레스와 우울증 관리에 다음과 같은 접근이 효과적입니다.

- 깊이 있는 자기 성찰과 내면 탐구
- 의미 있는 프로젝트와 연결된 심리적 치유
- 창의적 글쓰기, 일기 쓰기를 통한 감정 표현
- 공감적이고 지지적인 소규모 관계망 형성
- 개인의 가치와 이상에 부합하는 삶의 방향 모색

4) INTP 유형을 위한 맞춤형 전략

INTP 개인들은 분석적이고 지적인 성향을 가진 유형으로, 스트레스와 우울증 관리에 다음과 같은 접근이 도움됩니다.

- 논리적 분석을 통한 감정 이해와 대처

- 지적 자극을 제공하는 학습과 탐구 활동
- 과도한 완벽주의에서 벗어나는 유연한 사고
- 내적 세계의 깊이 있는 탐색과 성찰
- 신뢰할 수 있는 소수의 지적 교류 네트워크 형성

각 유형의 고유한 특성을 존중하고, 개인의 강점을 최대한 활용하는 맞춤형 접근은 스트레스와 우울증 관리의 핵심입니다. 전문가의 지도와 개인의 자기 이해를 바탕으로 지속적이고 유연한 관리 전략을 수립하는 것이 중요합니다.

결론: 개인화된 접근의 중요성

MBTI 성격 유형 분석은 개인의 정신 건강을 이해하고 관리하는 데 있어 혁신적인 접근 방식을 제공합니다. 우리가 지금까지 살펴본 바와 같이, 각 성격 유형은 스트레스와 우울증에 대해 고유하고 차별화된 대응 메커니즘을 가지고 있습니다.

개인화된 접근의 진정한 가치는 개인의 고유한 심리적 특성을 존중하고, 그 특성을 강점으로 전환할 수 있다는 점입니다. 예를 들어, 내향형 개인에게는 조용한 자기 성찰이, 외향형 개인에게는 활발한 사회적 상호작용이 스트레스 관리의 핵심이 될 수 있습니다. 마찬가지로, 사고형 개인은 논리적 분석을, 감정형 개인은 감정적 표현을 통해 심리적 안정을 찾을 수 있습니다.

그러나 MBTI 유형별 접근은 만능 해결책이 아니며, 전문가의 지도와 과학적 접근이 반드시 병행되어야 합니다. 개인의 성격 유형은 심리적 이해를 위한 중요한 렌즈이지만, 복잡한 정신 건강 문제를 완전히 설명할 수는 없기 때문입니다. 따라서 심리 전문가와의 상담, 정신건강 평가, 필요한 경우 약물 치료 등 통합적인 접근이 필수적입니다.

궁극적으로 스트레스와 우울증 관리의 목표는 개인이 자신의 고유한 특성을 이해하고, 그 특성을 긍정적으로 활용하여 심리적 웰빙을 달성하는 것입니다. 이는 단순한 증상 관리를 넘어 지속적인 자기 성찰, 성장, 그리고 자아실현의 여정입니다.

각 개인은 자신만의 독특한 심리적 지도를 가지고 있으며, MBTI는 그 지도를 이해하는 하나의 중요한 도구입니다. 중요한 것은 이 도구를 통해 스스로를 더 깊이 이해하고, 전문가의 도움을 받아 보다 건강하고 균형 잡힌 삶을 추구하는 것입니다.

16

스포츠 활동과 스포츠 ESG 라이프

현대 사회에서 스포츠는 단순한 신체 활동을 넘어 인간의 삶에 깊숙이 뿌리내린 중요한 사회문화적 현상으로 자리 잡았다. 스포츠는 개인의 신체적, 정신적 건강을 증진시키는 동시에 사회적 상호작용과 통합의 핵심 메커니즘으로 작용한다.

15장 일부에서는 스포츠의 다양한 측면을 탐구하며, 현대 사회에서 스포츠가 차지하는 복합적인 역할을 심층적으로 분석하고자 한다. 주요 초점은 스포츠가 개인의 성장과 사회적 발전에 미치는 광범위한 영향을 이해하는 것이다. 구체적으로 다음과 같은 주제들을 집중적으로 다룰 것이다.

- 사회생활과 스포츠활동의 깊은 연관성
- 아마추어와 프로 스포츠의 독특한 특성
- 개인 및 단체 스포츠의 다양한 역할
- 구기운동과 계절 스포츠의 문화적 의미
- 현대 사회에서 여가활동으로서의 스포츠

스포츠는 단순한 경기나 신체 활동을 넘어 인간의 잠재력을 실현하고 사회적 가치를 창출하는 강력한 도구이다. 이 에세이를 통해 스포츠의 다차원적 가치와 그 사회적 중요성을 심도 있게 탐구할 것이다.

1. 사회생활과 스포츠활동의 연관성

스포츠는 단순한 신체 활동을 넘어 인간의 사회적 상호작용을 촉진하는 강력한 매개체로 작용한다. 스포츠 활동은 개인들 사이의 경계를 허물고, 다양한 배경을 가진 사람들을 연결하는 독특한 소통 방식을 제공한다. 운동장이나 경기장은 사회적 네트워크를 형성하고 확장하는 중요한 공간으로 기능한다.

팀워크와 리더십 능력 개발에 있어 스포츠는 가장 효과적인 학습 환경 중 하나이다. 팀 스포츠에서 개인은 공동의 목표를 위해 협력하는 방법을 배우며, 서로의 강점을 인식하고 활용하는 능력을 키운다. 리더십은 단순히 지시하는 것이 아니라 팀원들을 동기부여하고 협력을 이끌어내는 과정을 통해 자연스럽게 발전한다.

스트레스 해소와 건강 증진 측면에서 스포츠는 현대인에게 필수적인 활동이다. 규칙적인 운동은 신체적 건강뿐만 아니라 정신적 웰빙에도 긍정적인 영향을 미친다. 엔도르핀 분비를 통한 스트레스 해소, 정신적 긴장 완화, 그리고 전반적인 삶의 질 향상은 스포츠 활동의 중요한 부수적 효과이다.

특히 현대 사회에서 스포츠는 사회적 통합의 도구로 작용한다. 다른 배경과 문화를 가진 사람들이 스포츠를 통해 서로를 이해하고 존중하는 기회를 얻는다. 이는 개인적 성장뿐만 아니라 더 넓은 사회적 화합을 촉진하는 중요한 메커니즘이다.

결론적으로, 스포츠 활동은 개인과 사회에 다차원적인 이점을 제공한다. 사회적 상호작용 증진, 팀워크와 리더십 개발, 스트레스 해소 및 건강 증진은 스포츠가 현대 사회에서 차지하는 중요한 역할을 보여주는 핵심 요소들이다.

2. 아마추어와 프로 스포츠의 차이점과 유사점

아마추어와 프로 스포츠는 겉보기에 다른 듯하지만, 실제로는 깊은 상호 연관성을 지닌 스포츠의 두 중요한 영역이다. 아마추어 스포츠는 순수한 열정과 자발적 참여를 바탕으로 하며, 금전적 보상보다는 개인의 성장과 즐거움에 중점을 둔다. 이들은 스포츠의 본질적 가치인 자기 발전, 건강 증진, 그리고 공동체 정신을 가장 순수한 형태로 구현한다.

반면, 프로 스포츠는 높은 수준의 전문성과 상업성을 특징으로 한다. 프로 선수들은 자신의 운동 능력을 직업으로 삼아 사회적, 경제적 영향력을 발휘한다. 프로 스포츠는 대중 문화의 중요한 부분으로 자리 잡아 글로벌 엔터테인먼트 산업의 핵심 요소가 되었으며, 국가적 자긍심과 국제적 명성을 형성하는 데 중요한 역할을 수행한다.

흥미로운 점은 아마추어와 프로 스포츠가 서로에게 상호 영향을 미친다는 것이다. 많은 프로 선수들이 아마추어 시절의 경험을 통해 성장하며, 아마추어 리그는 잠재적 프로 선수들을 발굴하고 육성하는 중요한 생태계로 기능한다. 반대로 프로 스포츠의 발전은 아마추어 스포츠의 인프라와 훈련 방법론에도 긍정적인 영향을 미친다.

두 영역은 각각의 고유한 가치를 가지면서도 스포츠의 전반적인 발전에 기여한다. 아마추어 스포츠는 스포츠의 근본적인 가치를 보존하고, 프로 스포츠는 기술적 혁신과 글로벌 대중화를 촉진한다. 이러한 상호보완적 관계는 스포츠 문화의 지속적인 발전을 가능하게 하는 핵심 메커니즘이라 할 수 있다.

3. 개인종목의 특성

개인종목은 운동선수 개인의 능력과 잠재력을 극대화할 수 있는 독특한 스포츠 영역이다. 육상, 수영, 테니스, 골프, 체조 등의 종목은 개인의 기량과 정신력을 집중적으로 발휘할 수 있는 대표적인 예시들이다.

개인종목의 가장 큰 장점은 자기 개발과 자기 관리에 대한 철저한 책임감을 요구한다는 점이다. 선수는 자신의 기술 향상과 성과에 대해 전적으로 책임지며, 이는 높은 수준의 자기 규율과 내적 동기부여를 필요로 한다. 예를 들어 수영선수는 개인의 기술, 체력, 정신력을 지속적으로 발전시켜야 하며, 골프 선수는 정밀한 기술과 정신적 집중력을 동시에 요구받는다.

반면, 개인종목은 심리적 압박감이 크다는 단점도 존재한다. 팀 스포츠와 달리 성과에 대한 부담을 혼자 감당해야 하며, 실패와 성공의 책임이 전적으로 개인에게 귀속된다. 이는 선수들에게 높은 스트레스와 정신적 부담을 줄 수 있다.

그러나 이러한 도전은 동시에 개인종목만의 매력이기도 하다. 자신의 한계를 극복하고 끊임없이 성장하는 과정은 스포츠의 본질적인 가치를 가장 순수하게 보여주는 예시라고 할 수 있다.

4. 단체종목의 특성

단체종목은 개인의 능력을 넘어 집단의 힘을 보여주는 스포츠 영역이다. 축구, 농구, 배구, 핸드볼과 같은 대표적인 단체종목은 개인의 능력뿐만 아니라 팀원 간의 완벽한 협력과 소통을 요구한다.

단체종목의 가장 큰 장점은 협력과 팀워크의 극대화에 있다. 각 선수는 자신의 포지션과 역할을 정확히 이해하고 팀의 전략에 맞춰 움직여야 한다. 예를 들어 축구에서는 공격수, 미드필더, 수비수가 유기적으로 협력해야 경기에서 승리할 수 있다.

그러나 단체종목은 개인의 능력이 제한될 수 있다는 단점도 존재한다. 뛰어난 개인의 기량이 있더라도 팀의 전략과 조화를 이루지 못하면 성과를 내기 어렵다. 또한 팀원 간의 갈등이나 의사소통 문제는 팀의 전체적인 성과에 부정적인 영향을 미칠 수 있다.

결론적으로 단체종목은 개인의 능력을 넘어 집단의 지성과 협력을 보여주는 스포츠의 중요한 영역이다. 개인의 희생과 협력, 상호 신뢰를 바탕으로 더 큰 목표를 달성하는 과정은 스포츠의 진정한 가치를 보여준다.

5. 뉴스포츠의 개념과 사례

뉴스포츠는 전통적인 스포츠의 한계를 넘어 현대 사회의 창의성과 혁신을 반영하는 새로운 스포츠 형태를 의미한다. 기존 스포츠의 규칙과 방식에서 벗어나 더욱 유연하고 접근성 높은 스포츠 활동으로, 다양한 연령대와 신체적 조건을 가진 사람들이 쉽게 즐길 수 있는 특징을 가진다.

대표적인 뉴스포츠 사례로는 프리스비 골프, 클라이밍, 스트리트 농구, 익스트림 스포츠 등이 있다. 이러한 종목들은 기존 스포츠의 엄격한 규칙에서 벗어나 개인의 창의성과 자유로운 표현을 강조한다. 특히 도시 환경에 적합하게 디자인된 뉴스포츠는 제한된 공간에서도 즐길 수 있어 현대인의 라이프스타일에 perfectly 부합한다.

뉴스포츠의 매력은 단순한 신체 활동을 넘어 개인의 자기 표현과 즐거움에 중점을 둔다는 점이다. 전통적인 경쟁 중심의 스포츠와 달리, 참여와 즐거움을 최우선으로 하는 뉴스포츠는 현대 사회의 스포츠 문화를 혁신적으로 재정의하고 있다.

6. 주요 구기운동 종목 소개

구기운동은 현대 스포츠의 핵심적인 영역으로, 다양한 종목을 통해 역동적인 스포츠 문화를 형성하고 있다. 축구는 전 세계에서 가장 인기 있는 구기종목으로, 22명의 선수가 두 팀으로 나뉘어 골대에 공을 넣는 경기이다. 국제적으로 가장 많은 팬층을 보유하고 있으며, 월드컵은 전 세계적인 축제가 된 지 오래다.

농구는 빠른 템포와 역동적인 플레이로 관중들의 열정을 불러일으키는 종목이다. NBA와 같은 프로리그를 통해 글로벌 스포츠로 자리 잡았으며, 한국에서도 프로농구리그를 통해 많은 팬들의 사랑을 받고 있다. 배구는 네트를 사이에 두고 공을 상대방 코트로 넘기는 종목으로, 팀워크와 정확한 기술이 요구되는 매력적인 스포츠이다.

야구는 한국에서 특히 인기 있는 구기종목으로, 타격과 수비의 균형이 돋보이는 전략적인 경기이다. KBO 리그를 통해 국내 팬들의 뜨거운 응원과 사랑을 받고 있으며, 국가대표 팀의 국제 대회 성과로 국민적 자긍심을 높이고 있다.

1) 구기운동의 사회적, 문화적 의미

구기운동은 단순한 신체 활동을 넘어 사회의 문화적 거울이자 공동체 정신을 반영하는 중요한 사회적 현상이다. 각 구기종목은 해당 사회의 가치관, 문화적 특성, 그리고 집단적 정서를 표현하는 독특한 방식을 제공한다.

축구는 특히 글로벌 수준에서 문화적 소통의 매개체로 기능한다. 월드컵과 같은 국제 대회는 단순한 스포츠 경기를 넘어 국가 간 문화교류의 장이 되며, 서로 다른 배경의 사람들을 하나로 연결하는 강력한 힘을 발휘한다. 국가대표팀의 경기는 민족적 자긍심과 연대감을 고양시키는 중요한 사회문화적 이벤트로 작용한다.

농구와 야구 같은 구기종목 역시 지역 공동체의 정체성을 형성하는 데 핵심적인 역할을 한다. 프로리그 팀은 해당 도시나 지역의 상징이 되어 지역민들의 강력한 연대감과 자부심을 창출한다. 이러한 스포츠 문화는 단순한 경기 이상의 사회적 연결망을 구축하며, 개인들 사이의 유대감을 강화하는 중요한 메커니즘으로 작용한다.

구기운동은 또한 사회적 가치와 규범을 반영하고 전달하는 중요한 플랫폼이다. 페어플레이 정신, 팀워크, 상호 존중 등의 가치는 구기운동을 통해 자연스럽게 학습되고 내면화된다. 이는 특히 젊은 세대의 사회화 과정에서 중요한 교육적 기능을 수행한다.

7. 국제 대회와 구기운동의 글로벌 영향력

국제 대회는 구기운동의 글로벌 영향력을 가장 극명하게 보여주는 무대이다. FIFA 월드컵, FIBA 월드컵, 올림픽 농구 대회와 같은 국제 대회는 단순한 스포츠 경기를 넘어 국제적 소통의 중요한 플랫폼으로 기능한다.

이러한 대회들은 문화외교의 새로운 형태로 자리 잡았다. 각국의 대표팀은 자국의 문화와 정신을 대변하며, 경기장은 언어와 문화의 장벽을 허무는 상징적인 공간이 된다. 예를 들어, 월드컵은 전 세계 200여 개국의 관심을 모으며 국제적 연대감을 형성하는 독특한 글로벌 이벤트로 발전했다.

경제적 측면에서도 국제 구기대회는 막대한 영향력을 발휘한다. 글로벌 미디어 중계, 스폰서십, 관광 산업 등을 통해 수십억 달러 규모의 경제 생태계를 형성한다. 대회 기간 동안 전 세계 수억 명의 팬들이 하나의 스포츠 축제에 참여함으로써 초국가적 문화 현상을 만들어낸다.

더 나아가 이러한 대회들은 국제 평화와 상호 이해의 촉진제 역할을 한다. 스포츠를 통해 서로 다른 문화와 배경을 가진 국가들이 평등하고 공정한 경쟁을 펼치며, 이는 국제적 화해와 협력의 상징적 모델이 된다.

1) 여름 스포츠의 예시

여름은 스포츠 애호가들에게 가장 역동적이고 흥미진진한 계절이다. 뜨거운 태양 아래에서 펼쳐지는 다양한 여름 스포츠는 신체적 즐거움과 스릴을 동시에 제공한다.

수상 스포츠는 여름 스포츠의 대표적인 장르이다. 서핑은 파도를 가르며 자연과 하나가 되는 독특한 경험을 선사한다. 해변과 바다를 배경으로 균형과 기술을 요구하는 서핑은 젊은 세대에게 특히 인기 있는 여름 스포츠이다. 카약과 패들보딩 역시 물과 하나가 되는 즐거운 활동으로, 자연 속에서 스트레스를 해소하고 신체 균형을 단련할 수 있는 매력적인 스포츠이다.

해변 배구와 비치 축구는 모래사장에서 즐기는 또 다른 인기 여름 스포츠이다. 부드러운 모래 위에서 펼쳐지는 이 스포츠들은 전통적인 실내 스포츠와는 다른 독특한 역동성을 제공한다. 팀워크와 개인의 민첩성을 동시에 요구하며, 더운 여름날 친구들과 함께 즐길 수 있는 최고의 레저 활동이다.

수영은 여름 스포츠의 절대적인 대표주자이다. 경쟁적인 수영부터 레저성 수영까지, 이 스포츠는 전신 운동으로서 탁월한 효과를 제공한다. 수영장, 해변, 계곡 등 다양한 환경에서 즐길 수 있어 접근성이 높은 여름 스포츠이다.

마지막으로, 요트와 윈드서핑 같은 고급 수상 스포츠는 모험과 기술을 동시에 추구하는 이들에게 완벽한 선택이다. 바람과 파도를 이용해 자연과 교감하는 이러한 스포츠는 단순한 신체 활동을 넘어 삶의 철학을 경험하게 해준다.

2) 겨울 스포츠의 예시

겨울은 스포츠 애호가들에게 특별한 매력을 지닌 계절이다. 스키와 스노보드는 겨울 스포츠의 대표적인 종목으로, 설원을 가르며 자연과 하나가 되는 독특한 경험을 제공한다. 알파인 스키, 크로스컨트리 스키 등 다양한 형태의 스키는 각기 다른 기술과 즐거움을 선사하며, 눈 덮인 산의 경사면에서 속도와 균형의 조화를 경험할 수 있다.

아이스하키는 겨울 스포츠 중 가장 역동적이고 박진감 넘치는 종목 중 하나이다. 얼음 위에서 펼쳐지는 치열한 팀 경기는 순간적인 판단력, 민첩성, 그리고 팀워크를 요구한다. 피겨스케이팅은 예술성과 운동 능력이 결합된 우아한 겨울 스포츠로, 얼음 위에서 펼쳐지는 아름다운 안무와 기술은 관객들에게 놀라운 감동을 선사한다.

컬링은 전략과 정밀함을 요구하는 독특한 겨울 스포츠로, 얼음 위에서 돌을 미끄러뜨리며 팀원들이 협력하는 흥미로운 경기이다. 스노우보드 크로스, 프리스타일 스키 같은 익스트림 겨울 스포츠는 젊은 세대에게 특히 인기 있으며, 도전과 모험의 정신을 극대화한다.

이러한 겨울 스포츠들은 단순한 신체 활동을 넘어 추운 계절의 독특한 매력을 경험할 수 있는 특별한 방식이다. 혹한의 자연 환경에 도전하며 자신의 한계를 극복하고, 겨울만의 아름다움을 만끽할 수 있는 기회를 제공한다.

3) 기후 변화가 계절 스포츠에 미치는 영향

기후 변화는 계절 스포츠의 생태계에 근본적인 도전을 제기하고 있다. 지구 온난화로 인해 겨울 스포츠의 핵심 기반인 눈과 얼음의 안정성이 급격히 감소하고 있으며, 이는 스키, 스노보드, 아이스하키 같은 겨울 스포츠의 미래에 심각한 위협이 되고 있다.

특히 산악 지역의 스키 리조트들은 눈의 양과 지속 기간 감소로 인해 심각한 경제적 도전에 직면해 있다. 평균 기온 상승으로 인해 스키 시즌은 점점 더 짧아지고, 인공 눈 제조에 들어가는 비용은 기하급수적으로 증가하고 있다. 이는 스키 리조트의 운영 모델 자체를 재고하게 만드는 요인이 되고 있다.

여름 스포츠 역시 기후 변화의 영향에서 자유롭지 않다. 극단적인 기온 상승과 열대야 현상은 야외 스포츠 활동의 안전성과 지속가능성을 위협하고 있다. 마라톤, 사이클링, 트라이애슬론과 같은 지구력 스포츠는 선수들의 건강과 경기 운영 측면에서 새로운 도전에 직면해 있다.

스포츠 커뮤니티는 이러한 도전에 대응하기 위해 혁신적인 적응 전략을 모색하고 있다. 대안적인 훈련 방법, 첨단 장비 개발, 그리고 기후 변화에 탄력적인 스포츠 인프라 구축 등이 그 예이다. 결국 기후 변화는 단순한 환경 문제를 넘어 스포츠의 미래를 재정의하는 근본적인 도전이 되고 있다.

8. 현대 사회와 여가활동으로서의 스포츠

현대 사회에서 스포츠는 단순한 신체 활동을 넘어 일과 삶의 균형을 유지하는 핵심적인 요소로 자리 잡았다. 급변하는 현대 사회의 높은 스트레스와 업무 강도 속에서 스포츠는 개인의 신체적, 정신적 회복을 위한 필수불가결한 활동으로 인식되고 있다.

일-삶 균형의 관점에서 스포츠는 직장인들에게 중요한 해소 메커니즘을 제공한다. 요가, 러닝, 헬스 트레이닝과 같은 개인 스포츠는 업무로 인한 정신적 긴장을 완화하고 육체적 에너지를 재충전할 수 있는 효과적인 방법이다. 특히 장시간 앉아서 일하는 현대인들에게 스포츠는 신체적 건강을 유지하는 중요한 수단이 되었다.

여가 시간의 활용 측면에서 스포츠 참여는 점점 더 전략적이고 목적 지향적으로 변화하고 있다. 과거에는 단순히 여가를 보내는 방식이었다면, 현재는 개인의 건강, 자아실현, 사회적 네트워킹을 위한 중요한 활동으로 인식된다. 동호회 활동, 주말 리그, 생활 체육 프로그램 등은 이러한 트렌드를 잘 보여주는 예시이다.

디지털 시대의 새로운 스포츠 트렌드는 기술과 스포츠의 융합을 통해 혁신적인 경험을 창출하고 있다. 스마트워치, 피트니스 앱, 가상현실(VR) 트레이닝 프로그램 등은 개인의 운동 경험을 보다 과학적이고 맞춤형으로 만들고 있다. 온라인 피트니스 클래스, e스포츠의 급성장은 스포츠 참여 방식의 근본적인 변화를 보여준다.

결론적으로, 현대 사회에서 스포츠는 여가 활동을 넘어 개인의 삶의 질을 결정하는 중요한 요소로 자리 잡았다. 일과 삶의 균형, 개인의 건강과 성장, 그리고 디지털 기술과의 융합은 스포츠의 새로운 패러다임을 만들어가고 있다.

결론: 스포츠의 미래와 사회적 가치

스포츠는 단순한 신체 활동을 넘어 현대 사회의 필수적인 문화적, 사회적 현상으로 자리 잡았다. 우리가 지금까지 탐구한 스포츠의 다양한 측면들은 그 깊이와 복합성을 여실히 보여준다. 사회생활과 스포츠의 불가분의 관계, 아마추어와 프로 스포츠의 상호 보완적 발전, 개인 및 단체 스포츠의 독특한 가치는 스포츠가 단순한 경기를 넘어 인간 사회의 중요한 소통 도구이자 성장 메커니즘임을 증명한다.

스포츠는 개인의 신체적, 정신적 성장뿐만 아니라 사회적 통합과 문화적 교류의 핵심 플랫폼으로 기능한다. 팀워크, 리더십, 상호 존중의 가치는 스포츠를 통해 자연스럽게 학습되고 내면화된다. 구기운동, 계절 스포츠, 뉴스포츠 등 다양한 스포츠 형태는 각각 고유의 매력과 사회적 의미를 지니며, 인간 사회의 창의성과 협력 정신을 보여준다.

그러나 스포츠는 동시에 기후 변화, 디지털 기술의 발전 등 새로운 도전에 직면해 있다. 이러한 변화는 스포츠의 본질을 재정의하고 혁신적인 적응 전략을 요구한다. 앞으로의 스포츠는 기술과 인간성의 조화, 지속가능성, 그리고 포용성을 중심으로 발전해야 할 것이다.

결론적으로, 스포츠는 개인과 사회의 건강한 발전을 위한 필수불가결한 요소이다. 단순한 신체 활동을 넘어 인간의 잠재력을 실현하고, 사회적 가치를 창출하는 강력한 도구로서 스포츠의 중요성은 앞으로도 더욱 커질 것이다. 우리 사회가 스포츠의 가치를 깊이 이해하고 존중할 때, 더욱 건강하고 통합된 미래를 만들어갈 수 있을 것이다.

9. 스포츠 ESG 라이프

현대 스포츠 산업은 글로벌 경제의 핵심 축으로 자리 잡았습니다. 전 세계 스포츠 시장 규모는 2023년 기준 약 620조 원에 달하며, 수십억 명의 팬들과 직접적으로 연결된 거대한 사회문화적 플랫폼입니다. FIFA 월드컵, 올림픽과 같은 메가 이벤트는 단순한 스포츠 경기를 넘어 국제적 소통과 교류의 장이 되고 있습니다.

ESG(환경, 사회, 지배구조)는 이러한 스포츠 산업의 지속가능한 발전을 위한 혁신적 프레임워크입니다. 기업의 재무적 성과를 넘어 환경보호, 사회적 책임, 투명한 경영을 통합적으로 추구하는 경영 패러다임입니다. 기후변화, 사회적 불평등, 윤리적 도전과제에 대응하는 핵심 전략으로 부상했습니다.

특히 스포츠 산업에서 ESG는 근본적인 패러다임 전환을 의미합니다. 탄소중립 경기장 건설, 선수 인권 보호, 다양성과 포용성 증진 등 산업 전반의 혁신적 변화를 추동하고 있습니다. 글로벌 스포츠 브랜드들은 ESG를 통해 사회적 가치 창출과 경쟁력 강화를 동시에 추구하고 있습니다.

1) 스포츠 산업에서의 ESG 정의 및 의미

(1) 환경 측면

스포츠 산업의 환경적 ESG는 단순한 친환경 활동을 넘어 근본적인 생태계 변화를 추구합니다. 글로벌 스포츠 이벤트는 연간 수백만 톤의 탄소를 배출하며, 이는 심각한 환경적 도전과제를 제기합니다. 축구, 올림픽, 자동차 경주 등 다양한 스포츠 분야에서 환경 지속가능성에 대한 혁신적 접근이 진행되고 있습니다.

에너지 효율성은 핵심 전략입니다. 첨단 경기장들은 태양광 패널, 지열 시스템, 스마트 조명 기술을 도입하여 에너지 소비를 획기적으로 줄이고 있습니다. 예를 들어, 뮌헨의 알리안츠 아레나는 100% 재생에너지로 운영되며, 영국의 노샘프턴 풋볼클럽 경기장은 탄소중립을 달성했습니다.

폐기물 관리도 중요한 혁신 영역입니다. 일회용 플라스틱 근절, 재활용 인프라 구축, 친환경 머천다이즈 개발 등을 통해 환경 영향을 최소화하고 있습니다. 월드컵, 올림픽 같은 대형 대회에서는 엄격한 환경 가이드라인을 수립하고, 지속가능한 대회 운영 모델을 개발하고 있습니다.

탄소배출 저감을 위한 혁신적 접근도 주목할 만합니다. 전자스포츠, 가상현실 기술을 활용한 원격 관람, 친환경 교통수단 장려 등 다각적인 전략을 통해 스포츠 산업의 탄소발자국를 줄이고 있습니다. 이는 환경 보호를 넘어 새로운 팬 경험과 산업 혁신을 동시에 창출합니다.

(2) 사회 측면

스포츠 산업의 사회적 ESG는 인간 중심의 포괄적 가치 체계를 구현합니다. 선수 복지는 단순한 신체적 보호를 넘어 전인적 관점에서 접근합니다. 정신건강, 경력 전환 지원, 차별 방지 등 선수의 총체적 권리 보호가 핵심 가치로 부상하고 있습니다.

현대 스포츠 조직들은 선수들의 심리적 웰빙에 특별한 관심을 기울이고 있습니다. 나오미 오사카, 시몬 바일스 같은 세계적 선수들이 정신건강 문제를 공개적으로 논의하면서 스포츠계의 인식이 근본적으로 변화하고 있습니다. 메이저 스포츠 리그들은 심리 상담사, 멘토링 프로그램 등을 통해 선수들의 정서적 지원을 강화하고 있습니다.

팬 참여는 더욱 혁신적이고 포용적인 방향으로 진화하고 있습니다. 디지털 플랫폼을 통해 팬들은 단순한 관객을 넘어 적극적인 커뮤니티 구성원이 되고 있습니다. 소셜미디어, 인터랙티브 앱, 가상현실 기술을 활용해 팬들의 참여를 극대화하고, 다양성과 포용성을 중요한 가치로 삼고 있습니다.

지역사회 기여는 스포츠 ESG의 가장 중요한 사회적 차원입니다. 현대 스포츠 조직들은 지역사회 발전을 위한 다양한 프로그램을 운영하고 있습니다. 청소년 스포츠 교육, 소외계층 지원, 사회통합 프로젝트 등을 통해 스포츠의 사회적 가치를 적극적으로 창출합니다.

특히 교육과 연계된 사회공헌 프로그램들이 주목받고 있습니다. 스포츠를 통한 장학금 지원, 취약계층 청소년 멘토링, 생활체육 프로그램 등은 스포츠가 단순한 경기를 넘어 사회 변화의 촉매제 역할을 하고 있음을 보여줍니다. 이러한 접근은 스포츠의 사회적 책임을 확대하고, 긍정적인 사회적 영향력을 증대시키는 핵심 전략입니다.

2) 스포츠 산업에서의 ESG 정의 및 의미 지배구조 측면

스포츠 산업의 지배구조(G) ESG는 조직의 근본적인 문화와 구조 혁신을 의미합니다. 전통적으로 남성 중심이고 폐쇄적이었던 스포츠 조직들은 이제 근본적인 거버넌스 패러다임 전환에 직면해 있습니다.

투명한 의사결정 구조는 현대 스포츠 조직의 핵심 과제입니다. 재정 운영, 선수 계약, 대회 운영 등 모든 영역에서 디지털 기술과 데이터 기반 프로세스를 통해 투명성을 강화하고 있습니다. 국제올림픽위원회(IOC)와 FIFA는 독립적 감사 시스템, 실시간 재정 공개, 디지털 거버넌스 플랫폼 등을 통해 조직의 신뢰성을 제고하고 있습니다.

다양성과 포용성은 현대 스포츠 거버넌스의 가장 중요한 전략적 가치입니다. 리더십 포지션에서 성별, 인종, 문화적 배경의 다양성을 적극적으로 증진하고, 의사결정 과정에 소수자와 대표성이 배제된 집단의 관점을 통합하는 혁신적 접근이 확대되고 있습니다. 미국 NBA와 같은 리그에서는 이사회와 경영진의 다양성 비율을 공식적으로 관리하고, 포용적 리더십 프로그램을 운영하고 있습니다.

윤리경영은 스포츠 조직의 지속가능성을 결정하는 근본적인 요소입니다. 도핑 방지, 승부 조작 근절, 성폭력 예방 등 복합적인 윤리적 도전 과제에 대해 첨단 기술과 법적 프레임워크를 결합한 혁신적 대응이 요구됩니다. 블록체인 기술을 활용한 투명한 선수 계약 시스템, AI 기반 윤리 모니터링 플랫폼 등 기술 혁신을 통해 스포츠 거버넌스의 패러다임을 근본적으로 변화시키고 있습니다.

특히 젊은 세대의 윤리적 가치와 사회적 책임에 대한 인식은 스포츠 조직의 거버넌스 혁신을 가속화하고 있습니다. 팬들은 더 이상 단순한 관객이 아니라 적극적인 윤리적 감시자이자 변화의 주체로 등장하고 있으며, 이는 스포츠 조직들에게 지속적인 변화와 혁신을 요구하고 있습니다.

3) 스포츠 산업의 ESG 실천 사례

(1) 환경 관련 사례

글로벌 스포츠 산업의 환경적 ESG 실천은 혁신적이고 포괄적인 접근을 보여주고 있습니다. 미국 필라델피아 이글스의 링컨 파이낸셜 필드는 태양광 패널과 풍력 터빈을 통해 연간 4,000톤 이상의 탄소 배출을 감축했으며, 경기장 전체 에너지의 약 40%를 재생에너지로 충당하고 있습니다.

영국 본머스 FC는 완전한 탄소중립 클럽 전략을 수립하고, 경기장 운영과 팀 활동 전반의 탄소 발자국를 최소화하고 있습니다. 재생에너지 사용, 폐기물 재활용 프로그램, 친환경 교통 정책 등을 통해 연간 탄소 배출량을 70% 이상 감축하는 성과를 거두었습니다.

독일 분데스리가의 바이어 레버쿠젠은 세계 최초로 100% 재생에너지로 운영되는 풋볼 클럽으로 인정받았습니다. 경기장 지붕의 태양광 패널, 에너지 고효율 냉난방 시스템, 전기차 충전소 설치 등 포괄적인 친환경 인프라를 구축했습니다.

국내에서도 혁신적인 사례가 확산되고 있습니다. 수원 삼성 블루윙즈는 친환경 스타디움 조성에 앞장서 LED 조명 전면 교체, 태양광 발전 시스템 도입로 연간 전기 사용량의 25%를 절감했습니다. 제주 유나이티드 FC는 탄소중립 경기장 프로젝트를 통해 지역 환경 보호에 기여하고 있습니다.

도쿄 올림픽은 환경 혁신의 최고 사례로 평가받고 있습니다. 재활용 소재로 만든 메달, 선수촌 목재 활용, 수소 에너지 활용 등 다각적인 친환경 전략을 실행했습니다. 대회 전체 탄소 배출량의 약 50%를 상쇄하는 성과를 달성했으며, 글로벌 스포츠 이벤트의 지속가능성 모델을 제시했습니다.

이러한 사례들은 스포츠 산업이 단순한 경기를 넘어 환경 보호와 지속가능한 발전의 핵심 플랫폼이 될 수 있음을 명확히 보여줍니다. 기술 혁신, 전략적 접근, 장기적 비전을 결합한 이러한 노력은 스포츠의 사회적 책임과 환경적 가치를 새롭게 정의하고 있습니다.

(2) 사회 관련 사례

스포츠 산업의 사회적 ESG 실천은 선수와 지역사회의 총체적 복지를 추구합니다. NBA는 선수 멘탈헬스 프로그램을 통해 선수들의 심리적 웰빙을 지원하고 있습니다. 선수들의 정신건강 문제를 공개적으로 인정하고, 전문 심리 상담사를 통한 지원 시스템을 구축했습니다.

여성 스포츠에서의 권리 보호도 중요한 사회적 ESG 실천입니다. 미국 여자축구대표팀의 임금 평등 투쟁은 스포츠에서의 성평등을 위한 획기적인 전환점이 되었습니다. 2022년 미국축구연맹과의 합의를 통해 남녀 선수들의 동등한 보상과 처우를 법적으로 보장받았습니다.

지역사회 발전 프로그램도 주목할 만합니다. 바르셀로나 FC는 '더 스트리트 네트워크' 프로그램을 통해 전 세계 소외 지역 청소년들에게 스포츠 교육과 사회통합 기회를 제공합니다. 이를 통해 교육, 건강, 사회적 포용성 증진에 기여하고 있습니다.

장애인 스포츠 지원도 중요한 사회적 ESG 실천입니다. 국제패럴림픽위원회는 장애 선수들의 권리 보호와 기회 확대를 위해 지속적으로 노력하고 있으며, 장애인 스포츠의 인프라와 지원 체계를 혁신적으로 개선하고 있습니다.

(3) 지배구조 관련 사례

스포츠 산업의 지배구조 혁신은 투명성, 다양성, 윤리경영을 중심으로 근본적인 변화를 추구하고 있습니다. NBA는 리더십 다양성 확보에 선도적 역할을 하고 있습니다. 2022년 기준, 구단 오너와 경영진의 30% 이상을 여성과 소수민족으로 구성하는 적극적인 다양성 정책을 실행하고 있습니다. 특히 '다양성 리더십 아카데미' 프로그램을 통해 소수자 출신 경영자들의 리더십 역량을 체계적으로 육성하고 있습니다.

국제올림픽위원회(IOC)는 디지털 기반 투명한 거버넌스 모델을 혁신적으로 구축했습니다. 블록체인 기술을 활용한 실시간 재정 공개 시스템은 기부금, 후원금, 대회 운영 예산의 100% 투명성을 보장합니다. 독립적 글로벌 감사팀을 통해 조직의 재무적, 윤리적 투명성을 지속적으로 모니터링하고 있으며, 연간 투명성 보고서를 공개하여 전 세계 이해관계자들의 신뢰를 구축하고 있습니다.

FIFA는 윤리경영 혁신에 획기적인 접근을 보여주고 있습니다. AI와 빅데이터 분석 기반의 윤리 모니터링 시스템을 개발하여 승부 조작, 부패 행위를 실시간으로 감지합니다. 선수 계약, 중계권, 후원 계약 전 과정에 디지털 포렌식 기술을 적용하여 투명성을 강화하고 있으며, 독립적 윤리위원회를 통해 엄격한 제재 메커니즘을 운영하고 있습니다.

MLB(메이저리그)는 젠더 평등과 인권 중심의 혁신적 거버넌스를 추진하고 있습니다. 여성 심판 비율을 10% 이상으로 확대하고, 코치와 경영진의 성별 다양성을 제도적으로 보장하고 있습니다. 또한 성소수자 선수들의 권리 보호를 위한 포용적 정책을 적극적으로 실행하고 있습니다.

이러한 혁신적 접근은 단순한 제도 개선을 넘어 스포츠 조직의 근본적인 문화 변화를 의미합니다. 젊은 세대의 윤리적 가치와 투명성에 대한 요구가 스포츠 거버넌스의 혁신을 가속화하고 있으며, 이는 글로벌 스포츠 산업의 지속가능한 발전을 위한 핵심 전략으로 자리 잡고 있습니다.

(4) 지속 가능한 스포츠 인프라 구축을 위한 정책 제안 - 환경 친화적 디자인 및 운영

현대 스포츠 인프라는 심각한 환경적 도전과제에 직면해 있습니다. 대규모 경기장과 시설은 막대한 에너지를 소비하고 상당한 탄소 배출량을 발생시킵니다. 이를 해결하기 위해 다음과 같은 혁신적 정책을 제안합니다.

첫째, 에너지 자립형 스마트 경기장 설계가 필요합니다. 태양광, 풍력 등 재생에너지 시스템을 통합하고, 첨단 에너지 저장 기술을 도입하여 경기장의 에너지 자립도를 높여야 합니다. 건물 외피에 태양광 패널을 설치하고, 지열 시스템을 활용한 냉난방 효율화가 핵심입니다.

둘째, 순환경제 원칙에 기반한 자원 관리 정책이 요구됩니다. 경기장 내 폐기물 최소화, 재활용 인프라 구축, 친환경 자재 사용을 제도화해야 합니다. 특히 일회용 플라스틱 근절, 생분해성 자재 도입, 중수도 시스템 설치 등을 통해 환경 영향을 획기적으로 줄일 수 있습니다.

셋째, 생태친화적 조경과 생물다양성 보존 전략을 수립해야 합니다. 경기장 주변 녹지 확대, 토종 식물 식재, 생태통로 조성 등을 통해 도시 생태계와 조화로운 스포츠 인프라를 만들어야 합니다.

이러한 정책들은 단순한 환경 보호를 넘어 혁신적인 스포츠 인프라의 미래를 제시할 것입니다.

4) 지속 가능한 스포츠 인프라 구축을 위한 정책 제안 사회 프로그램 개발

지속가능한 사회적 가치 창출을 위한 스포츠 프로그램 정책은 다음과 같이 종합적으로 설계되어야 합니다.

첫째, 교육연계형 스포츠 프로그램의 혁신적 제도화가 필요합니다. 취약계층 청소년을 위한 포괄적인 스포츠 장학 시스템을 구축해야 합니다. 프로 선수들의 멘토링 프로그램을 의무화하고, 지역 스포츠 클럽과 학교를 연계한 통합적 지원 모델을 개발해야 합니다. 예를 들어, 성적 향상과 연계된 스포츠 장학금, 진로 상담 프로그램, 기술 교육 지원 등을 통해 청소년들의 사회적 이동성을 실질적으로 제고해야 합니다.

선수 커리어 전환 지원 프로그램도 중요합니다. 은퇴 선수들의 교육 및 재취업 지원, 코치 및 스포츠 전문가로의 진로 전환을 위한 체계적인 재교육 시스템을 구축해야 합니다. 이를 통해 선수들의 사회적 안전망을 강화하고, 스포츠 인재의 사회적 활용도를 높일 수 있습니다.

둘째, 포용적 스포츠 프로그램의 전략적 확대가 필요합니다. 장애인, 성소수자, 다문화 청소년을 위한 맞춤형 스포츠 통합 프로그램을 개발해야 합니다. 장애인 스포츠 인프라 확충, 특수체육 전문 인력 양성, 통합 스포츠 대회 지원 등을 통해 사회적 포용성을 증진해야 합니다.

다양성 기반 스포츠 프로그램도 적극적으로 지원해야 합니다. 성별, 인종, 문화적 배경에 관계없이 참여 가능한 생활체육 프로그램을 개발하고, 지역사회 차원의 통합 스포츠 문화를 조성해야 합니다. 기업, 지방정부, 스포츠 단체의 협력을 통해 재정적, 제도적 지원을 강화해야 합니다.

셋째, 지역사회 재생과 연계된 혁신적 스포츠 프로그램을 개발해야 합니다. 낙후 지역의 도시 재생 프로젝트와 연계한 생활체육 인프라 구축, 지역 청소년 스포츠 지원 프로그램을 통해 지역사회의 사회경제적 활력을 제고해야 합니다.

커뮤니티 기반 스포츠 혁신 플랫폼을 구축해야 합니다. 지역 특성에 맞는 맞춤형 스포츠 프로그램 개발, 생활체육 동호회 지원, 지역 스포츠 문화 축제 등을 통해 지역사회의 사회적 자본을 강화해야 합니다. 이를 통해 스포츠가 단순한 신체 활동을 넘어 지역사회 통합과 발전의 핵심 동력이 될 수 있습니다.

5) ESG 실천을 통한 스포츠 산업의 미래 전망

ESG 실천은 스포츠 산업의 패러다임을 근본적으로 변화시킬 것입니다. 젊은 세대를 중심으로 팬들의 가치 소비 트렌드가 급격히 진화하면서, 단순한 경기 관람을 넘어 사회적 책임을 다하는 스포츠 브랜드에 대한 선호도가 높아질 것입니다.

디지털 기술과 결합된 ESG 혁신은 팬 참여의 새로운 패러다임을 창출할 것입니다. 가상현실, 블록체인 기술을 활용한 투명한 팬 커뮤니티, 사회공헌 연계 팬 참여 프로그램 등을 통해 팬들은 더욱 적극적인 변화의 주체로 자리 잡을 것입니다.

스포츠는 점점 더 사회적 가치 창출의 핵심 플랫폼이 될 것입니다. 교육, 사회통합, 환경보호 등 다차원적인 사회적 미션을 수행하는 글로벌 사회혁신 도구로 진화할 것입니다. 이러한 접근은 글로벌 스포츠 산업의 경쟁력을 근본적으로 강화하는 핵심 전략이 될 것입니다.

결국 ESG는 스포츠 산업의 지속가능한 미래를 결정짓는 핵심 동력이 될 것입니다. 기술, 윤리, 사회적 책임의 혁신적 융합을 통해 스포츠는 단순한 엔터테인먼트를 넘어 글로벌 사회변화의 혁신적 플랫폼으로 진화할 것입니다.

결론: 스포츠 ESG의 중요성과 실천 방안 요약

스포츠 산업의 ESG 혁신은 21세기 글로벌 사회의 패러다임 전환을 대표하는 핵심 동력입니다. 환경, 사회, 지배구조 측면의 혁신적 접근은 스포츠의 본질적 가치를 근본적으로 재정의하고 있습니다.

환경적 측면에서 스포츠 산업은 기후변화 대응의 선도적 역할을 수행해야 합니다. 탄소중립 경기장, 재생에너지 활용, 지속가능한 인프라 구축은 더 이상 선택이 아닌 필수적 과제입니다. 도쿄 올림픽, 바이어 레버쿠젠의 사례에서 보듯 혁신적 접근을 통해 실질적인 환경 보호를 실현할 수 있습니다.

사회적 측면에서 스포츠는 포용과 평등의 플랫폼으로 진화해야 합니다. 선수 인권 보호, 다양성 증진, 사회통합 프로그램은 스포츠의 핵심 가치가 되어야 합니다. NBA의 멘탈헬스 프로그램, 미국 여자축구대표팀의 임금 평등 투쟁은 이러한 변화의 중요한 이정표입니다.

지배구조 측면에서 투명성과 윤리는 절대적 가치입니다. 블록체인 기술, AI 기반 모니터링, 독립적 감사 시스템을 통해 스포츠 조직의 신뢰성을 높여야 합니다. FIFA와 IOC의 혁신적 거버넌스 모델은 이러한 변화의 좋은 예입니다.

정부, 스포츠 단체, 기업, 팬 등 모든 이해관계자의 통합적 노력이 필요합니다. 정부는 제도적 기반을, 스포츠 단체는 혁신적 실행을, 기업은 지속가능한 투자를, 팬들은 적극적 참여를 통해 변화를 주도해야 합니다.

미래 스포츠 산업은 단순한 엔터테인먼트를 넘어 글로벌 사회혁신의 핵심 플랫폼이 될 것입니다. 기술과 윤리, 경제적 가치와 사회적 책임의 조화로운 융합을 통해 우리는 더 나은 미래를 만들어갈 수 있습니다. ESG는 스포츠의 지속가능한 미래를 열어갈 핵심 열쇠입니다.

17

스포츠 리더십

스포츠는 단순한 신체 활동을 넘어 인간의 잠재력과 협력의 힘을 보여주는 중요한 사회적 영역입니다. 이러한 스포츠 세계에서 리더십은 성공과 실패를 결정짓는 핵심적인 요소로 자리 잡고 있습니다. 스포츠 리더십은 선수들의 잠재력을 극대화하고, 팀의 성과를 높이며, 개인과 조직의 목표를 달성하는 데 결정적인 역할을 합니다.

스포츠 리더십은 단순히 팀을 지도하는 것을 넘어 선수들의 잠재력을 이끌어내고, 어려운 상황에서도 팀의 사기를 높이며, 장기적인 비전을 제시하는 복합적인 능력입니다. 이는 개인의 성장뿐만 아니라 팀 전체의 성공과 직접적으로 연결됩니다. 따라서 스포츠 리더십에 대한 깊이 있는 이해는 스포츠 분야의 성과와 발전에 중요한 통찰력을 제공할 것입니다.

1. 스포츠 리더십의 정의

1) 리더십과 리더의 정의

성공적 리더십이란 리더가 일정한 상황에서 다른 구성원들로 하여금 조직이나 집단의 공통목표를 달성하는 데 영향력을 행사하는 모든 과정이다. 리더(leader, 지도자)는 lead(앞선다, 앞지른다, 지도한다, 선도한다)의 명사형으로 앞선 사람, 지도하는 사람, 선도하는 사람이란 뜻이다.

성공적 리더란 엄밀한 의미로 집단에서의 리더십(지도적 기능)이라는 관점에서 규정되어야 하며, 어떤 인기 있는 사람이나 대표자, 또는 문화영역의 권위자 등과는 구별되어야 한다. 일반적으로 리더는 목표관리, 종업원의 동기부여 및 목표 설정 시 조언, 조직구성원들의 지속적인 행동을 이해해야 한다. 즉, 리더란 목표를 제시하고, 이 목표에 대해 구체적으로 설명하고 왜 이 목표를 달성해야 하는가를 의사소통을 통해 설득하고 납득시키며, 리더 자신이 그 목표달성을 위하여 솔선수범하여 열심히 일하는 것이라는 뜻이다.

리더십을 사용하는 리더에 대한 정의는 다양하다. 해이스와 토나스는 리더란 "타인을 통솔하는 데 필요한 여러 가지 기술을 소유한 자"라고 하였고, 캐틀은 "집단의 임무를 수행하는 데 있어서 가장 효과적인 변화를 만들어내는 자"라고 리더를 정의하였다. 리더란 상황과 역할에 따라 규정되는 것이며 시간의 흐름에 따라 지도자와 피지도자 즉, 상하의 위치가 바뀌기도 한다. 리더는 구체적인 집단의 종류와 그 성격에 따라 Oxford 사전에서 다음과 같이 여러 가지로 분류하고 있다.

① 지휘관: 목표달성을 위해 지휘, 명령, 통제, 처치하는 권위를 가진 자.

② 사령관: 계급과 관계없이 독립적으로 행정과 작전에 대한 권한을 부여 받은 자.

③ 우두머리: 정치, 사회단체의 우두머리.

④ 장: 공식집단 내에서 가장 높은 계급을 차지하고 있는 자.

⑤ 관리자: 기업에서 특수한 기능을 수행하는 자.

⑥ 집행자: 정부 각 부처에서 법을 집행하는 자.

⑦ 중심인물: 기업체나 연극 등에서 중요한 역할을 담당하는 자.

⑧ 오피니언 리더: 어떤 집단의 여론을 조성하고 선도하는 자.

⑨ 엘리트: 어떤 집단에서 지도적인 역할을 담당하고 훌륭한 인격과 뛰어난 지성을 가진 자.

위기 극복 능력도 중요하다. 팀을 이끌고 경기에서 승리한다는 것은 수많은 위기를 극복해나가는 과정이다. 영국 프로 축구 맨체스터 유나이티드를 26년간 이끌며 세계적인 명장으로 꼽히는 알렉스 퍼거슨 전 감독은 "내가 팀을 이끈 모든 순간에는 항상 위기가 따랐다"며 "그 때마다 선수들과 단합했고, 그들에게 잠재된 5%의 능력을 끌어내 경기에서 승리할 수 있었다"고 말했다. 특히 퍼거슨 감독은 위기 상황에서 나타난다.

2) 스포츠 감독의 리더십 유형

용장(勇將), 덕장(德將), 지장(智將)으로 나뉜다. 용장은 카리스마형으로 강한 훈련을 실시하고, 완벽하게 짜인 방식대로 선수를 관리하고 운영한다. '나를 따르라'는 리더십으로 개개인의 의견이나 특징이 잘 반영되지 않는다. 그러나 결과를 빨리 낼 수 있다는 장점이 있다.

덕장은 선수를 이해하고, 나아가 마음을 움직일 수 있는 소통 능력이 뛰어난 감독을 말한다. 기본적인 규칙이 있지만 보다 자유로운 팀 분위기를 중요시한다. 결국 경기는 감독이 아니라 선수가 하기 때문이다. 덕장의 리더십은 장기적으로 선수, 팀의 능력을 최대한 끌어올리고 끈끈한 관계를 유지할 수 있다는 장점이 있지만, 원하는 결과가 늦게 나타난다는 단점이 있다. 지장은 수집한 선수, 경기 데이터를 바탕으로 전술을 짜는 감독이다. 감(感)도 중요하지만 승패를 가르는 결정적인 요인은 데이터, 확률에 있다고 믿는다. 그래서 늘 메모하고, 분석한다.

전문가들은 세 가지 리더십을 적절히 활용해야 한다고 말한다. 상황이 지속적으로 변하기 때문에 한 가지 스타일만 고집하다가는 좋은 성적을 낼 수 없기 때문이다. 미국 기업 · 스포츠 경영컨설팅업체 존고든컴퍼니의 존 고든(Jon Gordon) 대표는 "기업 최고경영자(CEO)나 스포츠팀 감독이나 과거 성공 전략에 집착하면 한순간 무너질 수 있다"며 "문제점을 개선하고 상황에 맞는 리더십을 구축해 나가야 한다"고 말했다.

스포츠 조직은 선수 개인 역량과 팀 전술, 문화 등 내적 요인과 경기 대진 등 환경적인 요인이 작용해 힘을 발휘한다. 팀 전력으로, 이는 선수 한 명만 잘한다고 강해지지 않는다. '팀보다 위대한 선수는 없다'는 말은 스포츠 세계의 철칙이 된 지 오래다. 팀을 만들고 이끄는 감독의 역할이 무엇보다 중요하다는 것이다.

3) 리더의 역할

사람은 자신의 노력을 통해서 성공할 수 있지만 그렇지 못한 사람은 윗사람의 리더십에 의해서 성공할 수 있다. 이와 같이 윗사람이 가지고 있는 자질을 '리더십'이라고 표현하는데, 잘 이끌어주고 지도해준다는 의미이다. 전통적으로 리더십은 '윗사람이 아래 사람을 다스리는 방식'으로 이해되었지만 오늘날은 다른 의미로 변화하고 있다.

리더의 역할에 대해서는 '한 마리의 사자가 이끄는 양 떼는 한 마리의 양이 이끄는 사자 떼를 이긴다'는 말에서도 찾아볼 수 있다. 이 경우 리더는 방향감각, 정보감각, 지혜로움 등이 남보다 뛰어나야만 한다. 즉, 많은 추종자들을 올바로 끌고 갈만한 능력이 있어야 한다.

① 대인관계의 역할에서 조직의 대표로서의 역할, 리더로서의 역할, 연결자로서의 역할을 담당
② 리더로서의 역할은 조직을 관리하고 조직의 목표를 수행
③ 연결자(liaison)로서의 역할로는 외부와의 관계에서 조직의 내부와 연결을 수행
④ 정보처리의 역할로는 정보를 모니터링하는 역할, 정보를 확산시키는 역할, 내부의 정보를 외부로 전할 때 대변인의 역할을 수행
⑤ 의사결정시 리더의 역할은 기업가 역할, 문제 해결자 역할, 자원 분배자 역할, 중재자 역할을 수행

4) 보스와 리더의 차이

리더는 '우리'라고 말하고, '가자'라고 말하지만 보스는 '나'라고 말하며, '가라'라고 말한다. 사전의 뜻을 빌리면, 보스는 '실권을 쥐고 있는 책임자'이고, 리더는'조직을 이끌어가는 중심적인 위치에 있는 사람'이다. 모

든 보스가 리더를 의미하지는 않는다. 물론 리더십에 대해 끊임없이 고민하고 계발한 보스들은 좋은 리더일 확률이 높겠지만, 많은 보스들은 그저 직급이 높을 뿐일 수도 있다.

(1) 보스특징

① 명령하고 평가하기를 좋아한다.
② 조직을 움직이기 위하여 자극제로서 '두려움'을 사용한다.
③ 자신은 큰 그림을 그린다고 생각하고, 말뿐 직접 나서는 경우가 드물다.
④ 구성원들에게 대우 받기를 원한다.
⑤ 회의를 하거나 행사에 참여 시, 동석자의 '급'에 대해 민감하다.
⑥ 최종 의사결정권자가 자신이라는 것을 모두에게 인식시키고자 노력한다.

(2) 좋은 리더

① 자신이 직접 일을 추진하고, 일이 잘 안 되었을 때의 모든 책임을 자신에게 돌린다.
② 한 사람 한 사람이 조직을 위해 최선을 다하도록 열정을 불어넣는다.
③ 자신의 대우에 신경쓰기보다는 팀원들의 마음이 불편한 것이 없는지 살핀다.
④ 구성원들의 결과에 대해, 잘못된 것을 지적하기보다는 합리적으로 교정해준다.

2. 스포츠 리더십의 유형

1) 변혁적 리더십

변혁적 리더십은 단순한 관리를 넘어 팀과 개인의 근본적인 변화를 추구하는 리더십 스타일입니다. 스포츠 환경에서 이는 선수들의 내재적 동기를 자극하고, 팀의 잠재력을 최대한 끌어내는 혁신적인 접근법입니다.

(1) 변혁적 리더의 핵심 특징은 다음과 같습니다:

첫째, 명확하고 도전적인 비전 제시입니다. 리더는 단순한 승리를 넘어 선수들에게 더 큰 목표와 의미를 제시합니다. 이는 선수들로 하여금 자신의 한계를 뛰어넘게 하고, 팀의 잠재력을 최대한 발휘하도록 동기부여합니다.

둘째, 개별화된 관심과 멘토링입니다. 변혁적 리더는 각 선수의 고유한 잠재력과 개성을 인정하고, 개인별 맞춤형 성장 전략을 제공합니다. 이를 통해 선수들은 자신의 한계를 극복하고 지속적으로 성장할 수 있습니다.

셋째, 지적 자극과 혁신적 사고를 장려합니다. 전통적인 훈련 방식에 안주하지 않고, 새로운 전략과 접근법을 지속적으로 탐구하고 실험합니다. 이는 팀의 경쟁력을 높이고 창의적인 문제 해결 능력을 개발하는 데 기여합니다.

넷째, 감성적 리더십을 발휘합니다. 선수들의 감정을 이해하고, 팀의 정서적 에너지를 긍정적으로 관리합니다. 어려운 상황에서도 팀의 사기를 높이고, 선수들 간의 신뢰와 결속력을 강화합니다.

(2) 변혁적 리더십 긍정적 영향

- 높은 팀 사기와 동기부여
- 지속적인 혁신과 발전
- 개인과 팀의 성과 향상
- 강력한 팀 문화와 정체성 형성

스포츠에서 변혁적 리더십은 단순한 기술적 지도를 넘어, 선수들의 잠재력을 전면적으로 개발하고 팀의 근본적인 변화를 이끄는 강력한 리더십 접근법입니다.

2) 거래적 리더십

거래적 리더십은 명확한 보상과 제재를 기반으로 하는 실용적이고 구조화된 리더십 접근법입니다. 스포츠 환경에서 이 리더십 유형은 선수들의 성과를 직접적으로 관리하고 동기부여하는 데 효과적으로 활용됩니다.

거래적 리더십의 핵심은 '조건부 보상' 시스템입니다. 리더는 명확하고 구체적인 성과 목표를 설정하고, 이를 달성할 경우 특정 보상을 약속합니다. 예를 들어, 팀 스포츠에서는 승리 시 보너스, 개인 스포츠에서는 메달이나 상금 등이 이에 해당합니다. 이러한 접근은 선수들에게 즉각적이고 tangible한 동기를 제공합니다.

(1) 거래적 리더십 스타일의 주요 특징

- 명확한 성과 기준: 리더는 선수들에게 구체적이고 측정 가능한 성과 기준을 제시합니다. 이는 선수들이 정확히 무엇을 달성해야 하는지

알 수 있게 합니다.

- 즉각적인 피드백: 성과에 대한 즉각적인 평가와 보상 또는 제재가 이루어집니다. 이는 선수들의 행동을 신속하게 조정하는 데 도움을 줍니다.

표준화된 평가 시스템: 객관적이고 일관된 평가 기준을 통해 공정성을 확보합니다.

거래적 리더십은 단기적 성과 달성에 특히 효과적입니다. 선수들에게 명확한 인센티브를 제공함으로써 즉각적인 동기부여와 성과 향상을 이끌어낼 수 있습니다. 그러나 장기적인 내적 동기와 팀의 혁신적 발전에는 한계가 있을 수 있습니다.

스포츠에서 거래적 리더십의 예로는 성과급 계약, 경기 출전 조건, 팀 내 경쟁 시스템 등을 들 수 있습니다. 이러한 접근은 선수들에게 명확한 동기를 제공하고, 개인과 팀의 성과를 객관적으로 관리하는 데 도움을 줍니다.

결론적으로, 거래적 리더십은 스포츠 환경에서 실용적이고 직접적인 성과 관리 도구로 활용될 수 있으며, 특히 단기적 목표 달성과 성과 개선에 효과적인 리더십 접근법입니다.

3) 서번트 리더십

서번트 리더십은 전통적인 리더십 패러다임을 근본적으로 전환하는 혁신적인 접근법입니다. 이는 리더의 역할을 권위와 통제의 관점이 아니라, 팀과 선수들을 섬기고 지원하는 관점에서 바라봅니다.

서번트 리더십의 핵심 철학은 "먼저 섬기는 것"입니다. 리더는 자신의 개인적 이익보다 팀과 선수들의 성장과 복지를 최우선으로 고려합니다. 이는 단순한 관리나 지시를 넘어, 선수 개개인의 잠재력을 최대한 끌어내고 그들의 전인적 성장을 지원하는 것을 의미합니다.

(1) 서번트 리더십 주요 특징

① 공감적 접근: 선수들의 개인적, 심리적 상황을 깊이 이해하고 그들의 감정에 귀 기울입니다. 단순히 경기력만을 평가하는 것이 아니라, 선수 개인의 전체적인 삶의 맥락을 고려합니다.

② 개인 성장 지원: 각 선수의 고유한 잠재력을 인식하고, 이를 발전시킬 수 있는 개별화된 지원과 멘토링을 제공합니다. 선수의 기술적, 심리적, 정서적 성장을 균형 있게 지원합니다.

③ 팀 문화 조성: 상호 존중, 신뢰, 협력을 바탕으로 하는 긍정적인 팀 문화를 만듭니다. 개인 간 갈등을 조정하고, 팀원들 간의 소통과 결속력을 강화합니다.

④ 권한 위임: 선수들에게 의사결정 과정에 참여할 기회를 제공하고, 그들의 의견을 존중합니다. 이를 통해 선수들의 주인의식과 책임감을 높입니다.

서번트 리더십은 스포츠 팀의 장기적인 성공과 선수들의 지속가능한 성장에 중요한 역할을 합니다. 단순히 승리만을 추구하는 것이 아니라, 선수들의 인간적 성장과 팀의 전체적인 발전을 동시에 추구하는 holistic

한 접근법입니다.

이러한 리더십은 선수들에게 깊은 심리적 안정감과 동기부여를 제공하며, 결과적으로 더 높은 수준의 팀 성과와 개인의 성장을 이끌어냅니다. 서번트 리더십은 스포츠를 넘어 인간 중심의 리더십 패러다임을 대표하는 혁신적인 접근법이라고 할 수 있습니다.

4) 카리스마적 리더십

카리스마적 리더십은 스포츠 팀의 성공과 동기부여에 결정적인 역할을 하는 독특한 리더십 유형입니다. 이는 단순한 기술적 능력을 넘어, 리더 개인의 개인적 매력과 영향력을 통해 팀원들을 inspirational하게 이끄는 접근법입니다.

(1) 카리스마적 리더 핵심 특징

첫째, 강력한 개인적 매력과 존재감입니다. 카리스마적 리더는 비언어적 커뮤니케이션을 포함한 탁월한 소통 능력으로 팀원들의 관심과 존경을 끌어냅니다. 그들의 존재만으로도 팀에 에너지와 동기를 불어넣습니다.

둘째, 명확하고 도전적인 비전 제시 능력입니다. 팀원들에게 단순한 목표를 넘어 감동적이고 영감을 주는 미래상을 제시합니다. 이를 통해 선수들은 자신의 한계를 뛰어넘을 수 있는 동기를 얻습니다.

셋째, 감정적 지능과 공감 능력입니다. 팀원 개개인의 심리적 상태를 정확히 읽고, 그들의 내재된 잠재력을 이해하며 동기부여합니다. 개인의 감정적 에너지를 팀의 성과로 전환하는 능력이 탁월합니다.

(2) 카리스마적 리더십의 스포츠 팀에 대한 긍정적 영향

- 높은 팀 사기와 단결력
- 선수들의 내재적 동기 강화
- 어려운 상황에서의 회복력 증대
- 혁신적이고 도전적인 팀 문화 조성

이러한 리더십은 단순한 기술적 지도를 넘어, 팀의 심리적, 정서적 차원을 근본적으로 변화시키는 힘을 가집니다. 선수들은 카리스마적 리더를 통해 자신의 잠재력을 최대한 발휘할 수 있는 영감과 용기를 얻게 됩니다.

궁극적으로 카리스마적 리더십은 개인의 탁월한 영향력을 통해 팀의 성과를 극대화하고, 선수들의 잠재력을 끌어올리는 강력한 리더십 접근법입니다.

5) 상황적 리더십

상황적 리더십은 스포츠 분야에서 가장 유연하고 역동적인 리더십 접근법 중 하나입니다. 이 리더십 스타일의 핵심은 상황과 선수 개개인의 특성에 따라 리더십 방식을 유연하게 조정하는 것입니다.

상황적 리더십의 기본 원리는 선수들의 성숙도, 능력, 동기 수준에 따라 리더의 지도 방식을 달리한다는 것입니다. 예를 들어, 경험이 부족한 신인 선수에게는 더 직접적이고 구체적인 지도가 필요한 반면, 베테랑 선수에게는 더 위임적이고 지원적인 접근이 효과적일 수 있습니다.

(1) 상황적 리더십 유형의 주요 특징은 다음과 같습니다:

- 유연성: 리더는 상황과 선수의 상태에 따라 지도 스타일을 즉각적으로 변화시킵니다. 때로는 지시적이고, 때로는 코칭하며, 때로는 지원하고, 때로는 위임하는 방식으로 접근합니다.
- 개인화된 접근: 각 선수의 고유한 특성, 심리적 상태, 기술 수준을 세밀하게 관찰하고 이해합니다. 이를 통해 최적의 리더십 전략을 수립합니다.
- 상황 분석: 경기의 상황, 팀의 전략적 요구, 선수들의 심리적 상태 등 다양한 요인을 종합적으로 고려하여 리더십 스타일을 조정합니다.

(2) 상황적 리더십은 스포츠 팀에 다음과 같은 중요한 이점을 제공합니다:

- 선수 개개인의 잠재력을 최대한 끌어올릴 수 있는 맞춤형 접근
- 팀의 다양성을 인정하고 존중하는 포용적 리더십
- 급변하는 스포츠 환경에 신속하고 효과적으로 대응할 수 있는 능력
- 선수들의 지속적인 성장과 발전을 촉진

궁극적으로 상황적 리더십은 스포츠의 본질적인 불확실성과 복잡성을 이해하고, 이에 가장 효과적으로 대응할 수 있는 통합적인 리더십 접근법입니다. 리더의 깊은 통찰력과 유연성, 그리고 선수들에 대한 세심한 이해가 성공의 핵심 요소가 됩니다.

3. 성공적인 스포츠 리더의 사례

1) 변혁적 리더십

알렉스 퍼거슨은 변혁적 리더십의 대표적인 롤모델로, 맨체스터 유나이티드를 세계 최고의 축구 클럽으로 성장시킨 전설적인 감독입니다. 그의 리더십은 단순한 전술적 지도를 넘어 선수들의 근본적인 성장과 팀 문화 혁신을 이끌어냈습니다.

퍼거슨의 변혁적 리더십의 핵심은 선수 개개인에 대한 깊은 이해와 맞춤형 접근이었습니다. 데이비드 베컴, 크리스티아노 호날두, 웨인 루니 같은 스타 선수들의 잠재력을 발견하고 그들의 고유한 특성을 최대한 활용했습니다. 그는 각 선수의 강점을 정확히 파악하고, 그들이 자신의 한계를 뛰어넘을 수 있도록 지속적으로 도전하고 동기부여했습니다.

특히 젊은 선수들의 성장에 놀라운 통찰력을 보였습니다. '맨체스터 유나이티드 아카데미'를 통해 자체적으로 인재를 육성하는 시스템을 구축했으며, 이는 클럽의 장기적인 성공의 토대가 되었습니다. 그의 멘토링은 단순한 기술적 지도를 넘어 선수들의 인격과 프로정신을 형성하는 데 중점을 두었습니다.

퍼거슨의 또 다른 혁신은 끊임없는 팀 문화 혁신이었습니다. 어떤 선수도 팀보다 중요하지 않다는 원칙을 철저히 지켰으며, 이는 팀의 집단적 성과를 극대화하는 핵심 전략이었습니다. 스타 선수들에게도 예외 없이 엄격한 규율을 적용했고, 이를 통해 팀의 일관성과 단결력을 유지했습니다.

그의 리더십은 단기적 성과가 아니라 장기적 비전에 초점을 맞추었습니다. 26년간 맨체스터 유나이티드를 이끌며 38개의 트로피를 획득한 그의 성과는 변혁적 리더십의 지속가능성을 보여주는 대표적인 사례입니다.

(1) 퍼거슨의 변혁적 리더십은 다음과 같은 핵심 특징을 가지고 있었습니다.

- 개인화된 멘토링
- 지속적인 도전과 혁신
- 강력한 팀 문화 조성
- 장기적 비전 제시
- 선수 개개인의 잠재력 개발

결론적으로, 알렉스 퍼거슨은 단순한 축구 감독을 넘어 진정한 변혁적 리더의 모습을 보여주었으며, 그의 리더십은 스포츠 역사에 길이 기억될 혁신적인 접근법이었습니다.

2) 서번트 리더십

김연경은 한국 배구계에서 서번트 리더십의 가장 뛰어난 대표 사례로 꼽히는 선수입니다. 그녀의 리더십은 단순히 개인의 탁월한 기량을 넘어, 팀 전체를 섬기고 이끄는 진정한 서번트 리더의 모습을 보여주었습니다.

김연경의 서번트 리더십은 무엇보다 팀원들에 대한 깊은 공감과 헌신에서 드러납니다. 그녀는 자신의 개인적 성과보다 팀의 성장과 화합을 더욱 중요하게 여겼습니다. 특히 젊은 선수들의 성장을 위해 개인적인 시간을 할애하며 멘토링을 제공했고, 이는 팀의 전반적인 기량 향상으로 이어졌습니다.

국가대표팀에서 그녀의 리더십은 가장 극명하게 나타났습니다. 어려운 국제 대회에서도 팀원들의 사기를 높이고, 개인의 약점을 보완하며 서로를 격려하는 모습을 보여주었습니다. 그녀는 단순히 공격력 높은 스파이커가 아니라, 팀의 정신적 지주 역할을 충실히 수행했습니다.

(1) 김연경의 서번트 리더십은 다음과 같은 특징을 보였습니다.

- 팀원들의 개인적 성장을 최우선으로 고려
- 겸손하고 헌신적인 태도
- 팀원들의 감정과 상황에 대한 깊은 공감
- 개인의 성과보다 팀의 성공을 중요시하는 태도

그녀의 리더십은 한국 여자배구팀의 국제 대회 성과 향상과 팀 문화 개선에 결정적인 역할을 했습니다. 개인의 탁월한 기량을 넘어 팀 전체를 성장시키는 진정한 서번트 리더의 모습을 보여준 김연경은 한국 스포츠계의 리더십 롤모델로 평가받고 있습니다.

3) 카리스마적 리더십

마이클 조던은 카리스마적 리더십의 완벽한 모델로, 농구 역사상 가장 영향력 있는 선수 중 한 명으로 평가받고 있습니다. 그의 리더십은 단순한 개인의 탁월함을 넘어 전체 팀의 문화와 성과를 근본적으로 변화시켰습니다.

조던의 카리스마적 리더십은 무엇보다 그의 압도적인 승리에 대한 집착과 끈기에서 드러났습니다. 시카고 불스의 선수들은 그의 강렬한 승리 의지와 훈련에 대한 절대적 헌신을 목격하며 깊은 존경심을 느꼈습니다. 그는 팀원들에게 단순한 지시자가 아니라, 함께 고통하고 성장하는 진정한 리더의 모습을 보여주었습니다. 특히 그의 경기 중 리더십은 전설적이었습니다. 마지막 순간의 결정적인 슈팅, 불가능해 보이는 순간의 놀라운 퍼포먼스는 팀원들에게 극복의 영감을 주었습니다. "실패를 두려워하지 않는다"는 그의 철학은 팀 전체에 깊은 용기와 도전 정신을 불어넣었습니다.

조던의 카리스마는 단순한 개인의 기량을 넘어 팀 문화 자체를 혁신했습니다. 그는 팀원들에게 최고의 기준을 요구했고, 자신의 헌신적인 모습을 통해 그 기준을 보여주었습니다. 연습과 경기에서의 그의 강렬한 집중력과 완벽주의는 팀 전체에 전이되었고, 이는 시카고 불스의 6번의 NBA 챔피언십 우승으로 이어졌습니다. 그의 리더십은 비언어적 커뮤니케이션에서도 강력했습니다. 단 한마디 말없이도 팀원들은 그의 의도를 읽을 수 있었고, 그의 존재만으로도 팀에 승리에 대한 확신을 불어넣었습니다. 이는 진정한 카리스마적 리더의 본질적 특징을 보여주는 것이었습니다.

결론적으로, 마이클 조던은 단순한 농구 선수를 넘어 스포츠 역사상 가장 영향력 있는 카리스마적 리더 중 한 명으로 기억될 것입니다. 그의 리더십은 개인의 탁월함을 넘어 팀 전체를 변화시키는 힘을 보여주었습니다.

결론: 효과적인 스포츠 리더십의 핵심

스포츠 리더십은 단순한 기술적 지도를 넘어 팀과 개인의 잠재력을 최대화하는 복합적인 역량입니다. 우리가 살펴본 다양한 리더십 유형 - 변혁적, 거래적, 서번트, 카리스마적, 상황적 리더십 - 은 각각 고유한 특성과 장점을 가지고 있으며, 효과적인 스포츠 리더는 이러한 다양한 접근법을 상황에 맞게 유연하게 적용할 수 있어야 합니다.

변혁적 리더십은 선수들의 내재적 동기를 자극하고 근본적인 성장을 이끌어내는 힘을 보여주었습니다. 알렉스 퍼거슨의 사례에서 볼 수 있듯이, 개인의 잠재력을 발견하고 지속적으로 도전하게 하는 접근은 팀의 장기적 성공을 보장합니다. 반면, 거래적 리더십은 명확한 성과 기준과 보상 시스템을 통해 단기적 목표 달성에 효과적입니다.

서번트 리더십은 선수 개인의 성장과 팀의 화합을 최우선으로 하는 인간 중심적 접근을 보여줍니다. 김연경의 사례에서 볼 수 있듯이, 팀원들을 진심으로 섬기고 지원하는 리더십은 팀의 정서적 결속력을 강화하고 개인의 잠재력을 극대화합니다. 카리스마적 리더십은 마이클 조던의 예에서 알 수 있듯이, 개인의 탁월한 존재감과 영향력을 통해 팀 전체의 사기와 동기를 높이는 강력한 접근법입니다.

미래의 스포츠 리더십은 더욱 복합적이고 통합적인 접근을 요구할 것입니다. 기술의 발전, 글로벌화, 그리고 급변하는 스포츠 환경은 리더들에게 더욱 높은 수준의 적응력과 통찰력을 요구할 것입니다. 특히 데이터 분석, 심리학, 개인화된 코칭 등 다학제적 접근이 중요해질 것입니다.

스포츠 리더십 개발을 위해서는 체계적인 교육과 멘토링 프로그램이 필수적입니다. 단순한 기술적 훈련을 넘어 감성 지능, 의사소통 능력, 전략적 사고력 등을 종합적으로 발전시키는 접근이 필요합니다. 또한 다양성을 존중하고, 개인의 고유한 잠재력을 발견하고 지원하는 포용적 리더십 문화가 중요할 것입니다.

궁극적으로 효과적인 스포츠 리더십은 승리를 넘어 선수 개인의 성장과 팀의 지속가능한 발전을 동시에 추구하는 holistic한 접근입니다. 리더는 기술적 탁월함, 심리적 통찰력, 인간적 공감 능력을 균형 있게 발휘해야 합니다. 스포츠는 단순한 경기를 넘어 인간의 잠재력과 협력의 힘을 보여주는 영역이며, 진정한 리더는 이러한 스포츠의 본질을 이해하고 실천하는 사람일 것입니다.

4. 스포츠와 대인관계 능력의 연관성

현대 사회에서 대인관계 능력은 개인의 성공과 성장에 있어 핵심적인 요소입니다. 스포츠는 이러한 능력을 개발하고 향상시키는 독특하고 효과적인 플랫폼으로 작용합니다. 팀 스포츠는 단순한 신체 활동을 넘어 복잡한 사회적 상호작용의 미니어처 모델과 같습니다. 선수들은 경기장에서 의사소통, 협력, 감정 조절, 리더십과 같은 필수적인 대인관계 기술을 자연스럽게 학습하고 연습할 수 있습니다.

스포츠를 통해 개인은 다양한 배경과 성격을 가진 팀원들과 협력하는 법을 배웁니다. 승리와 패배의 경험은 감정 조절, 회복력, 상호 존중의 중요성을 가르칩니다. 농구, 축구, 배구와 같은 팀 스포츠에서 선수들은 효과적인 의사소통, 즉각적인 피드백 제공, 갈등 해결 능력을 개발합니다.

- 팀워크와 협력의 심층적 분석
- 효과적인 의사소통 전략
- 긍정적 피드백의 힘
- 갈등 해결 및 팀 다이나믹스 이해
- 지속적인 개인 및 팀 성장을 위한 접근법

스포츠는 단순한 경쟁을 넘어 인간의 사회적 역량을 발전시키는 강력한 도구입니다. 이 여정을 통해 개인은 더 나은 팀원, 리더, 그리고 사회 구성원으로 성장할 수 있습니다.

1) 스포츠를 통한 대인관계 능력 성숙 방안 - 팀워크와 협력

팀워크는 단순한 협력을 넘어 개인의 능력을 집단의 힘으로 승화시키는 복합적인 과정입니다. 스포츠는 이러한 팀워크의 본질을 가장 생생하게 보여주는 실험장입니다. 농구 코트나 축구장에서 선수들은 개인의 기량을 넘어 팀의 전략과 목표를 최우선으로 고려하는 법을 배웁니다.

효과적인 팀워크의 핵심은 상호 신뢰와 소통입니다. 예를 들어, 배구 경기에서 선수들은 서로의 위치와 역할을 정확히 이해하고 예측해야 합니다. 한 선수의 실수를 동료들이 즉각적으로 보완하는 능력은 개인의 한계를 뛰어넘는 집단 지성의 힘을 보여줍니다.

팀 스포츠는 개인에게 자신의 강점과 약점을 객관적으로 인식하게 합니다. 때로는 팀을 위해 개인의 욕심을 내려놓고, 때로는 자신의 능력을 최대한 발휘하여 팀에 기여해야 합니다. 이러한 균형 잡힌 접근은 직장과 사회생활에서도 매우 중요한 협력의 기본 원칙입니다.

협력의 진정한 가치는 어려움을 함께 극복하는 과정에서 드러납니다. 패배의 순간에도 서로를 격려하고, 성공의 순간에 함께 기뻐하는 팀의 문화는 개인의 감정 지능과 사회적 유대감을 크게 향상시킵니다. 이는 스포츠를 넘어 삶의 모든 영역에 적용될 수 있는 귀중한 삶의 기술입니다.

2) 스포츠를 통한 대인관계 능력 성숙 방안 - 의사소통 기술

스포츠에서의 의사소통은 단순한 언어적 교환을 넘어 복합적이고 즉각적인 상호작용의 예술입니다. 팀 스포츠는 선수들에게 실시간으로 효과적인 의사소통 능력을 개발할 수 있는 역동적인 플랫폼을 제공합니다.

농구 코트에서는 초고속으로 변화하는 상황에서 명확하고 간결한 의사소통이 필수적입니다. 선수들은 짧은 호흡과 간단한 신호로 복잡한 전술을 공유하며, 이는 비언어적 커뮤니케이션의 극치를 보여줍니다. 예를 들어, 농구 선수들은 눈빛, 손짓, 몸의 움직임을 통해 다음 플레이를 조율하고 팀의 전략을 즉각적으로 조정합니다.

축구에서는 음성 커뮤니케이션과 비언어적 신호가 완벽하게 융합됩니다. 골키퍼는 수비수들에게 위치 조정을 외치면서 동시에 손과 몸짓으로 구체적인 지시를 전달합니다. 이러한 다차원적 의사소통 방식은 복잡한 상황에서도 명확하고 신속한 정보 전달을 가능하게 합니다.

배구는 의사소통 기술의 또 다른 훌륭한 예시입니다. 선수들은 서로의 움직임을 예측하고, 실시간으로 상황을 공유하며, 팀의 전략을 즉각적으로 조정합니다. 한 선수의 작은 몸짓이나 목소리 톤 변화가 전체 팀의 대응을 결정할 수 있습니다.

이러한 스포츠 환경에서 습득한 의사소통 기술은 직장, 학교, 개인적 관계 등 다양한 영역에 직접적으로 적용될 수 있습니다. 명확성, 간결성, 즉각성, 그리고 비언어적 신호 해석 능력은 효과적인 대인관계의 핵심 요소입니다.

결과적으로, 스포츠는 단순한 신체 활동을 넘어 복잡한 사회적 상호작용을 배울 수 있는 살아있는 실험실입니다. 선수들은 여기서 진정한 의사소통의 본질을 배우며, 이는 그들의 개인적, 전문적 삶에 지속적으로 긍정적인 영향을 미칩니다.

3) 스포츠를 통한 대인관계 능력 성숙 방안 - 리더십과 팔로워십

스포츠는 리더십과 팔로워십의 복합적인 학습장으로, 개인이 상황에 따라 다양한 역할을 경험하고 성장할 수 있는 독특한 환경을 제공합니다. 농구, 축구, 배구와 같은 팀 스포츠에서는 한 선수가 동일한 경기 내에서도 리더와 팔로워의 역할을 유동적으로 전환해야 합니다.

예를 들어, 농구 경기에서 포인트 가드는 때로는 팀의 전략을 주도하는 리더로서 코트를 이끌지만, 다른 순간에는 다른 선수의 플레이를 지원하는 팔로워의 역할을 수행합니다. 이러한 역할 전환은 상황에 대한 깊은 이해와 유연성을 요구하며, 개인의 감정 지능과 사회적 적응력을 향상시킵니다.

리더십은 단순히 명령을 내리는 것이 아니라 팀의 목표를 달성하기 위해 다른 구성원들을 동기부여하고 지원하는 과정입니다. 스포츠에서 리더는 자신의 기술적 능력뿐만 아니라 팀원들의 잠재력을 끌어내고 응집력을 높이는 능력을 보여줍니다. 반대로 팔로워십은 겸손함, 협력, 그리고 팀의 전체 목표를 개인의 욕구보다 우선시하는 능력을 의미합니다.

축구 팀에서 주장은 종종 팀의 사기를 진작시키고 어려운 순간에 팀원들을 격려하는 리더의 역할을 수행합니다. 그러나 동시에 코치의 전술을 존중하고 따르는 팔로워로서의 책임도 다합니다. 이러한 경험은 직장과 개인적 관계에서도 적용될 수 있는 중요한 사회적 기술을 개발하게 해줍니다.

스포츠를 통해 배우는 리더십과 팔로워십은 상호 보완적인 관계를 가집니다. 효과적인 리더는 훌륭한 팔로워의 경험을 바탕으로 성장하며, 좋은 팔로워는 리더의 관점을 이해하고 존중하는 능력을 키웁니다. 이러한 순환적 학습 과정은 개인의 사회적 역량을 지속적으로 발전시키는 원동력이 됩니다.

4) 스포츠를 통한 대인관계 능력 성숙 방안 - 감정 조절 및 스트레스 관리

스포츠는 감정 조절과 스트레스 관리를 위한 가장 역동적이고 효과적인 심리적 훈련장입니다. 경기장은 극도의 긴장감, 압박, 그리고 즉각적인 감정 변화가 일어나는 독특한 심리적 실험실과 같습니다.

팀 스포츠에서 선수들은 승리에 대한 기쁨, 패배로 인한 좌절, 동료에 대한 분노, 자신의 실수로 인한 좌절감 등 다양한 감정의 스펙트럼을 경험합니다. 이러한 감정적 도전은 단순한 감정 표출을 넘어 감정을 인식하고, 조절하며, 건설적으로 관리하는 능력을 개발하는 기회를 제공합니다.

예를 들어, 농구 경기에서 결정적인 슛을 놓친 선수는 즉각적인 좌절감을 느낄 수 있습니다. 하지만 우수한 선수들은 이 감정을 부정적으로 ruminate하지 않고, 다음 기회를 위해 에너지를 재집중하는 방법을 배웁니다. 이는 감정 조절의 핵심 메커니즘으로, 스포츠가 제공하는 가장 중요한 심리적 기술 중 하나입니다.

스트레스 관리 측면에서 스포츠는 선수들에게 고압적인 상황에서도 냉정함을 유지하고 논리적으로 대응하는 방법을 가르칩니다. 축구 골키퍼가 결정적인 페널티 킥 상황에서 보이는 정신적 강인함, 배구 선수가 세트 포인트에서 보이는 집중력, 이러한 순간들은 스트레스 대처 능력의 극적인 예시입니다.

스포츠를 통한 감정 조절 학습은 단계적입니다. 초기에는 감정의 급격한 변화를 경험하지만, 점진적으로 자신의 감정 패턴을 인식하고 조절하는 능력을 개발합니다. 이 과정은 자기 인식, 자기 통제, 회복력이라는 세 가지 핵심 심리적 역량을 강화합니다.

더욱 중요한 점은 이러한 감정 관리 기술이 스포츠를 넘어 일상생활의 다양한 영역에 전이된다는 것입니다. 업무 현장에서의 압박, 개인적 관계에서의 갈등 상황, 학업 스트레스 등 다양한 맥락에서 스포츠를 통해 배운 감정 조절 전략을 적용할 수 있습니다.

결론적으로, 스포츠는 단순한 신체 활동을 넘어 심리적 회복력을 키우는 강력한 플랫폼입니다. 감정의 파도를 항해하듯 조절하고, 스트레스의 높은 파도 위에서 균형을 유지하는 기술은 스포츠를 통해 자연스럽게 습득됩니다.

5) 칭찬과 미소의 힘 - 긍정적 피드백과 팀 분위기

긍정적 피드백과 미소는 팀 스포츠에서 단순한 감정 표현을 넘어 강력한 동기부여와 성과 향상의 도구입니다. 팀원들 사이의 진심 어린 칭찬은 개인의 자신감을 높이고 전체 팀의 사기를 극적으로 상승시킵니다.

스포츠에서 효과적인 칭찬은 구체적이고 진실된 피드백에 기반합니다. 예를 들어, "좋은 패스였어!"와 같은 일반적인 말보다는 "방금 그 크로스 패스는 정확했고 팀의 공격에 결정적인 기여를 했어"와 같은 구체적인 칭찬이 훨씬 더 큰 동기부여 효과를 발휘합니다. 이러한 상세한 피드백은 선수 개인의 노력을 인정하고, 그들의 기술적 성장을 격려합니다.

미소는 팀 분위기를 변화시키는 또 다른 강력한 무기입니다. 긴장된 경기 상황에서도 서로에게 보내는 따뜻한 미소는 팀원 간의 신뢰와 유대감을 강화합니다. 축구나 농구 같은 팀 스포츠에서 실수 후에 동료가 보내는 격려의 미소는 심리적 회복을 돕고, 선수의 자존감을 보호합니다.

칭찬의 진정한 힘은 개인을 넘어 팀 전체의 성과에 영향을 미친다는 점입니다. 긍정적인 피드백은 선수들의 내재적 동기를 자극하고, 더 높은 수준의 협력과 헌신을 이끌어냅니다. 팀원들이 서로의 강점을 인정하고 격려할 때, 개인과 팀 모두 더 나은 성과를 달성할 수 있습니다. 그러나 중요한 점은 칭찬이 진정성 있고 구체적이어야 한다는 것입니다. 형식적이거나 과장된 칭찬은 오히려 역효과를 낼 수 있습니다. 진실된 인정은 팀원들 사이의 깊은 상호 존중과 신뢰를 구축하는 핵심입니다.

결론적으로, 스포츠에서의 칭찬과 미소는 단순한 감정 표현을 넘어 팀의 심리적, 성과적 측면을 근본적으로 변화시키는 강력한 도구입니다. 이는 경기장을 넘어 일상의 모든 협력 환경에 적용될 수 있는 보편적인 인간관계의 원칙입니다.

6) 효과적인 의사소통과 경청 기술 - 비언어적 커뮤니케이션과 피드백

비언어적 커뮤니케이션은 언어를 넘어 인간 상호작용의 깊은 차원을 드러내는 복합적인 소통 방식입니다. 스포츠 환경에서 이는 특히 중요하며, 말로 표현되지 않는 수많은 중요한 메시지를 전달합니다.

농구 코트에서 선수들의 비언어적 소통은 놀라울 정도로 정교합니다. 예를 들어, 한 선수의 미세한 눈빛 움직임이나 손가락 각도는 다음 플레이의 전략을 동료들에게 즉각적으로 전달할 수 있습니다. 이러한 순간적인 비언어적 신호는 언어적 의사소통보다 더 빠르고 정확하게 정보를 전달합니다.

비언어적 커뮤니케이션의 핵심 요소들은 다음과 같습니다.

- 신체 언어(포즈, 제스처)
- 얼굴 표정
- 눈 접촉
- 공간적 거리
- 톤과 음색

축구에서는 수비수의 몸의 기울기나 골키퍼의 손짓 하나가 공격 전략의 방향을 결정할 수 있습니다. 이는 단순한 신체 움직임을 넘어 복잡한 전술적 소통의 한 형태입니다.

효과적인 비언어적 피드백은 팀원 간 신뢰와 이해를 깊게 합니다. 실수 후 동료의 격려하는 손길이나 이해의 미소는 때로 수백 마디 말보다 더 강력한 지지의 메시지가 됩니다.

경청의 핵심도 비언어적 신호를 정확히 읽는 능력에 있습니다. 상대방의 몸짓, 표정, 말의 톤을 종합적으로 해석함으로써 진정한 메시지를 이해할 수 있습니다. 이는 단순히 소리를 듣는 것을 넘어 전체적인 의사소통 맥락을 이해하는 것입니다.

결론적으로, 비언어적 커뮤니케이션은 스포츠에서 언어적 소통만큼이나, 때로는 그 이상으로 중요합니다. 이는 팀의 역동성을 강화하고, 개인 간 깊은 이해와 신뢰를 구축하는 근본적인 소통 방식입니다.

7) 개인 및 팀원의 문제 파악 - 자기 인식과 팀 다이나믹스

스포츠에서 자기 인식은 개인과 팀의 성장을 위한 핵심적인 토대입니다. 자신의 감정, 행동 패턴, 강점과 약점을 정확히 이해하는 것은 효과적인 팀 성과의 출발점입니다.

농구, 축구, 배구와 같은 팀 스포츠는 자기 인식을 발전시키기에 완벽한 환경을 제공합니다. 선수들은 경기 중 자신의 실수를 객관적으로 분석하고, 팀의 성과에 대해 성찰할 기회를 얻습니다. 예를 들어, 한 선수가 자신의 패스 실수를 인정하고 개선 방법을 찾는 과정은 진정한 자기 인식의 표현입니다.

자기 인식 향상을 위한 구체적인 전략들은 다음과 같습니다.

- 정기적인 개인 성찰 시간 가지기
- 코치와 팀원들로부터 건설적인 피드백 수용
- 경기 영상 분석을 통한 객관적 자기 평가
- 감정과 반응 패턴에 대한 의식적 관찰

팀 다이나믹스 관찰은 또 다른 중요한 기술입니다. 선수들은 팀 내 비공식적 관계, 의사소통 패턴, 갈등 해결 방식을 주의 깊게 관찰해야 합니다. 이는 팀의 잠재적 문제를 조기에 인식하고 예방하는 데 도움을 줍니다.

효과적인 팀 다이나믹스 관찰 방법은 다음과 같습니다.

- 팀원들의 비언어적 신호 주의 깊게 관찰
- 팀 내 비공식적 상호작용 이해
- 개인의 감정 상태와 팀 전체 분위기 연결
- 정기적인 팀 미팅을 통한 공개적인 소통

궁극적으로, 자기 인식과 팀 다이나믹스 이해는 개인과 팀의 지속적인 성장을 위한 핵심 요소입니다. 이는 스포츠를 넘어 삶의 모든 영역에 적용될 수 있는 귀중한 능력입니다.

8) 팀 내 문제 해결 전략 - 개방적 환경과 갈등 해결

팀 스포츠에서 갈등 해결은 팀의 성공과 지속가능한 성과를 위해 필수적입니다. 개방적이고 솔직한 의사소통 환경은 이러한 갈등 해결의 핵심 기반입니다. 농구, 축구, 배구와 같은 팀 스포츠에서 선수들은 즉각적이고 투명한 소통의 중요성을 깊이 이해합니다.

효과적인 갈등 해결을 위한 핵심 전략은 다음과 같습니다.

안전한 대화 공간 조성

팀 내에서 모든 구성원이 두려움 없이 자신의 생각과 감정을 표현할 수 있는 환경을 만들어야 합니다. 이는 판단 없는 경청, 상호 존중, 비방하지 않는 소통을 통해 가능합니다. 예를 들어, 축구 팀에서 한 선수의 실수에 대해 비난 대신 건설적인 피드백을 제공하는 문화를 만드는 것이 중요합니다.

(1) 중재 기술의 전문적 활용

갈등 상황에서 중재자의 역할은 매우 중요합니다. 코치나 팀 캡틴은 객관적이고 공정한 입장에서 갈등의 근본 원인을 파악하고, 양측의 관점을 이해하며, 상호 윈-윈 해결책을 모색해야 합니다. 배구 팀에서 두 선수 간의 개인적 갈등이 팀 성과에 미치는 부정적 영향을 최소화하는 전략적 중재가 필요합니다.

(2) 팀 빌딩 활동의 전략적 활용

정기적인 팀 빌딩 활동은 팀원 간 신뢰와 이해를 깊게 합니다. 스포츠 외부에서 진행되는 협력 활동, 공동 목표 달성을 위한 워크샵, 팀 단합 캠프 등은 개인 간 장벽을 허물고 상호 존중의 문화를 조성합니다.

(3) 명확한 역할 분담과 공동 목표 설정

팀 내 각 구성원의 역할과 책임을 명확히 정의하고, 모두가 공감할 수 있는 공동의 목표를 설정하는 것이 중요합니다. 이는 개인적 갈등을 줄이고 팀의 집단적 성과를 높이는 근본적인 전략입니다.

(4) 지속적인 피드백과 성찰

정기적인 팀 미팅을 통해 현재의 팀 다이나믹스를 점검하고, 잠재적 갈등 요소를 조기에 파악하고 해결해야 합니다. 이러한 지속적인 소통과 성찰은 팀의 건강성을 유지하는 핵심 메커니즘입니다.

결론적으로, 팀 내 문제 해결은 단순한 기술적 접근을 넘어 상호 이해, 존중, 그리고 공동의 성장을 향한 깊은 헌신을 요구합니다. 스포츠는 이러한 복합적인 갈등 해결 능력을 자연스럽게 배울 수 있는 최적의 학습 환경을 제공합니다.

결론: 지속적인 대인관계 능력 향상을 위한 제언

스포츠를 통한 대인관계 능력 개발은 단순한 기술 습득을 넘어 인간의 사회적 잠재력을 전면적으로 성장시키는 강력한 메커니즘입니다. 우리의 여정을 되돌아보면, 팀워크, 의사소통, 리더십, 감정 조절, 갈등 해결 능력이 어떻게 스포츠라는 역동적인 환경에서 자연스럽게 발전하는지 명확히 볼 수 있습니다.

이러한 능력들은 경기장의 경계를 넘어 삶의 모든 영역에 깊이 있게 전이됩니다. 직장에서의 협업, 개인적 관계, 학업 환경 등 다양한 상황에서 스포츠를 통해 배운 사회적 기술은 개인의 성공과 성장을 위한 근본적인 토대가 됩니다. 효과적인 의사소통, 상호 존중, 감정 조절, 그리고 집단지성의 힘을 이해하는 능력은 어떤 환경에서도 귀중한 자산입니다.

지속적인 성장을 위해서는 끊임없는 자기 성찰과 학습이 필수적입니다. 스포츠는 이러한 성장 마인드의 완벽한 모델을 제공합니다. 실수를 두려워하지 않고, 피드백을 긍정적으로 받아들이며, 끊임없이 자신을 개선하려는 태도는 스포츠에서 배울 수 있는 가장 중요한 교훈 중 하나입니다.

개인과 팀의 성장은 상호 연결되어 있습니다. 개인의 발전은 팀의 성과를 높이고, 반대로 팀의 성공은 개인의 성장을 촉진합니다. 이러한 상호 보완적 관계는 스포츠의 가장 아름다운 측면 중 하나입니다. 우리는 혼자 성장하는 것이 아니라, 함께 성장한다는 근본적인 진리를 스포츠를 통해 배웁니다.

결론적으로, 대인관계 능력 향상은 평생에 걸친 여정입니다. 스포츠는 이 여정에서 우리에게 귀중한 도구와 통찰력을 제공합니다. 지속적인 학습, 개방적인 마음, 그리고 서로를 존중하는 태도야말로 진정한 성장의 핵심입니다. 우리가 스포츠에서 배운 교훈들을 삶의 다른 영역에 적용할 때, 우리는 더 나은 개인, 더 나은 팀원, 그리고 더 나은 사회 구성원으로 성장할 수 있습니다.

5. Self 리더십 테스트

1) DISC 정의 및 설문조사

일반적으로 사람들은 태어나서부터 성장하여 현재에 이르기까지 자기

나름대로의 독특한 동기요인에 의해 선택적으로 일정한 방식으로 행동을 취하게 된다. 그것은 하나의 경향성을 이루게 되어 자신이 일하고 있거나 생활하고 있는 환경에서 아주 편안한 상태로 자연스럽게 그러한 행동을 하게 된다. 우리는 그것을 행동패턴(Behavior Pattern) 또는 행동 스타일(Behavior Style)이라고 한다.

사람들이 이렇게 행동의 경향성을 보이는 것에 대해 1928년 미국 콜롬비아대학 심리학교수인 Willam Mouston Marston 박사는 독자적인 행동유형모델을 만들어 설명하고 있다.

Marston 박사에 의하면 인간은 환경을 어떻게 인식하고 또한 그 환경 속에서 자기 개인의 힘을 어떻게 인식하느냐에 따라 4가지 형태로 행동을 하게 된다고 한다. 이러한 인식을 축으로 한 인간의 행동을 Marston 박사는 각각 주도형, 사교형, 안정형, 신중형, 즉 Disc 행동유형으로 부르고 있다.

DiSC는 인간의 행동유형(성격)을 구성하는 핵심 4요소인 Dominance, Influence, Steadiness, Conscientiousness의 약자입니다.

2) DISC 설문조사

SELF 리더십 DISC 응답지											
각 문항에서 최고치와 최소치를 한 개씩 고르십시오.											
	최고	최소		최고	최소		최고	최소		최고	최소
1			8			15			22		
열정적인	□	□	호의적인	□	□	사람에게 호	□	□	재치있는	□	□
대담한	Z	Z	세심한	★	N	감주는	★	N	내향적인	★	★
치밀한	★	★	겸손한	▲	▲	생각이 깊은	Z	Z	강인한	Z	Z
만족해하는	▲	▲	참을성이 적은	Z	Z	의지가 굳은	▲	▲	쉽게 화내지	▲	▲
						일관되게 행			않는		
						동하는					

SELF 리더십 DISC 응답지											
각 문항에서 최고치와 최소치를 한 개씩 고르십시오.											
	최고	최소		최고	최소		최고	최소		최고	최소
2			9			16			23		
신중한	★	★	사려깊은	★	★	논리적인	★	★	남과 잘 어울	□	□
결단력 있는	Z	Z	남 의견에 잘	▲	▲	과감한	Z	Z	리는	★	★
확신을 주는	□	□	동의하는	□	□	충실한	▲	▲	점잖은	Z	Z
호의적인	▲	N	매력적인	Z	Z	인기있는	□	□	활기찬	▲	▲
			확고한						너그러운		
3			10			17			24		
다정한	□	N	용감한	Z	Z	사교적인	□	□	매력있는	□	□
정확한	★	★	격려하는	□	□	참을성 있는	▲	▲	흡족해하는	▲	▲
솔직하게 말	Z	Z	순응하는	▲	▲	자신감 있는	Z	Z	지시하는	Z	Z
하는	N	▲	수줍어하는	N	★	말씨가 부드	★	★	양보하는	★	★
변화가 적은						러운					
4			11			18			25		
말하기 좋아	□	□	내성적인	★	★	의존적인	▲	▲	자기주장을	Z	Z
하는	★	★	호의적인	▲	▲	의욕적인	Z	N	하는	★	★
자제력 있는	▲	▲	의지가 강한	Z	Z	철저한	★	★	체계적인	▲	▲
관습을 따	Z	Z	명랑한	□	□	활기있는	□	□	협력적인	□	□
르는									즐거운		
결단력 있는											
5			12			19			26		
도전하는	Z	Z	남을 격려하는	□	□	의욕적인	Z	Z	유쾌한	□	□
통찰력 있는	★	★	친절한	▲	▲	외향적인	□	□	정교한	★	★
사교적인	□	□	주의깊은	★	★	친근한	▲	▲	결과를 요구	Z	Z
온건한	▲	▲	독립심 강한	Z	Z	갈등을 피	N	★	하는	▲	▲
						하는			침착한		
6			13			20			27		
온화한	▲	▲N	경쟁심 있는	Z	Z	유머가 있는	□	□	변화를 추구	Z	Z
설득력 있는	□	★	생각이 깊은	▲	▲	이해심 있는	▲	▲	하는	▲	▲
겸손한	N	Z	활발한	□	□	공평한	N	★	우호적인	□	□
독창적 아이	N		자신을 잘드러	★	★	단호한	Z	Z	호소력 있는	★	★
디어			내지않는						꼼꼼한		
7			14			21			28		
표현력 있는	□	□	세밀한	★	★	자제력 있는	★	★	공손한	★	★
조심성 있는	★	★	유순한	▲	▲	관대한	▲	▲	새롭게 시작	Z	Z
주도적인	Z	Z	완고한	Z	Z	활기있는	□	□	하는	□	□
민감히 반응	N	▲	놀기 좋아하는	□	□	고집스런	Z	Z	낙천적인	▲	▲
하는									도움을 주려		
									하는		

3) Self 리더십 DISC 결과

유형별 집계표							
	최고치	-	최소치		합계	순위	기질
Z		-		=			D
□		-		=			I
▲		-		=			S
★		-		=			C
총합							

DISC 프로파일 그래프				
D	I	S	C	구분
27 ~ 6	28 ~ 8	26 ~ 12	24 ~ 6	7
5 ~ 0	7 ~ 6	11 ~ 9	5 ~ 3	6
-1 ~ -4	5 ~ 3	8 ~ 6	2 ~ 0	5
-5 ~ -7	2 ~ 1	5 ~ 3	-1 ~ -2	4
-8 ~ -11	0 ~ -2	2 ~ 0	-3 ~ -5	3
-12 ~ -14	-3 ~ -5	-1 ~ -4	-6 ~ -8	2
-15 ~ -27	-6 ~ -26	-5 ~ -27	-9 ~ -26	1
				구분란
				유형

4) DISC 행동유형 결과

유형	관찰되는 행동	타인으로부터 기대하는것	자신의 일에대한 태도
전형적인 주도형 (D형)	1. 자기중심적 2. 듣기보다는 말한다 3. 자기 주장이 강하다 4. 의지가 강하다 5. 힘으로 밀어붙이고 결의가 굳다	1. 직설정 소통 2. 존경받는것 3. 자신의 리더십을 인정해주는것 4. 간섭받지 않는것	1. 권위와 권력 2 .명성, 위신, 신망 3. 도전성
전형적인 사교형 (I형)	1. 듣기보다는 말한다 2. 때로는 감정적이다 3. 설득력이 있고 정치적인 감각이 있다 4. 활기차며 타인을 설득하려고 한다	1. 친근하고 정직하며 유머러스 하다 2. 자신의 생각, 감정 상태에대 들려준다	1. 가시적인 인정과 보상 2. 승인, 동조, 인기를 받는것
전형적인 안정형 (S형)	1. 말하는것보다 질문한다 2. 일관성이 있다 3. 상담, 상의하는것을 선호한다 4. 인내심이 있다 5. 변화에 소극적이며 말에 신중을 기한다	1. 편안한 태도 2. 상냥함, 우호적이다 3. 자신의 가치를 인정하며 변화는 점진적으로 진행한다.	1. 가시절이 이정과 부상 2. 승인, 동조, 인기를 받는것
전형적인 신중형 (C형)	1. 규칙/규범을 준수한다 2. 구조적, 조직적이다 3. 실수를 하지않도록 주의한다 4. 세운 목표에 스스로 엄격하다 5. 대인관계에서 외교적이다	1. 최소한의 사교적 행동을 취한다 2. 세부사항의 정확성이 있고 해동에 신뢰를 기한다 3. 높은 기준	1. 명확한 기대와 목표 2. 자주성 3. 전문성의 인정 프로정신

5. Self 자존감 테스트

1) 자존감 정의

자아존중감(自我尊重感), 혹은 줄여서 자존감(自尊感)은 자신이 가치 있는 존재라고 생각하며 자신을 긍정적으로 받아들이는 감정을 말한다. 일상적 활용으로는 '자신을 사랑하는 감정' 정도로 사용된다. 자존심과 비슷한 표현이긴 하나, 용법상으로는 약간의 차이가 있다. 자존심이 타인이 나를 존중해 주고 받들어주길 바라는 감정이라면, 자존감은 내가 나 자신을 사랑하고자 하는 마음 정도로 쓰인다.

2) 자존감 Self 테스트

문항번호 2,3,5,6,7,8,9,12,17,25,28,30 : 예 1점, 아니오 0점
문항번호 1,4,10,11,13,14,15,16,18,19,20,21,22,23,24,26,27,29,31,32: 예 0점, 아니오 1점

심리테스트 결과

30점 이상 : 자존감이 아주 높다. 27점~29점 : 자존감이 높은 편이다.
20점~26점 : 자존감이 보통이다. 15점~19점 : 자존감이 낮은 편이다.
14점 이하 : 자존감이 아주 낮다.

3) Self 자존감 설문지 테스트

구분	나는	예	아니오
1	당신은 친구가 적은 편입니까?		
2	평소에 삶의 기쁨을 누립니까?		
3	다른 사람들 못지 않게 많은 일들을 해낼 수 있는 능력이 있습니까?		
4	대부분 자유시간을 혼자서 보내나요?		
5	당신의 성별에 만족하십니까?		
6	당신이 알고있는 대부분 사람들이 당신을 좋아한다고 느끼나요?		
7	중요한 과제나 과업을 시도할 때 보통 성공하는 편입니까?		
8	당신의 지적 수준이 높은 사람입니까?		
9	당신은 스스로 중요한 인물이라 생각하십니까?		
10	쉽게 의기소침해지는 편입니까?		
11	할 수 있다면 자신에 대해 많은 것을 변화시키고 싶습니까?		
12	당신은 다른 사람 못지않게 잘생긴 편 입니까?		
13	많은 사람들이 당신을 싫어합니까?		
14	평소 자주 긴장하거나 불안합니까?		
15	자신감이 부족합니까?		
16	자주 당신이 쓸모 없는 존재라 느낍니까?		
17	다른 사람 못지않게 건강하고 튼튼합니까?		
18	감정이 쉽게 상하는 편입니까?		
19	당신의 경해나 감정상태를 표현하기가 어렵습니까?		
20	종종 자신에 대해 부끄러움을 느낍니까?		
21	왠지 이유 없이 자주 불안감을 느낍니까?		
22	대체로 다른 사람들이 당신보다 더 성공했다고 생각합니까?		
23	다른사람들이 행복해 보이는 것 처럼, 당신도 행복해지기를 원합니까?		
24	당신은 실패자입니까?		
25	당신은 당신이 생각하는 바를 좋아합니까?		
26	새로운 사람을 만나기가 쉽지 않습니까?		
27	화를 자주 내는 편입니까?		
28	대부분 사람들이 당신의 견해를 존중합니까?		
29	다른 사람들에 비해 예민한 편입니까?		
30	다른 사람들만큼이나 행복한 삶을 누립니까?		
31	무슨 일을 시도할 때 주도권을 잡는 능력이 부족하다 느낍니까?		
32	걱정이 많은 편입니까?		

6. Self 리더십 행동 테스트

거의 안한다	매우 드물다	드물게 한다	때때로 한다	자주 한다	매우 자주 한다	거의 항상 한다
1	2	3	4	5	6	7

구분	나는	1	2	3	4	5	6	7
1	새로운 방법을 고안해 낸다.							
2	학교, 직장, 기타 활동 대표들에게 영향력을 행사한다.							
3	학교, 직장, 기타 내에서 각자가 책임져야할 임무를 정해준다.							
4	매일 매일 일정한 스케줄에 따라 계속 진행시킨다.							
5	SNS,뉴스,기사, 책등 좋은 정보자료들을 비교하여 모순된 점을 찾아낸다.							
6	타인이 의사결정에 참여하도록 격려한다.							
7	창의적인 학습법을 적용해 본다.							
8	학교, 직장 등, 운영에 관련된 고위층의 의사결정에 영향력을 행사한다.							
9	학교, 직장 등 목표를 명확하게 제시한다.							
10	가능한 학습이 지속적으로 이어지도록 한다.							
11	학습과정에서 얻어진 데이터를 근거로 후배를 도와준다.							
12	후배, 동기 한 사람 한 사람 세심하고 조심스럽게 대한다.							
13	학교, 직장, 동료들의 잠재력을 키워주기 위해 노력한다.							
14	학교, 직장 선배나 운영 관계자에게 영향력을 행사한다.							
15	정해진 목표를 달성할 수 있도록 촉구한다.							
16	정해진 스케줄에 따라서 지속적으로 진행시킨다.							
17	이미 목표 계획된 일정을 분석한다.							
18	동료, 후배, 선배 등의 의사결정에 관심을 갖도록 한다.							
19	학습 및 진로에 대하여 창의적으로 노력한다.							
20	학교, 직장 내부 의사결정에 영향력을 행사한다.							
21	학교, 직장 각자가 받을 책임을 구분지어 준다.							
22	문제점을 찾아낸다.							
23	애정과 관심을 준다.							

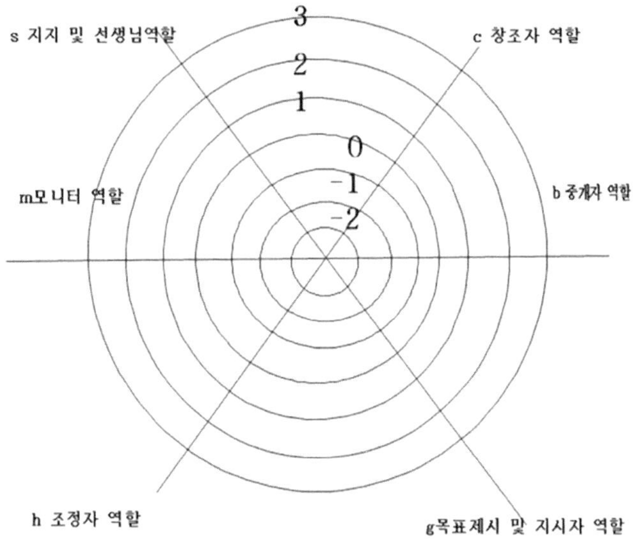

c: 창조자 역할	1+7+13+19)/4=	(	)-3.8=
b: 중개자 역할	(2+8+14+20)/4=	(	)-3.4=
g: 목표제시 및 지시자 역할	(3+9+15+21)/4=	(	)-5.0=
h: 조정자 역할	(4+10+16+22)/4=	(	)-5.0=
m: 모니터 역할	(5+11+17)/3=	(	)-4.4=
s: 지지 및 선생님 역할	(6+12+18+23)/4=	(	)-4.5=

18

스포츠 코칭론

현대 스포츠에서 코칭은 단순한 기술 지도를 넘어 선수의 전인적 성장을 지원하는 복합적인 전문 활동으로 자리 잡았습니다. 과거에는 기술적 훈련과 전술 지도에 중점을 두었다면, 오늘날의 스포츠 코칭은 선수의 신체적, 정신적, 감정적 잠재력을 총체적으로 개발하는 holistic 접근법을 추구합니다.

스포츠 코칭의 진정한 가치는 선수 개인의 성장과 팀의 성과에 깊은 영향을 미치는 데 있습니다. 훌륭한 코치는 단순히 경기 전략을 가르치는 것이 아니라, 선수들에게 자신감, 동기부여, 극복 의지를 불어넣어 그들의 잠재력을 최대한 끌어올립니다. 이는 경기장 안팎에서 선수들의 삶에 지속적이고 긍정적인 영향을 미칩니다.

1. 스포츠 코칭의 정의

스포츠 코칭은 단순한 기술 지도를 훨씬 넘어서는 복합적이고 심층적인 전문 활동입니다. 이는 선수의 신체적, 정신적, 감정적 잠재력을 종합적으로 개발하는 전략적 과정으로 정의할 수 있습니다.

2. 코치의 역할

1) 기술적 훈련: 특정 스포츠의 전문 기술과 전술을 체계적으로 교육

2) 심리적 지원: 선수의 자신감, 동기부여, 정서적 안정성 강화

3) 개인화된 성장 관리: 각 선수의 고유한 잠재력과 한계를 인식하고 맞춤형 발전 계획 수립

4) 팀 역학 조성: 개인들을 하나의 통합된 팀으로 융합하고 협업 능력 향상

코칭은 선수 발전에 다차원적인 긍정적 영향을 미칩니다. 단순히 경기 성과를 높이는 것을 넘어 선수의 전인적 성장을 촉진합니다. 기술적 능력 향상뿐만 아니라 자기 관리 능력, 리더십 스킬, 감정 조절, 도전 정신 등 삶의 중요한 역량을 개발합니다. 성공적인 코칭의 핵심은 선수 개개인의 독특성을 존중하고, 그들의 내재된 잠재력을 최대한 끌어내는 것입니다. 이는 기술적 훈련, 심리적 지원, 인간적 성장을 유기적으로 통합하는 holistic 접근을 통해 가능합니다.

3. 성공적인 코칭 사례

스포츠 코칭의 진정한 힘은 구체적인 성공 사례를 통해 가장 잘 드러납니다. 농구 레전드 마이클 조던의 성장 스토리는 탁월한 코칭의 대표

적인 예입니다. 고등학교 농구팀에서 퇴출될 정도로 부족했던 조던은 필 잭슨 코치의 멘토링을 통해 세계적인 선수로 변모했습니다. 잭슨 코치는 조던의 기술적 능력뿐만 아니라 정신적 강인함과 팀워크 능력을 동시에 개발했습니다.

또 다른 감동적인 사례는 테니스 스타 세레나 윌리엄스의 성장입니다. 그녀의 아버지 리처드 윌리엄스는 어린 시절부터 딸의 잠재력을 발견하고 체계적이고 헌신적인 코칭을 제공했습니다. 경제적 어려움과 인종차별적 환경에도 불구하고, 그는 세레나의 기술적 훈련과 함께 정서적 지지와 자신감 개발에 집중했습니다.

축구 분야에서는 과르디올라 감독의 맨체스터 시티 코칭이 주목할 만합니다. 그는 선수들에게 단순한 전술을 넘어 축구에 대한 철학과 창의성을 불어넣었습니다. 개별 선수들의 강점을 정확히 파악하고, 팀의 집단지성을 극대화하는 코칭 방식을 통해 혁신적인 성과를 이끌어냈습니다.

이러한 사례들은 성공적인 코칭이 단순한 기술 훈련을 넘어 선수의 전인적 성장을 지원한다는 것을 명확히 보여줍니다. 훌륭한 코치는 선수의 잠재력을 발견하고, 그들의 내면의 힘을 끌어내며, 스포츠를 넘어 삶의 역량을 개발하는 진정한 멘토로 기능합니다.

4. 효과적인 코칭 방법: 개인화된 접근법

효과적인 스포츠 코칭의 핵심은 '원 사이즈 핏 올(one size fits all)' 접근법을 버리고 각 선수의 고유한 특성에 맞는 개인화된 전략을 개발하는 것입니다. 현대 스포츠 과학은 모든 선수가 동일한 방식으로 성장하거나 발전하지 않음을 명확히 보여줍니다.

개인화된 코칭 접근법의 첫 단계는 철저한 개별 선수 평가입니다. 이는 단순한 신체적 능력 측정을 넘어 심리적 특성, 학습 스타일, 동기 요인, 개인적 배경까지 포괄적으로 분석해야 합니다. 예를 들어, 어떤 선수는 시각적 학습에 더 효과적일 수 있고, 다른 선수는 실제 경험을 통한 kinesthetic 학습을 선호할 수 있습니다.

1) 맞춤형 훈련 전략 수립에는 다음과 같은 핵심 요소들이 고려되어야 합니다.

- 신체적 능력 프로파일링
- 심리적 강점과 약점 분석
- 개인적 목표 설정
- 맞춤형 기술 개발 계획
- 심리적 지원 전략

특히 심리적 요소는 개인화된 코칭에서 결정적입니다. 각 선수의 자신감 수준, 스트레스 대처 능력, 동기 부여 방식은 크게 다를 수 있기 때문입니다. 어떤 선수는 직접적이고 도전적인 피드백을, 다른 선수는 더 섬세하고 지지적인 접근을 필요로 할 수 있습니다.

성공적인 개인화 코칭의 실제 사례로 올림픽 수영 선수 마이클 펠프스를 들 수 있습니다. 그의 코치들은 ADHD(주의력결핍과잉행동장애) 특성을 고려해 그의 에너지를 수영에 집중시키는 독특한 훈련 방법을 개발했습니다. 이는 펠프스가 세계 최고의 수영 선수로 성장하는 데 결정적인 역할을 했습니다.

결론적으로, 개인화된 코칭은 단순한 기술적 접근을 넘어 선수의 총체적 잠재력을 발견하고 개발하는 예술입니다. 각 선수의 고유한 DNA를 이해하고 존중하는 코치만이 진정으로 탁월한 성과를 이끌어낼 수 있습니다.

5. 효과적인 코칭 방법: 성과 평가 및 목표 설정

효과적인 스포츠 코칭에서 목표 설정과 성과 평가는 선수의 성장과 발전을 이끄는 핵심 메커니즘입니다. 단순한 숫자나 기록을 넘어, 선수의 잠재력을 총체적으로 평가하고 발전시키는 전략적 접근이 필요합니다.

목표 설정의 첫 단계는 SMART 원칙을 적용하는 것입니다.

- Specific(구체적): 명확하고 정확한 목표 설정
- Measurable(측정 가능): 객관적으로 평가할 수 있는 지표 개발
- Achievable(달성 가능): 현실적이면서도 도전적인 목표
- Relevant(관련성): 선수의 장기적 발전과 연계된 목표
- Time-bound(시간 제한): 명확한 기간 내 달성 가능한 목표

성과 평가는 단순히 경기 결과만을 보는 것이 아니라 다차원적 접근이 중요합니다. 신체적 능력, 기술적 숙련도, 정신적 강인함, 팀워크 능력 등

다양한 측면을 종합적으로 평가해야 합니다.

6. 평가 방법의 예시

- 정량적 평가: 기록, 통계, 체력 지표 분석
- 정성적 평가: 코치와의 심층 인터뷰, 행동 관찰, 심리적 성장 분석
- 360도 피드백: 코치, 팀동료, 트레이너 등 다각도 평가

중요한 것은 평가 결과를 단순히 판단의 잣대로 사용하는 것이 아니라, 선수의 지속적인 성장을 위한 건설적인 피드백 도구로 활용하는 것입니다. 각 평가는 선수에게 명확한 발전 방향을 제시하고, 동기부여의 기회가 되어야 합니다.

정기적인 목표 재설정과 조정 과정도 필수적입니다. 선수의 현재 상태, 새로운 도전 과제, 외부 환경 변화 등을 고려하여 유연하게 목표를 수정해 나가야 합니다. 이는 선수가 지속적으로 성장하고 동기부여될 수 있는 핵심 메커니즘입니다.

7. 효과적인 코칭 방법: 팀워크 및 의사소통

팀워크와 의사소통은 스포츠에서 성공의 핵심 요소입니다. 개인의 탁월함을 넘어 팀 전체의 시너지를 창출하는 것이 현대 스포츠 코칭의 궁극적인 목표입니다.

1) 효과적인 팀워크 구축을 위한 핵심 전략은 다음과 같습니다.

- 공유된 비전과 목표 설정
- 팀의 모든 구성원이 공감할 수 있는 명확하고 구체적인 목표를 수립해야 합니다. 이는 개인의 목표를 넘어 팀 전체의 공동 목표를 중심으로 모든 선수들을 결속시키는 핵심 메커니즘입니다.

2) 개방적이고 투명한 의사소통 문화 조성

코치는 선수들 간의 열린 대화를 촉진해야 합니다. 정기적인 팀 미팅, 피드백 세션, 개인 및 집단 대화를 통해 신뢰와 상호 존중의 문화를 만들어야 합니다.

3) 역할 명확화와 상호 보완성 강조

각 선수의 고유한 강점을 인식하고, 팀 내에서 그들의 최적의 역할을 설계해야 합니다. 개인의 능력을 최대한 발휘하면서 동시에 팀의 전체적인 성과에 기여할 수 있도록 지원합니다.

4) 감정적 지능(EQ) 개발

팀워크의 성공은 단순한 기술적 능력을 넘어 감정적 지능에 크게 좌우됩니다. 선수들의 감정 인식, 공감 능력, 갈등 관리 능력을 개발하는 프로그램을 도입해야 합니다.

5) 실전 기반 팀빌딩 활동

정기적인 팀빌딩 워크숍, 비경쟁적 그룹 활동, 협력 훈련 등을 통해 선수들 간의 신뢰와 이해를 높일 수 있습니다.

8. 의사소통 기술 향상을 위한 구체적인 접근법

- 적극적 경청 훈련
- 명확하고 건설적인 피드백 문화
- 비언어적 의사소통 능력 개발
- 갈등 해결 기술 교육

실제 성공 사례로 올림픽 농구팀들을 살펴보면, 개인의 탁월함보다는 완벽한 팀워크가 최종 승리를 결정짓는 경우가 많습니다. 미국 드림팀이나 스페인 농구대표팀은 개인의 스킬을 넘어 팀 전체의 화학작용을 통해 놀라운 성과를 이뤄냈습니다.

코치의 궁극적인 역할은 개별 선수들을 하나의 유기적인 시스템으로 통합하는 것입니다. 이는 기술적 훈련을 넘어 팀의 심리적, 감정적 역학을 섬세하게 조율하는 예술과도 같습니다.

9. 효과적인 코칭 방법: 정신적, 육체적 건강 관리

현대 스포츠에서 선수의 건강 관리는 단순한 신체적 훈련을 훨씬 넘어서는 복합적인 접근을 요구합니다. 정신적, 육체적 건강은 서로 밀접하게 연결되어 있으며, 통합적 관리가 선수의 최적 성과와 장기적 성공을 결정짓는 핵심 요소입니다.

정신적 건강 관리의 핵심 전략은 다음과 같습니다.

10. 심리적 회복력 강화

- 스포츠 심리 상담을 통한 스트레스 대처 능력 개발
- 마인드풀니스와 명상 기법 도입
- 긍정적 자기 대화 훈련
- 심리적 압박 관리
- 경기 전후 심리적 지원 시스템 구축
- 실패와 성공에 대한 건강한 심리적 접근법 교육
- 번아웃 예방을 위한 정기적인 심리 상담
- 육체적 건강 관리를 위한 통합적 접근

11. 과학적 훈련 설계

- 개인별 맞춤형 신체 능력 평가
- 과학적 영양 관리 프로그램
- 충분한 휴식과 회복 시간 보장
- 부상 예방 및 관리
- 정기적인 신체 기능 검진
- 개인별 맞춤형 재활 프로그램
- 첨단 의학 기술을 활용한 예방적 접근

- 영양 및 생활 관리
- 개인별 맞춤형 영양 계획
- 충분한 수면과 회복 보장
- 전반적인 생활 균형 관리

코치의 역할은 단순한 훈련 지도를 넘어 선수의 전인적 건강을 종합적으로 관리하는 것입니다. 이는 선수의 현재 성과뿐만 아니라 장기적인 건강과 경력에 결정적인 영향을 미칩니다. 과학적이고 인간적인 접근을 통해 선수들은 자신의 잠재력을 최대한 발휘할 수 있습니다.

12. 인문적 코칭의 개념

인문적 코칭은 선수를 단순한 경기 수행 도구가 아닌 총체적 인격체로 바라보는 혁신적인 접근법입니다. 이는 운동 기술 훈련을 넘어 선수의 인간적 성장, 가치 체계, 자아실현을 포괄적으로 지원하는 holistic한 방법론입니다.

인문적 코칭의 핵심 철학은 "인간 중심" 접근에 있습니다. 전통적인 코칭이 성과와 기록에 집중했다면, 인문적 코칭은 선수 개인의 내적 성장, 자아 발견, 삶의 의미 탐구에 깊은 관심을 둡니다. 이는 단순히 경기장에서의 성공을 넘어 삶의 광범위한 영역에서 성장할 수 있는 기반을 마련합니다.

13. 전인적 발달을 위한 인문적 코칭의 주요 접근 방식은 다음과 같습니다.

1) 자아 성찰 촉진: 선수들이 자신의 내면을 깊이 탐구하고 진정한 잠재력을 발견하도록 지원합니다.

2) 가치 중심 교육: 스포츠를 통해 정직, 존중, 협력 등의 핵심 가치를 내재화하도록 돕습니다.

3) 감정적 지능 개발: 감정 인식, 조절, 공감 능력을 체계적으로 훈련합니다.

4) 비판적 사고 능력 강화: 단순한 수행을 넘어 상황을 분석하고 창의적으로 문제를 해결하는 능력을 키웁니다.

이러한 접근은 선수들이 스포츠를 통해 더 나은 인간으로 성장할 수 있는 기회를 제공합니다. 인문적 코칭은 육체적 훈련과 정신적 성장을 유기적으로 연결하여, 선수들이 자신의 잠재력을 총체적으로 실현할 수 있도록 지원합니다.

궁극적으로 인문적 코칭의 목표는 뛰어난 운동선수를 넘어 사회에 긍정적인 영향을 미치는 성숙한 인격체를 양성하는 것입니다.

14. 인문학적 요소의 통합

인문학적 요소를 코칭에 통합하는 것은 단순한 기술적 훈련을 넘어 선수의 총체적 성장을 추구하는 혁신적인 접근법입니다. 이를 위한 구체적인 통합 전략은 다음과 같습니다.

1) 철학적 성찰 세션 도입

코치는 정기적으로 선수들과 함께 철학적 대화의 시간을 가져야 합니다. 스포츠의 의미, 성공의 본질, 개인의 가치와 목표에 대해 깊이 있는 대화를 나누는 것이 중요합니다. 이를 통해 선수들은 단순한 신체적 성과를 넘어 자신의 존재와 목적에 대해 성찰할 수 있습니다.

2) 문학과 예술을 통한 감성 교육

스포츠 훈련에 문학 작품 읽기, 영화 감상, 예술 활동 등을 통합합니다. 위대한 운동선수들의 자서전, 인생 스토리를 함께 읽고 토론하면서 단순한 기술적 성장을 넘어 인간적 성장을 도모할 수 있습니다.

3) 역사적 맥락 이해 프로그램

선수들에게 자신이 참여하는 스포츠의 문화적, 역사적 맥락을 이해할 수 있는 프로그램을 제공합니다. 스포츠의 사회적 의미와 역사적 발전 과정을 학습함으로써 더 넓은 관점에서 자신의 역할을 이해할 수 있습니다.

4) 윤리적 의사결정 워크숍

실제 딜레마 상황을 통해 선수들의 윤리적 사고력과 도덕적 판단력을 개발합니다. 스포츠에서 직면할 수 있는 복잡한 윤리적 상황들을 함께 논의하고 해결책을 모색하는 과정을 통해 깊이 있는 인격 성장을 이끌어 냅니다.

5) 사회공헌 프로그램 참여

선수들이 지역사회 봉사활동, 멘토링 프로그램 등에 참여하도록 장려합니다. 이를 통해 사회적 책임감을 배우고, 자신의 talents를 더 큰 맥락에서 이해할 수 있습니다.

실제 성공 사례로 농구 선수 레브론 제임스의 사회교육 프로그램을 들 수 있습니다. 그는 자신의 재단을 통해 교육 지원, 지역사회 프로그램 등을 운영하며 스포츠를 넘어선 사회적 영향력을 보여주고 있습니다.

이러한 접근은 선수들이 단순한 운동 기계가 아니라 깊이 있는 사고와 풍부한 감성을 가진 인간으로 성장할 수 있도록 지원합니다. 궁극적으로 인문학적 요소의 통합은 탁월한 선수를 넘어 사회에 긍정적인 영향을 미치는 성숙한 인격체를 양성하는 것을 목표로 합니다.

6) 스포츠맨십의 정의와 실천

스포츠맨십은 단순한 규칙 준수를 넘어 스포츠의 근본적인 정신을 반영하는 포괄적인 윤리적 접근입니다. 이는 경기장 안팎에서 선수들이 보여야 할 존중, 공정성, 정직의 핵심 가치를 총체적으로 포함하는 개념입니다.

15. 스포츠맨십의 핵심 가치는 다음과 같이 요약될 수 있습니다.

- 상대방에 대한 깊은 존중
- 공정하고 정직한 경쟁
- 승리에 대한 겸손함

- 패배를 품위 있게 수용하는 태도
- 팀과 개인의 명예를 지키는 행동

진정한 스포츠맨십은 단순히 승리를 위해 노력하는 것이 아니라, 경기의 정신을 존중하고 상호 간의 인간적 존엄성을 인정하는 태도입니다. 이는 규칙을 따르는 것을 넘어 더 높은 수준의 윤리적 행동을 요구합니다.

경기 중 공정한 경쟁은 스포츠맨십의 가장 중요한 표현입니다. 이는 불법적이거나 비윤리적인 방법으로 승리를 추구하지 않고, 자신의 최선의 능력을 공정하게 발휘하는 것을 의미합니다. 도핑 거부, 상대방의 부상 시 배려, 심판의 결정 존중 등이 이러한 공정성의 구체적인 예시입니다.

특히 청소년 스포츠에서 스포츠맨십은 더욱 중요한 교육적 가치를 지닙니다. young athletes들은 스포츠를 통해 삶의 중요한 가치들을 배우게 됩니다. 승리보다 더 중요한 것은 정직, 존중, 협력의 정신을 내재화하는 것입니다.

올림픽 정신에 깊이 내재된 스포츠맨십의 궁극적 목표는 스포츠를 통해 더 나은 인간, 더 나은 사회를 만드는 것입니다. 개인의 탁월함을 인정하면서도 상호 존중의 정신을 잃지 않는 것, 이것이 진정한 스포츠맨십의 본질입니다.

16. 스포츠맨십 교육 및 사례

스포츠맨십 교육은 단순한 규칙 학습을 넘어 깊이 있는 인격 형성의 과정입니다. 효과적인 스포츠맨십 교육을 위한 핵심 접근법은 다음과 같

습니다:

1) 롤모델 중심 교육

선수들에게 위대한 스포츠맨십 사례를 통해 가치를 내재화하도록 합니다. 예를 들어, 1936년 베를린 올림픽에서 제시 오웬스의 탁월한 스포츠맨십은 인종차별이 만연했던 시대에 인간의 존엄성을 보여준 대표적 사례입니다. 오웬스는 경쟁 상대인 독일의 장거리 선수 루츠 롱과 서로를 존중하며 진정한 스포츠 정신을 실천했습니다.

2) 체험 학습 프로그램

실제 상황에서 스포츠맨십을 실천하고 경험할 수 있는 프로그램을 개발합니다. 팀 내 갈등 해결 워크숍, 상호 존중 훈련, 공동체 봉사활동 등을 통해 선수들이 직접 스포츠맨십의 가치를 체득하도록 지원합니다.

3) 반성적 실천 교육

경기 후 자신의 행동을 성찰하고 평가하는 시간을 정기적으로 가집니다. 선수들이 자신의 행동을 객관적으로 분석하고, 더 나은 행동 방식을 모색할 수 있도록 지도합니다.

감동적인 스포츠맨십 사례들은 교육적 힘을 지닙니다. 2016년 리우올림픽의 뉴질랜드 선수 니키 햄블(Nikki Hamblin)과 미국 선수 애비 다크(Abbey D'Agostino)의 이야기는 대표적인 예입니다. 육상 경기 도중 서로 넘어진 두 선수는 서로를 일으켜 세우며 경기를 완주했습니다. 이는 승리보다 더 중요한 인간적 가치를 보여주는 감동적인 순간이었습니다.

또 다른 인상적인 사례는 테니스 선수 라파엘 나달의 스포츠맨십입니다. 그는 여러 차례 상대방의 실수나 불운에 대해 배려와 존중을 보여왔으며, 승리 이상의 가치를 추구하는 모습을 보여주었습니다.

궁극적으로 스포츠맨십 교육의 목표는 선수들이 경기장을 넘어 삶의 모든 영역에서 존중, 정직, 협력의 가치를 실천하는 인격체로 성장하도록 돕는 것입니다. 이는 단순한 기술 훈련을 넘어 더 나은 사회를 만드는 근본적인 교육적 접근입니다.

결론: 미래의 스포츠 코칭

스포츠 코칭은 더 이상 단순한 기술 훈련의 영역에 머물러 있지 않습니다. 우리의 여정은 코칭이 선수의 전인적 성장을 지원하는 복합적이고 깊이 있는 전문 활동임을 명확히 보여주었습니다.

미래의 스포츠 코칭은 더욱 통합적이고 과학적이며 인간 중심적일 것입니다. 인공지능, 빅데이터, 스포츠 심리학, 인문학의 융합은 코칭에 혁명적인 변화를 가져올 것입니다. 선수 개개인의 고유한 DNA를 이해하고, 그들의 신체적, 정신적, 감정적 잠재력을 Total Coaching으로 발전시키는 것이 미래 코칭의 핵심 과제입니다.

코치와 선수들에게 전하는 메시지는 명확합니다: 성공은 단순한 기록이나 메달이 아니라, 자아실현과 인간적 성장의 여정입니다. 진정한 코칭은 선수를 챔피언으로 만드는 것을 넘어, 더 나은 인간, 더 나은 시민으로 성장하도록 돕는 것입니다.

참고문헌

고혈압 관리 운동처방(2004) 대한운동학회 학술대회:1-52.

국민건강보험공단(2023) 2006년 상반기 건강보험 주요지표. 서울 : 국민건강보험공단.

국민건강보험공단(2022) 건강증진을 위한 노인건강운동사업의 효과분석, 서울 : 국민건강보험공단.

김남익(2023) 건강과 운동처방, 서울 의학서원.

김대열(2023) 서울아산병원의 인지재활 워크북. 서울 허원북스

김대현(2008) 노인운동처방 가이드라인, 대한임상노인학회(9) 16-23.

김동희(2000) 당뇨병 관리:운동검사 및 처방의 원리, 대한운동학회 학술지 제3호 162-169.

김상범(2005) 골관절염을 가진 노인에서 운동처방, 대한임상노인학회, 제6권 제4호 419-443.

김성현 번역(2012) 질환별 운동처방, 서울 영문출판사

김재호(2014) 운동처방 입문을 위한 운동과 건강, 서울 단국대학교 출판부.

김완수 외번역(2022) ACSMs 운동검사 · 운동처방 지침. 서울: 한미의학

김영기(2017) 자세교정을 위한 단계적 운동처방, 서울 범문에듀케이션.

김용원(2023) 건강운동관리사를 위한 운동상해, 서울, 한미의학.

문양규(2023) 자세교정을 위한 단계별 운동처방, 서울 더밸러스코리아.

문세훈(2013) 만성질환자를 위한 운동처방, 한국농촌간호학회 추계학술대회

1-55.

박기용(2008) 운동처방과 트레이닝, 서울 영남대학교 출판부.

백일영(2009) 운동생리학과 운동처방. 서울 대한미디어

백인협(2015) 의학적 운동처방, 서울 범문에듀케이션.

비제이바드(2024) 100년 허리를 위한 운동 처방전, 서울 동글디자인.

성동진(2009) 운동처방론과 스포츠영양학을 기초로 한 비만운동처방론, 서울, 고려의학.

성동지(2005) 질환별 운동처방, 서울 고려의학.

서영환(2019) 운동처방과 질환별 운동치료 프로그램, 서울 대경북스.

씨익북스(2025) 스포츠 의학의 기초: 운동 건강 관리의 원칙과 실습에 대한 포괄적인 가이드, 서울 모두를 위한 지식 시리즈 77.

심창섭(2008) 건강과 운동처방. 서울 광림북하우스.

오수경(2016) 노인 맞춤형 운동처방서비스 효과성 측정연구, 한국사회서비스학회 제6권 제2호 81-107.

이소은(2021) 운동처방과 스포츠의학, 협성대학교 교양학연구소 학술대회지 17-28.

이종호(2006) 운동처방론, 서울,보성.

이종수(2016) 통증을 확 풀어주고 골격을 바로잡는 코어 프로그램, 서울 한언.

장경태번역(2016) 건강한 삶을 위한 운동처방 기초. 서울 대한민디어.

정한영(2009) 성인병 예방을 위한 건강관리 및 운동처방론, 서울 삼경원.

정일규(2025) 핏(FIT) 운동법, 서울셀렉션.

지용석(2023) 임상운동처방 기전, 서울 디자인21.

최성우(2015) 스트레칭이라도 하셔야겠습니다. 서울 포북

한상완 번역(2024) 치료적 운동처방, 서울 영문출판사.

한동성(2021) 운동처방과 운동재활, 서울 학이당.

부록 1

헬스 기구설명

헬스장에서 운동 기구를 올바르게 사용하는 것은 단순한 기술이 아니라 건강과 안전을 지키는 필수적인 요소입니다. 많은 운동 愛好家들이 간과하는 이 중요한 측면은 효과적인 트레이닝과 부상 예방의 핵심입니다.

운동 기구를 잘못 사용하면 심각한 부상과 장기적인 신체 손상을 초래할 수 있습니다. 근육 염좌, 관절 손상, 심지어 영구적인 신경 손상까지 발생할 위험이 있습니다. 반대로 올바른 기구 사용은 근육 발달, 체력 향상, 그리고 전반적인 신체 컨디션 개선으로 이어집니다.

1) 랫 풀다운(Lat Pull Down)

2) 레그 익스텐션(Leg Extension)

3) 레그 프레스(Leg Press)

4) 레그 컬(Leg Curl)

5) 시티드 체스트 프레스(Seated Chest Press)

6) 숄더 프레스(Shoulder Press)

7) 펙 덱 플라이(Pec Deck Fly)

각 기구에 대해 정확한 자세, 올바른 동작 방법, 주의해야 할 점들을 세부적으로 다룰 것입니다. 초보자부터 숙련된 운동인까지 모두에게 유용한 실질적인 가이드를 제공하여 안전하고 효과적인 운동을 돕고자 합니다.

1) 랫풀다운 머신(Lat Pull Down)

등 근육, 특히 광배근을 발달시키는 대표적인 운동 기구입니다. 턱걸이와 유사한 동작으로, 넓은 등 근육을 효과적으로 키울 수 있습니다. 올바른 자세와 그립법을 익히는 것이 중요하며, 초보자는 가벼운 무게부터 시작하여 점차 무게를 늘려나가는 것이 좋습니다.

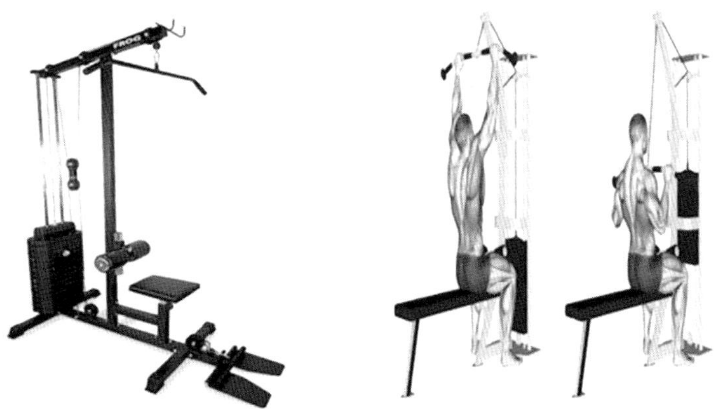

랫풀다운(Lat Pull Down)

랫풀다운(Lat Pull Down) 운동 방법

1. 준비: 머신에 앉아 무릎 패드로 허벅지를 고정합니다. 어깨 너비보다 약간 넓게 바를 잡습니다. 가슴을 펴고 상체를 약간 뒤로 기울입니다.

2. 당기기: 팔꿈치를 몸쪽으로 당기면서 바를 쇄골 부근까지 내립니다. 이때, 광배근을 수축하는 데 집중합니다.

3. 올리기: 천천히 팔을 펴면서 바를 원래 위치로 되돌립니다. 이때, 광배근을 이완하는 데 집중합니다.

4. 반복: 위 동작을 반복합니다.

주의사항

- 허리가 굽혀지지 않도록 주의하며, 가슴을 펴고 상체를 약간 뒤로 기울이는 자세를 유지합니다.
- 팔꿈치가 어깨보다 뒤로 넘어가지 않도록 주의합니다.
- 어깨가 으쓱 올라가지 않도록 주의합니다.
- 당길 때 날개뼈를 아래로 내리면서 광배근을 수축하는 데 집중합니다.
- 무게가 너무 무거우면 자세가 흐트러질 수 있으므로, 자신의 체력 수준에 맞는 무게를 선택합니다.

운동 팁

- 등 근육의 자극을 느끼면서 운동하는 것이 중요합니다.
- 다양한 그립법(오버핸드, 언더핸드, 뉴트럴)을 시도하여 등 근육 전체를 발달시킬 수 있습니다.
- 운동 전후 스트레칭을 통해 부상을 예방합니다.

참고

랫풀다운은 등 근육 발달 외에도 코어 근육 강화에도 도움이 됩니다.

랫풀다운 머신은 헬스장에서 쉽게 찾아볼 수 있으며, 초보자도 쉽게 따라 할 수 있는 운동입니다.

2) 레그 익스텐션(Leg Extension)

허벅지 앞쪽 근육인 대퇴사두근을 강화하는 운동입니다. 정확한 자세와 무게 조절이 중요하며, 무릎 부상 위험을 줄이기 위해 발목 패드의 위치를 조절하고 허리를 곧게 펴는 것이 중요합니다.

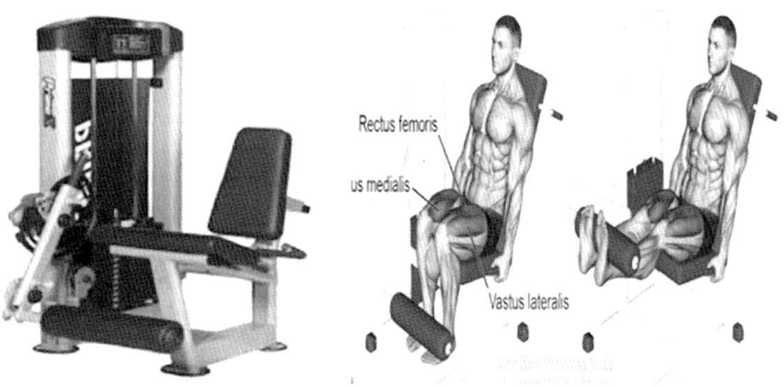

레그 익스텐션(Leg Extension)

레그 익스텐션(Leg Extension) 운동 방법

1. 기구 조절: 레그 익스텐션 머신에 앉아 발목 패드가 발목 앞쪽에 오도록 위치를 조절합니다. 등받이와 의자 높이도 자신의 체형에 맞게 조절하여 허리와 엉덩이가 등받이에 밀착되도록 합니다.

2. 자세 유지: 손잡이를 잡고 허리를 곧게 펴고 가슴을 폅니다. 턱을 당겨 목과 허리가 일직선이 되도록 유지합니다.

3. 운동 실행: 숨을 내쉬면서 다리를 천천히 펴서 허벅지 앞쪽 근육을 수축시킵니다. 발목을 최대한 펴서 멈춘 후 잠시 유지합니다.

4. 반복 및 마무리: 숨을 들이쉬면서 천천히 다리를 내리고, 10-15회 반복합니다. 필요에 따라 무게를 조절하며 운동합니다.

주의사항

- 무릎부상예방:발목 패드가 발목 관절 바로 위에 오도록 하고, 무릎이 의자 끝에 걸리지 않도록 주의합니다.
- 허리 부상 예방:운동 중 허리가 굽혀지지 않도록 주의하며, 상체를 고정하고 허벅지 근육에 집중합니다.
- 무리한 무게 사용 금지:자신의 근력에 맞는 무게를 선택하고, 천천히 늘려나가는 것이 좋습니다.
- 운동 전후 스트레칭:운동 전후 충분한 스트레칭으로 근육의 유연성을 확보하는 것이 중요합니다.

참고: 레그 익스텐션은 대퇴사두근을 효과적으로 발달시키는 운동이지만, 과도한 사용은 무릎 관절에 부담을 줄 수 있으므로 주의해야 합니다.

3) 레그 프레스(Leg Press)

헬스장에서 주로 사용되는 하체 운동 기구로, 스쿼트와 유사한 효과를 얻으면서 무릎 관절에 가해지는 부담을 줄일 수 있다는 장점이 있습니다.

올바른 자세로 꾸준히 운동하면 하체 근력 강화에 도움이 됩니다.

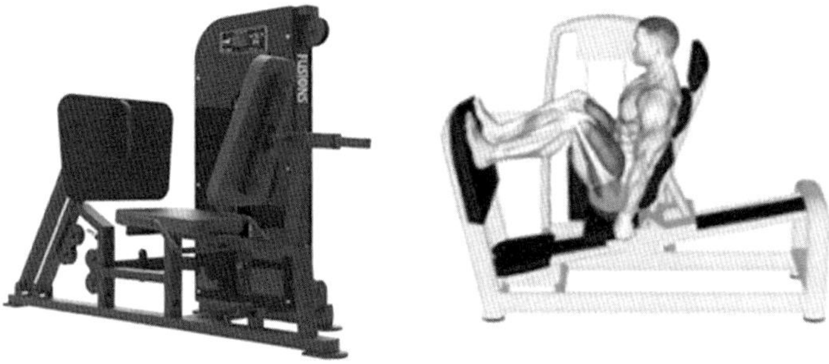

레그 프레스(Leg Press)

레그 프레스(Leg Press) 운동 방법

1. 기구 세팅: 등받이와 발판의 위치를 자신의 체형에 맞게 조절합니다. 등과 엉덩이는 등받이에 완전히 밀착시키고, 발은 어깨 너비로 벌려 발판에 고정합니다.

2. 안전핀 제거:안전핀을 제거하여 무게판이 자유롭게 움직이도록 합니다.

3. 무릎 굽히기:천천히 무릎을 굽히면서 무게판을 가슴 쪽으로 당깁니다. 이때, 엉덩이가 들리지 않도록 주의하며, 무릎이 발끝을 넘지 않도록 합니다.

4. 무릎 펴기:천천히 무릎을 펴면서 무게판을 밀어냅니다. 이때, 무릎을 완전히 펴지 않고 약간 구부린 상태를 유지합니다.

5. 반복:10-12회 반복하며, 3-4세트 진행합니다.

주의사항

무릎 통증:무릎이 아프다면 굽히는 각도를 줄이거나, 발 위치를 조정하여 무릎에 가해지는 압력을 분산시킵니다.

허리 통증:허리가 꺾이거나 굽혀지지 않도록 주의하며, 복근에 힘을 주어 허리를 보호합니다.

호흡:무게를 밀어낼 때 숨을 내쉬고, 무게를 되돌릴 때 숨을 들이쉽니다.

안전:운동 중에는 안전핀을 항상 확인하고, 필요시 안전핀을 사용하여 무게판을 고정합니다.

팁

발 위치에 따라 자극되는 근육 부위가 달라집니다. 발을 넓게 벌리면 엉덩이와 허벅지 안쪽에 자극이 집중되고, 좁게 벌리면 허벅지 앞쪽에 자극이 집중됩니다.

운동 중에는 거울을 보면서 자세를 확인하고, 필요하면 전문가의 도움을 받는 것이 좋습니다.

레그 프레스의 효과

하체 근력 강화:허벅지, 엉덩이, 종아리 근육을 강화하여 전신 근력을 향상시킵니다.

근육량 증가:꾸준한 레그 프레스 운동은 근육량 증가에 도움을 줄 수 있습니다.

균형 감각 향상:하체 근육 강화는 균형 감각 향상에도 도움을 줄 수 있습니다.

체지방 감소:근육량이 증가하면 기초대사량이 높아져 체지방 감소에도 효과적입니다.

4) 레그 컬(Leg Curl) 운동

엎드려서 하는 엎드린 레그 컬과 앉아서 하는 시티드 레그 컬 두 가지 방법이 있습니다. 엎드린 레그 컬은 발목을 기구에 걸고 허벅지 뒤쪽 근육(햄스트링)을 수축시켜 다리를 구부리는 운동입니다. 시티드 레그 컬은 의자에 앉아 허벅지 뒤쪽 패드를 발목으로 밀어 다리를 구부리는 방식으로 진행됩니다. 두 운동 모두 허벅지 뒤쪽 근육을 강화하는 데 효과적입니다.

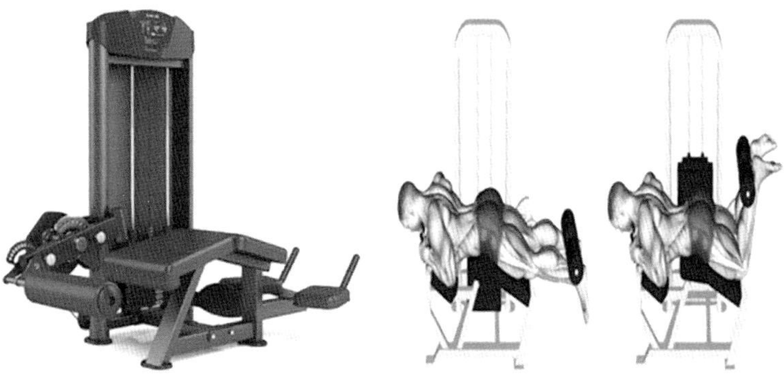

레그 컬(Leg Curl)

(1) 엎드린 레그 컬(Prone Leg Curl) 운동 방법

1. 기구 준비: 레그 컬 머신에 엎드립니다. 무릎이 벤치 끝을 살짝 넘도

록 위치하고, 손잡이를 잡아 몸을 고정합니다. 발목 패드를 아킬레스건 위치에 맞게 조절합니다.

2. 자세: 엎드린 자세에서 허벅지 뒤쪽 근육(햄스트링)에 힘을 주어 다리를 구부립니다. 허벅지 앞쪽 근육(대퇴사두근)에는 힘을 빼고 햄스트링에 집중합니다.

3. 운동 팁: 발끝을 살짝 바깥쪽으로 향하게 하면 대퇴 이두근 바깥쪽 자극을, 안쪽으로 향하게 하면 안쪽 자극을 더 줄 수 있습니다. 고개를 살짝 숙여서 목에 힘이 들어가지 않도록 주의합니다. 천천히, 그리고 정확한 자세로 반복합니다.

4. 호흡: 다리를 구부릴 때 숨을 내쉬고, 다리를 내릴 때 숨을 들이쉽니다.

(2) 시티드 레그 컬(Seated Leg Curl) 운동 방법

1. 기구 준비: 시티드 레그 컬 머신에 앉습니다. 허벅지 뒤쪽 패드를 발목 위에 위치시키고, 손잡이를 잡아 몸을 고정합니다.

2. 자세: 허벅지 뒤쪽 패드를 발목으로 밀어 다리를 구부립니다. 허벅지 앞쪽 근육(대퇴사두근)에는 힘을 빼고 햄스트링에 집중합니다.

3. 운동 팁: 허리를 곧게 펴고 엉덩이가 의자에서 뜨지 않도록 주의합니다. 천천히, 그리고 정확한 자세로 반복합니다.

4. 호흡: 다리를 구부릴 때 숨을 내쉬고, 다리를 내릴 때 숨을 들이쉽니다.

주의사항

운동 중 통증이 느껴지면 즉시 중단하고 전문가와 상담해야 합니다.

무리한 무게로 운동하면 부상의 위험이 있으므로, 자신의 체력 수준에

맞는 무게를 선택해야 합니다.

운동 전후 충분한 스트레칭을 통해 근육의 유연성을 확보하는 것이 좋습니다.

5) 시티드 체스트 프레스(Seated Chest Press)

가슴 근육 발달을 위한 운동입니다. 머신에 앉아 손잡이를 잡고 가슴 앞으로 밀어내는 동작으로, 팔꿈치 각도와 손잡이 위치 조절을 통해 다양한 자극을 줄 수 있습니다. 운동 시에는 견갑골을 고정하고, 어깨가 아닌 가슴으로 밀어내는 느낌에 집중하는 것이 중요합니다.

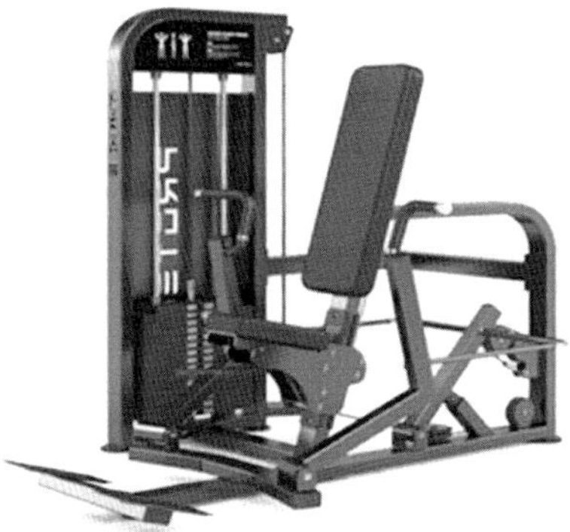

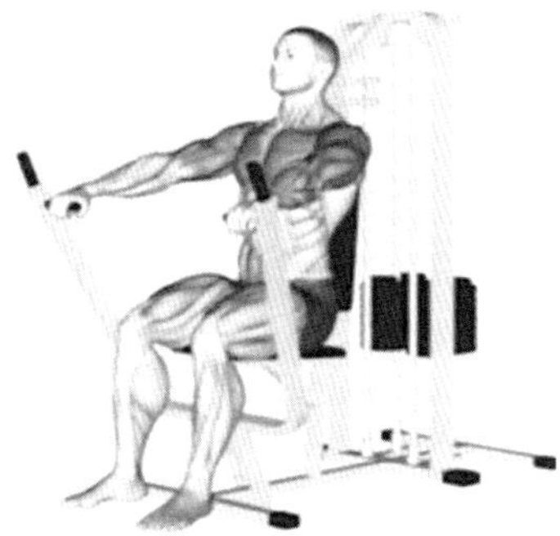

시티드 체스트 프레스(Seated Chest Press)

운동 방법

1. 머신 세팅: 의자 높이를 조절하여 팔꿈치와 손목이 수평을 이루도록 합니다. 손잡이 위치는 초보자는 약간 앞쪽으로, 익숙해지면 뒤쪽으로 조절하여 가슴 자극을 조절합니다. 손잡이 간격은 팔꿈치를 구부린 각도

에서 어깨보다 넓게, 팔꿈치보다는 좁게 잡습니다. 발은 어깨너비로 벌리고 발바닥 전체를 바닥에 고정합니다.

2. 운동 시작: 머신에 앉아 손잡이를 잡고 가슴 중앙에 위치시킵니다. 견갑골을 등 뒤에서 모아 고정합니다.

팔꿈치를 살짝 구부린 상태에서 가슴을 앞으로 밀어냅니다. 팔꿈치를 완전히 펴기 직전까지 밀어줍니다.

3. 반복 운동: 천천히 팔꿈치를 구부리며 손잡이를 가슴 쪽으로 당깁니다. 이 과정에서 호흡을 들이쉬고, 팔을 밀 때 호흡을 내뱉습니다. 원하는 반복 횟수만큼 반복합니다.

주의사항

어깨 통증이 있다면 무리하게 무게를 늘리지 않고, 전문가와 상담 후 운동하는 것이 좋습니다.

팔꿈치를 과도하게 펴면 부상의 위험이 있으므로 주의합니다.

가슴으로 밀어내는 느낌에 집중하고, 어깨나 팔의 힘으로만 밀지 않도록 합니다.

초보자는 낮은 무게부터 시작하여 점진적으로 무게를 늘려가는 것이 좋습니다

6) 숄더 프레스(Shoulder Press)

어깨 근육, 특히 삼각근을 발달시키는 효과적인 운동입니다. 덤벨을 이용하거나 머신을 이용하여 실시할 수 있으며, 자세와 호흡을 정확히 지키는 것이 중요합니다.

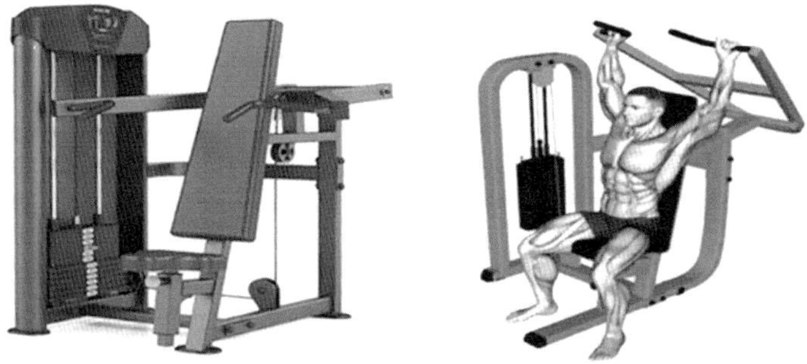

숄더 프레스(Shoulder Press)

운동 방법

1. 준비:덤벨 숄더 프레스: 의자에 앉거나 서서 덤벨을 어깨 높이로 들어 올립니다. 팔꿈치는 살짝 구부리고, 손바닥은 앞을 향하도록 합니다. 머신 숄더 프레스: 머신에 앉아 손잡이를 잡고, 팔꿈치는 살짝 구부린 상태로 시작합니다.

2. 실시:덤벨/머신을 위로 밀어 올립니다. 팔꿈치가 완전히 펴지기 직전까지 들어 올립니다. 천천히 덤벨/머신을 시작 자세로 되돌립니다.

주의사항

- 자세: 허리는 곧게 펴고, 엉덩이는 의자에 밀착시킵니다. 시선은 정면을 향합니다.
- 호흡: 밀어 올릴 때 숨을 내쉬고, 내릴 때 숨을 들이 쉽니다.
- 무게: 자신의 체력에 맞는 무게를 선택합니다. 무거운 무게로 인해 자세가 흐트러지면 부상의 위험이 있습니다.
- 점진적인 증가: 무게를 점진적으로 늘려 근육 성장을 유도합니다.

- 충분한 휴식: 운동 후에는 근육 회복을 위해 충분한 휴식을 취합니다.
- 운동 부위:삼각근(전면, 측면, 후면) 전거근 승모근 상부

팁

숄더 프레스는 어깨 근육을 전체적으로 발달시키는 데 효과적입니다.

어깨 통증이 있다면 전문가와 상담 후 운동을 진행하는 것이 좋습니다.

다양한 어깨 운동을 병행하여 균형 잡힌 어깨 근육을 만드는 것이 좋습니다.

7) 펙덱 플라이(Pec Deck Fly)

가슴 근육, 특히 대흉근을 집중적으로 단련하는 운동입니다. 펙덱 머신을 이용하여 날갯짓 하듯이 양팔을 모아주는 동작으로 가슴 근육을 수축시키고 이완하는 운동입니다.

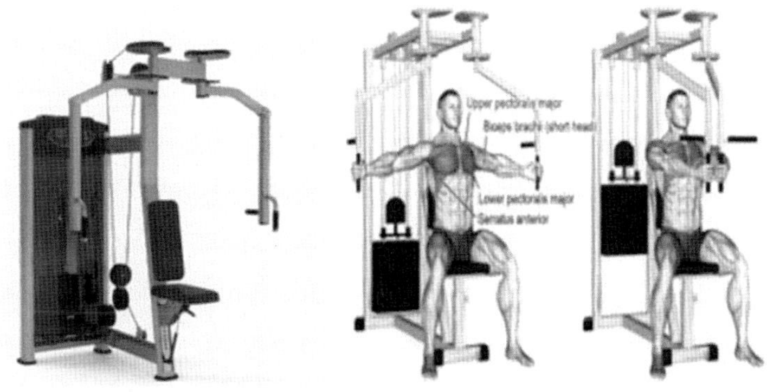

펙덱 플라이(Pec Deck Fly)

운동 방법

1. 머신 설정: 펙덱 머신에 앉아 팔꿈치 패드에 팔을 올리고 손잡이를 잡습니다. 의자 높이를 조절하여 명치 높이에 패드가 오도록 맞춥니다.

2. 자세:가슴을 펴고 턱을 당긴 상태에서 등을 등받이에 밀착시킵니다.

3. 동작: 팔꿈치 패드를 가슴 중앙으로 모으면서 팔을 앞으로 밀어줍니다. 이때, 가슴 근육의 수축을 느끼면서 천천히 진행합니다.

4. 이완: 가슴 근육의 긴장을 유지하면서 천천히 팔을 원위치로 돌립니다.

5. 반복: 정해진 횟수만큼 반복합니다.

주의사항

- 팔꿈치 각도: 팔꿈치가 너무 꺾이지 않도록 주의하며, 살짝 구부린 상태로 유지합니다.
- 호흡: 팔을 모을 때 숨을 내쉬고, 원위치할 때 숨을 들이쉽니다.
- 무게 설정:처음에는 가벼운 무게로 시작하여 점차 무게를 늘려나가는 것이 좋습니다.
- 통증 발생 시: 어깨나 가슴에 통증이 느껴지면 즉시 운동을 중단하고 전문가와 상담해야 합니다.

펙덱 플라이의 효과

- 가슴 근육 발달: 대흉근을 집중적으로 자극하여 가슴 근육을 발달시키는 데 효과적입니다.
- 가슴 근육 분리: 가슴 안쪽 근육과 바깥쪽 근육을 분리하여 발달시키는 데 도움이 됩니다.

- 근력 향상: 가슴 근육의 근력과 지구력을 향상시킵니다.
- 자세 교정: 굽은 어깨를 펴주고 자세를 교정하는 데 도움이 될 수 있습니다.

참고: 펙덱 플라이는 덤벨 플라이와 유사한 운동이지만, 펙덱 머신을 사용하므로 좀 더 안정적으로 운동할 수 있습니다. 리버스 펙덱 플라이는 어깨 후면 근육을 단련하는 운동입니다.

부록 사진 자료출처: 네이버 검색 및 KAIROS 헬스업체 홈페이지 참고

부록 2

5kg 체중감량을 위한 운동처방 및 식이요법

유산소 운동은 체중감량을 위한 핵심 전략으로, 지방 연소와 심폐 기능 향상에 탁월한 효과를 제공합니다. 다양한 유산소 운동은 개인의 체력 수준과 선호도에 맞게 선택할 수 있어 지속 가능한 건강 관리에 매우 중요합니다.

걷기는 가장 접근성 높은 유산소 운동으로, 특별한 장비 없이 누구나 쉽게 시작할 수 있습니다. 하루 30분 빠르게 걷기만으로도 200-300칼로리를 소모할 수 있으며, 관절에 무리를 주지 않아 초보자에게 이상적입니다. 특히 점진적으로 걷기 속도와 거리를 늘려가면 체중 감량 효과를 극대화할 수 있습니다.

조깅은 걷기보다 더 높은 강도의 유산소 운동으로, 체지방 연소에 더욱 효과적입니다. 30분 조깅 시 약 300-400칼로리를 소모할 수 있으며, 심폐 기능을 크게 향상시킵니다. 다만 관절에 부담을 줄 수 있으므로 적절한 신발과 점진적인 강도 조절이 중요합니다.

수영은 전신 운동으로 관절에 부담을 주지 않으면서 높은 칼로리 소모를 가능하게 합니다. 30분 수영 시 약 400-500칼로리를 소모할 수 있으며, 근육 강화와 심폐 지구력 향상에도 탁월합니다. 특히 관절 질환이 있거나 체중이 많은 사람들에게 추천되는 운동입니다.

이러한 유산소 운동은 단순히 칼로리를 소모하는 것을 넘어 대사 기능 개선, 인슐린 감수성 향상, 스트레스 감소 등 다양한 건강상의 이점을 제공합니다. 개인의 체력과 건강 상태에 맞는 운동을 선택하고, 점진적으로 강도와 시간을 늘려가는 것이 성공적인 체중감량의 핵심입니다.

1) 유산소 운동 강도 및 단계별 프로그램

유산소 운동의 성공적인 실천을 위해서는 개인의 현재 체력 수준에 맞는 단계별 접근이 필수적입니다. 각 운동별 권장 강도와 프로그램을 다음과 같이 제시합니다.

(1) 걷기 프로그램

- 초보자 단계(1-4주) 빈도: 주 3-4회 시간: 하루 20-30분 강도: 천천히 걷기(시속 4-5km)
- 중급자 단계(5-8주) 빈도: 주 4-5회, 시간: 하루 40-50분, 강도: 빠르게 걷기(시속 6-7km) 목표: 심폐 지구력 강화 및 칼로리 소모 증가

(2) 조깅 프로그램

- 초보자 단계(1-4주): 빈도: 주 2-3회, 시간: 하루 15-20분, 강도: 천천히 조깅(분당 6-7분)

- 중급자 단계(5-8주)빈도: 주 3-4회, 시간: 하루 30-40분, 강도: 중간 속도 조깅(분당 5-6분)

(3) 수영 프로그램

- 초보자 단계(1-4주) 빈도: 주 2-3회, 시간: 하루 20-30분, 강도: 편안한 속도로 자유형 또는 평영
- 중급자 단계(5-8주) 빈도: 주 3-4회 시간: 하루 40-50분, 강도: 중간 강도의 혼합 영법

각 프로그램은 개인의 체력과 건강 상태에 따라 유연하게 조정될 수 있으며, 점진적인 강도 증가와 충분한 휴식이 중요합니다. 운동 시작 전 반드시 의사와 상담하고, 자신의 신체 상태를 주의 깊게 관찰하며 진행해야 합니다.

2) 근력 운동 프로그램 중요성 및 주요 동작 설명

근력 운동은 체중 감량 과정에서 유산소 운동만큼 중요한 역할을 합니다. 단순히 칼로리를 소모하는 것을 넘어 근육량 증가와 기초대사량 향상에 직접적인 영향을 미칩니다. 근육은 지방보다 더 많은 에너지를 소비하기 때문에, 근력 운동은 장기적인 체중 관리에 핵심적인 전략입니다.

(1) 근력 운동 동작

- 스쿼트(Squat) 전신 근육을 강화하는 대표적인 운동, 하체 근육(허벅지, 엉덩이, 종아리) 발달에 탁월

올바른 자세: 발을 어깨 너비로 벌리고 선 후, 엉덩이를 뒤로 빼며 앉는 자세, 무릎이 발끝을 넘지 않도록

주의: 초보자는 10-15회, 3세트 권장

- 푸시업(Push-up): 상체 근육(가슴, 삼두근, 어깨) 강화 체중을 이용한 자연스러운 저항 운동

  올바른 자세: 손은 어깨 너비로 바닥에 위치, 몸은 일직선을 유지, 팔꿈치를 몸에 붙이며 천천히 내려갔다 올라오기, 초보자는 5-10회, 2-3세트 시작
- 플랭크(Plank): 코어 근육 강화에 최적의 운동, 전신 근육 균형 발달에 도움

  올바른 자세: 팔꿈치와 발끝으로 몸지지, 몸은 바닥과 평행하게 유지, 허리가 처지거나 올라오지 않도록 주의 초보자는 20-30초, 3세트 권장

이러한 근력 운동은 주 2-3회, 각 운동 사이 충분한 휴식을 취하며 점진적으로 강도를 높여가는 것이 중요합니다. 개인의 체력 수준에 맞게 조절하고, 올바른 자세를 유지하는 것이 부상 예방과 최적의 운동 효과를 위해 핵심적입니다.

3) 근력 운동 프로그램 디자인

효과적인 근력 운동 프로그램 설계는 체중 감량과 전반적인 신체 건강 개선에 핵심적입니다. 다음은 주 2-3회 실시할 수 있는 전신 근력 운동 프로그램입니다.

(1) 전신 근력 운동 프로그램 구성

① 초보자 단계(1-4주)

- 운동 빈도 주 2회, 휴식 시간 운동 사이 최소 1일 휴식, 세트당 반복 횟수 10-12회, 세트 수 2-3세트, 휴식 시간 세트 사이 60-90초
- 주요 운동 구성
  a) 스쿼트: 하체 근육 강화: 반복 횟수: 12회, 세트 수: 2세트 휴식: 90초
  b) 푸시업: 상체 근육 강화: 반복 횟수: 8-10회, 세트 수: 2세트, 휴식: 60초
  c) 플랭크: 코어 근육 안정화 유지 시간: 20-30초, 세트 수: 3세트, 휴식: 60초
  d) 런지: 하체 균형 및 근력 강화, 반복 횟수: 10회(양쪽), 세트 수: 2세트, 휴식: 90초

② 중급자 단계(5-8주)

- 운동 빈도: 주 3회, 세트당 반복 횟수: 12-15회, 세트 수: 3-4세트, 휴식 시간: 45-60초

③ 추가 운동 및 강도 증가: 덤벨을 이용한 스쿼트, 클라이밍 푸시업, 사이드 플랭크, 점프 스쿼트

주의사항

- 운동 전 충분한 준비 운동 필수
- 점진적으로 강도와 반복 횟수 증가
- 올바른 자세 유지
- 통증 발생 시 즉시 운동 중단

- 필요시 전문 트레이너와 상담

이 프로그램은 개인의 체력 수준에 따라 조정 가능하며, 지속적인 모니터링과 점진적 강화가 체중 감량과 근력 향상의 핵심입니다.

4) 일일 운동 루틴 예시

효과적인 체중 감량을 위해서는 일상에 맞는 체계적인 운동 루틴이 필수적입니다. 다음은 개인의 생활 패턴에 맞춘 구체적인 일일 운동 루틴 예시입니다.

(1) 주중 운동 루틴

① 아침 운동(07:00-08:00): 가벼운 유산소 운동: 30분 걷기 또는 조깅

목표: 기초대사 활성화, 하루 200-250칼로리 소모

효과: 아침 에너지 상승, 대사 촉진

② 점심 운동(12:30-13:30): 근력 운동: 스쿼트, 푸시업, 플랭크

세트당 10-12회, 총 3세트

목표: 근육 강화, 150-200칼로리 소모

효과: 오후 집중력 향상, 근육량 증가

③ 저녁 운동(19:00-20:00): 유산소 운동: 수영 또는 자전거 타기

30-40분 중강도 운동

목표: 하루 마무리 칼로리 소모, 250-300칼로리 소모

효과: 스트레스 해소, 수면 전 대사 활성화

(2) 주말 운동 루틴

① 토요일

오전: 장거리 걷기 또는 하이킹(1-2시간)

오후: 수영 또는 그룹 운동 클래스

목표: 다양한 운동으로 근육 자극, 500-600칼로리 소모

② 일요일: 가벼운 근력 및 스트레칭 트레이닝, 요가 또는 필라테스 수업

목표: 근육 회복, 유연성 향상, 300-400칼로리 소모

5) 일일 총 목표 칼로리 소모량: 주중: 600-750칼로리, 주말: 800-1000칼로리

주의사항

- 개인의 체력과 건강 상태에 맞게 조정
- 충분한 수분 섭취
- 운동 강도는 점진적으로 증가
- 필요시 전문가와 상담

이러한 운동 루틴은 단순한 체중 감량을 넘어 건강한 생활 습관 형성에 도움을 줍니다.

6) 식이요법: 적정 칼로리 및 영양소 비율

체중 감량을 위한 효과적인 식이요법의 핵심은 개인의 신체 조건에 맞는 적정 칼로리 섭취와 균형 잡힌 영양소 비율입니다. 건강하고 지속 가

능한 체중 감량을 위해서는 단순한 칼로리 제한을 넘어 과학적이고 개인화된 접근이 필요합니다.

(1) 기초대사량(Basal Metabolic Rate, BMR) 계산

체중 감량 계획의 첫 단계는 개인의 기초대사량을 정확히 파악하는 것입니다. 대표적인 계산 방법으로 해리스-베네딕트 공식을 활용할 수 있습니다:

- 남성: BMR = 66 + (13.7 × 체중kg) + (5 × 신장cm) - (6.8 × 나이)
- 여성: BMR = 655 + (9.6 × 체중kg) + (1.8 × 신장cm) - (4.7 × 나이)

(2) 체중 감량을 위한 적정 칼로리 계산

- 기초대사량에 활동 수준별 계수를 곱하여 총 일일 에너지 소비량(TDEE) 결정
- TDEE에서 500-700칼로리 감소
- 안전하고 지속 가능한 주간 체중 감량 목표: 0.5-1kg

(3) 매크로 영양소 권장 비율

- 단백질: 체중 1kg당 1.6-2.2g(총 칼로리의 25-30%) · 근육량 유지 및 포만감 제공 · 닭가슴살, 생선, 달걀, 두부 등 양질의 단백질 섭취
- 탄수화물: 총 칼로리의 40-50% · 복합 탄수화물 중심(현미, 귀리, 고구마 등) 식이섬유 풍부한 식품 선택

- 지방: 총 칼로리의 20-25% · 불포화 지방산 중심(아보카도, 견과류, 올리브유) · 오메가-3 지방산 섭취강조

주의사항

- 극단적인 제한보다는 점진적이고 지속 가능한 접근
- 충분한 수분 섭취(하루 1.5-2리터)
- 규칙적인 식사와 균형 잡힌 영양 섭취
- 식사 시간과 선택 방법

체중 감량을 위한 효과적인 식사 관리는 단순한 칼로리 제한을 넘어 전략적이고 균형 잡힌 접근이 필요합니다.

7) 식사 횟수와 시간

- 하루 5-6회 소량 분할 식사 권장
- 아침, 점심, 저녁 세 끼 식사
- 오전/오후 소량 건강 간식 2회
- 각 식사 간 3-4시간 간격 유지

8) 식사 타이밍 최적화

- 아침: 기초대사 활성화(오전 7-8시)
- 점심: 대사 유지(오후 12-1시)
- 저녁: 가벼운 식사(오후 6-7시)
- 마지막 식사는 취침 최소 2-3시간 전

9) 식품군별 선택 가이드

- 단백질 선택: 저지방 닭가슴살, 생선, 달걀 흰자, 두부, 콩류 등 식물성 단백질, 1일 체중 1kg당 1.6-2.2g 섭취
- 탄수화물 선택: 현미, 귀리, 퀴노아 등 복합 탄수화물, 고구마, 통밀빵 등 저당 식품, 식이섬유 풍부한 채소와 과일
- 지방 선택: 아보카도, 견과류, 올리브유, 오메가-3 지방산 함유 식품, 하루 총 칼로리의 20-25% 섭취

주의사항

- 개인 신체 조건에 맞는 유연한 접근
- 규칙적인 식사와 충분한 수분 섭취
- 영양소의 균형과 다양성 중요

10) 주간 식단 계획표

7일간의 체중 감량 식단 계획

(1) 기본 원칙: 하루 총 칼로리: 개인 기초대사량 - 500-700칼로리, 매끼니 단백질, 채소, 복합 탄수화물 포함, 소량 분할 식사(5-6회)

11) 수분 섭취 가이드: 하루 목표: 1.5-2리터 물, 식사 30분 전 물 200ml 섭취, 운동 전후 추가 수분 보충

12) **간식 옵션:** 그릭 요거트와 견과류, 삶은 계란 1개, 과일과 아몬드 5-6개, 단백질 스무디

13) 주간 식단 계획

(1) 월요일: 아침: 오트밀 + 계란 흰자 + 블루베리, 오전 간식: 그릭 요거트, 점심: 구운 닭가슴살 샐러드, 오후 간식: 사과 + 아몬드, 저녁: 연어 + 구운 고구마 + 브로콜리

(2) 화요일: 아침: 두부 스크램블 + 통밀빵, 오전 간식: 단백질 쉐이크, 점심: 퀴노아 치킨 볼, 오후 간식: 당근 스틱 + 후무스, 저녁: 닭가슴살 스테이크 + 녹색 샐러드

(수요일부터 일요일까지 유사한 방식으로 구성)

주의사항

- 개인 체질에 맞게 조정 필요
- 규칙적인 식사와 충분한 수분 섭취
- 필요시 전문 영양사와 상담
- 프로그램 실천 전략 및 팁

체중 감량 여정의 성공은 단순한 신체적 노력을 넘어 심리적, 환경적 요인에 크게 좌우됩니다. 효과적인 프로그램 실천을 위한 핵심 전략은 다음과 같습니다.

부록 3

12주 몸짱 만들기 프로젝트 운동처방 및 식이요법

저항 운동은 근육 성장과 체형 개선의 핵심 전략으로, 단순한 무게 들기 이상의 복합적인 생리학적 적응 과정을 포함합니다. 효과적인 저항 운동 프로그램은 근육 섬유의 미세 손상과 재생, 근육 단백질 합성(MPS) 촉진, 호르몬 반응 등 다양한 메커니즘을 활용합니다.

프로그램 구성의 핵심 원칙은 점진적 과부하(Progressive Overload)입니다. 이는 지속적으로 근육에 점점 더 큰 부하를 가하여 적응과 성장을 유도하는 방법입니다.

구체적으로는 다음과 같은 방법으로 과부하를 적용할 수 있습니다:

- 무게 증가: 점진적으로 들어올리는 무게를 늘립니다.
- 반복 횟수 증가: 같은 무게로 더 많은 반복을 수행합니다.
- 세트 수 증가: 각 운동의 세트 수를 늘립니다.
- 휴식 시간 조절: 휴식 시간을 줄여 근육에 더 큰 자극을 줍니다.

1) 핵심 저항 운동

(1) 스쿼트: 하체 근육 전체를 강화하는 복합 운동

(2) 데드리프트: 등, 엉덩이, 다리 근육 강화

(3) 벤치 프레스: 가슴, 삼두근 발달

(4) 오버헤드 프레스: 어깨 근육 강화

(5) 풀업/턱걸이: 등, 이두근 발달

초기 4주간은 낮은 강도와 높은 반복 횟수(12-15회)로 시작하여 점진적으로 중간 강도(8-12회)와 높은 강도(5-8회) 운동으로 전환합니다. 이는 근육의 적응과 성장을 최적화하는 전략입니다.

개인의 신체 조건과 목표에 따라 운동 프로그램을 세심하게 조정해야 합니다. 초보자는 전문 트레이너와 상담하여 올바른 자세와 개인에게 적합한 프로그램을 설계하는 것이 중요합니다.

2) 운동 처방: 유산소 운동의 역할과 적정 강도

유산소 운동은 12주 몸짱 프로젝트에서 근육 성장과 지방 감소를 보완하는 핵심 요소입니다. 단순한 칼로리 소모를 넘어 복합적인 생리학적 적응과 대사 개선을 목표로 합니다.

유산소 운동의 주요 이점은 다음과 같습니다:

(1) 지방 산화 촉진: 지속적인 유산소 운동은 지방세포에서 지방산을 방출하고 에너지로 전환하는 대사 과정을 최적화합니다.

(2) 심혈관 기능 개선: 규칙적인 유산소 운동은 심장 근육을 강화하고

혈액 순환을 촉진하여 전반적인 심혈관 건강을 증진합니다.

(3) 인슐린 감수성 향상: 근육의 포도당 흡수 능력을 높여 대사 효율성을 개선합니다.

적정 강도 결정은 개인의 현재 체력 수준과 목표에 따라 달라집니다. 일반적으로 다음과 같은 방법으로 강도를 측정할 수 있습니다:

3) 심박수 기반 접근

(1) 최대 심박수의 60-70%: 지방 연소에 효과적인 저강도 구간

(2 최대 심박수의 70-80%: 심폐 지구력 향상을 위한 중강도 구간

(3) 최대 심박수의 80-90%: 무산소성 역치 향상을 위한 고강도 구간

4) 운동 유형별 추천 프로토콜

(1) 조깅/러닝: 주 3-4회, 각 세션 30-45분

(2) 사이클링: 주 2-3회, 45-60분

(3) 수영: 주 2-3회, 30-45분

(4) HIIT(고강도 인터벌 트레이닝): 주 1-2회, 20-30분

중요한 점은 저항성 운동과의 균형입니다. 과도한 유산소 운동은 근육 성장을 방해할 수 있으므로, 개인의 목표와 신체 상태에 맞는 맞춤형 접근이 필수적입니다.

초기 4주간은 저강도에서 중강도로 점진적으로 강도를 높이고, 이후 단계에서 고강도 인터벌 트레이닝을 점진적으로 도입하여 대사 적응과

지방 연소 효율을 극대화해야 합니다.

5) 운동 처방: 주간 운동 스케줄 예시와 점진적 부하 증가 방법

12주 몸짱 프로젝트의 성공을 위해서는 체계적이고 과학적인 주간 운동 스케줄이 핵심입니다. 다음은 초보자부터 중급자까지 적용 가능한 표준 주간 운동 계획입니다:

(1) 1-4주차(기초 단계)

① 월요일: 상체 저항성 운동(가슴, 삼두근), 벤치 프레스 3세트 x 12-15회, 푸시업 3세트 x 최대 반복, 트라이셉스 익스텐션 3세트 x 12-15회

② 화요일: 유산소 및 코어 트레이닝, 중강도 조깅/사이클 30분, 플랭크, 크런치 등 코어 운동

③ 수요일: 휴식 및 가벼운 스트레칭

④ 목요일: 하체 저항성 운동, 스쿼트 3세트 x 12-15회, 런지 3세트 x 12회(양쪽), 레그 프레스 3세트 x 12-15회

⑤ 금요일: 등, 이두근 운동, 풀업/턱걸이 3세트 x 최대 반복, 로우 3세트 x 12-15회, 바벨 컬 3세트 x 12-15회

⑥ 토요일: 고강도 인터벌 트레이닝(HIIT), 20분 간 고강도-저강도 교차 운동

⑦ 일요일: 완전한 휴식 및 회복

6) 점진적 부하 증가 전략

- 무게 증가: 매주 2.5-5% 무게 증가
- 반복 횟수 조정: 12-15회에서 점진적으로 8-12회로 전환
- 휴식 시간 감소: 초기 90초에서 점차 60초로 단축
- 운동 복잡성 증가: 단일 관절 운동에서 복합 운동으로 전환

주의사항

- 개인의 체력 수준에 맞게 조정
- 올바른 자세 유지
- 과도한 부하 방지
- 주기적인 체력 평가 실시

이러한 접근은 신체의 점진적 적응을 유도하며, 부상 위험을 최소화하면서 지속적인 발전을 가능하게 합니다.

7) 식이 요법: 칼로리 조절과 매크로뉴트리언트 비율

12주 몸짱 프로젝트의 성공을 위해 가장 중요한 요소 중 하나는 과학적이고 체계적인 식이 관리입니다. 칼로리 조절과 매크로뉴트리언트 비율은 신체 변화의 핵심 메커니즘을 결정짓는 중요한 요소입니다.

칼로리 계산의 기본 원리는 개인의 기초대사량(Basal Metabolic Rate, BMR)과 활동 수준을 정확히 파악하는 것입니다. 표준 공식에 따라 개

인의 성별, 나이, 체중, 키를 고려한 기초대사량을 계산하고, 운동 강도에 따른 추가 칼로리 소모를 반영해야 합니다.

근육 성장과 지방 감소를 동시에 추구하는 12주 프로젝트에서는 다음과 같은 매크로뉴트리언트 비율을 권장합니다.

- 단백질: 체중 1kg당 1.6-2.2g(총 칼로리의 30-35%)
- 탄수화물: 총 칼로리의 40-50%
- 지방: 총 칼로리의 20-30%

이러한 비율은 개인의 신체 조성, 운동 강도, 대사 상태에 따라 미세조정이 필요합니다. 예를 들어, 근육량 증가에 중점을 둔 경우 단백질 섭취를 높이고, 지방 감소에 초점을 맞출 경우 탄수화물 섭취를 조절할 수 있습니다.

8) **실질적인 식단 관리 전략**은 다음과 같습니다.

(1) 식사 전 계획: 주간 식단을 미리 계획하고 준비

(2) 단백질 균등 분배: 하루 4-5회 식사에 단백질을 균등하게 분배

(3) 영양소 밀도 높은 식품 선택: 가공식품 대신 whole food 중심

(4) 수분 섭취: 하루 2-3리터의 충분한 수분 섭취

개인별 맞춤 접근이 가장 중요합니다. 정기적인 신체 측정과 혈액 검사를 통해 식단을 지속적으로 조정하고, 필요에 따라 전문가와 상담하는 것이 핵심입니다.

9) 식이 요법: 단백질 섭취의 중요성과 적정량

12주 몸짱 프로젝트에서 단백질은 근육 성장과 회복의 핵심 영양소로, 신체 변화의 가장 중요한 요소 중 하나입니다. 단백질은 근육 조직을 구성하는 기본 물질로, 근육 단백질 합성(Muscle Protein Synthesis, MPS) 과정에 절대적으로 필요합니다.

단백질 섭취의 과학적 접근은 개인의 체중, 운동 강도, 목표에 따라 달라집니다. 일반적으로 근육 성장을 목표로 하는 운동인의 경우, 체중 1kg 당 1.6-2.2g의 단백질 섭취가 권장됩니다. 예를 들어, 70kg의 운동인은 하루 약 112-154g의 단백질을 섭취해야 합니다.

10) **단백질 섭취의 효과**를 극대화하기 위해서는 다음과 같은 전략이 중요합니다:

(1) 섭취 타이밍: 운동 후 30-60분 내 20-30g의 고품질 단백질 섭취는 근육 회복과 성장을 촉진합니다.

(2) 단백질 공급원 다양화: 닭가슴살, 생선, 달걀 등 동물성 단백질, 두부, 렌틸콩, 퀴노아 등 식물성 단백질

유청 단백질, 카제인 등 단백질 보충제

11) **개인별 맞춤 접근**: 나이, 성별, 운동 강도에 따라 단백질 섭취량을 조절해야 합니다.

단백질 섭취는 단순한 양의 문제가 아니라 품질과 균형의 문제입니다.

모든 필수 아미노산을 포함하는 완전단백질 섭취가 중요하며, 매 식사에 균등하게 분배하는 것이 근육 단백질 합성에 가장 효과적입니다.

주의할 점은 과도한 단백질 섭취가 오히려 부작용을 일으킬 수 있다는 것입니다. 신장에 부담을 줄 수 있으며, 균형 잡힌 영양 섭취를 방해할 수 있습니다. 따라서 개인의 건강 상태와 목표에 맞는 과학적이고 개인화된 접근이 필수적입니다.

12) 실행 전략: 목표 설정과 진행 상황 모니터링 방법

12주 몸짱 프로젝트의 성공은 효과적인 목표 설정과 지속적인 진행 상황 모니터링에 달려 있습니다. 단순한 외형적 변화를 넘어 전인적 건강 개선을 추구하는 이 프로젝트에서는 과학적이고 체계적인 접근이 핵심입니다.

목표 설정의 첫 단계는 SMART 원칙을 적용하는 것입니다:

(1) 구체적(Specific): 명확하고 정확한 목표 설정

(2) 측정 가능(Measurable): 객관적으로 평가할 수 있는 지표 선정

(3) 달성 가능(Achievable): 현실적이고 도전적이지만 실현 가능한 목표

(4) 관련성(Relevant): 개인의 전반적인 건강 및 삶의 목표와 연계

(5) 시간 제한(Time-bound): 12주라는 명확한 기간 내 달성 목표

13) 진행 상황 모니터링을 위한 구체적인 방법은 다음과 같습니다:

(1) 정기적인 신체 측정

- 체중, 체지방률, 근육량 주간/격주 측정
- 둘레 측정: 허리, 가슴, 팔, 다리 등 주요 부위
- 신체 사진 기록(정면, 측면, 후면)
- 운동 무게, 반복 횟수 기록
- 유산소 운동 성과(달리기 속도, 지구력 등)
- 개인 최고 기록(PR) 추적 및 갱신
- 생리학적 지표 모니터링
- 안정 시 심박수
- 혈압
- 기초대사량 변화

부록 4

12주 체중증가를 위한 운동처방 및 식이요법

근력 운동은 체중 증가와 신체 조성 개선의 핵심 메커니즘입니다. 근육 성장(근비대)의 생리학적 과정은 운동으로 인한 미세한 근육 손상과 그에 따른 단백질 합성 촉진에 기반합니다. 이 과정을 통해 근육 조직은 더 크고 강해지며, 기초대사율이 증가하고 전반적인 체중 증가를 지원합니다.

1) 체중증가 대표적 운동

(1) 스쿼트(Squat): 주요 동원 근육군: 대퇴사두근, 둔근, 대퇴후면근

수행 방법: 어깨 너비로 발을 벌리고 선 자세, 엉덩이를 뒤로 빼며 무릎을 90도로 굽힘, 허리는 곧게 유지하고 가슴을 들어 올림, 바벨을 어깨에 위치시키거나 맨몸으로 수행 가능

(2) 데드리프트(Deadlift): 주요 동원 근육군: 요배근, 둔근, 대퇴후면근, 승모근

수행 방법: 바벨 앞에 발을 어깨 너비로 벌림, 무릎을 약간 구부리고 상체를 숙여 바벨 그립, 복부에 힘을 주고 등을 곧게 유지, 지면에서 바벨을 들어 올리며 엉덩이와 무릎을 완전히 펴줌

(3) 벤치 프레스(Bench Press): 주요 동원 근육군: 대흉근, 삼두근, 전면 어깨근

수행 방법:등을 벤치에 밀착시키고 안정된 자세 유지, 바벨을 가슴 중앙 높이에서 천천히 내리고 다시 들어 올림, 팔꿈치는 몸통에서 45도 각도 유지

점진적 부하 원칙은 지속적인 근육 성장을 위해 필수적입니다. 매주 점진적으로 무게나 반복 횟수를 증가시켜 근육에 지속적인 자극을 제공해야 합니다. 초기에는 가벼운 무게로 시작하여 점차 강도를 높이는 것이 부상 예방과 효과적인 근육 성장에 중요합니다.

2) 체중 증가를 위한 운동처방 프로그램: 주간 운동 계획 및 점진적 부하 증가 방법

12주 체중 증가 프로그램의 핵심은 체계적이고 과학적인 주간 운동 계획입니다. 다음은 효과적인 근육 성장과 체중 증가를 위한 주간 운동 프로그램입니다.

(1) 주간 운동 분할 계획

① 1주차 - 기초 단계

- 월요일: 하체 집중 운동, 스쿼트: 3세트 x 8-10회(가벼운 무게), 데

드리프트: 3세트 x 8-10회, 런지: 3세트 x 10-12회

- 수요일: 상체 운동, 벤치 프레스: 3세트 x 8-10회, 오버헤드 프레스: 3세트 x 8-10회, 풀업/랫 풀다운: 3세트 x 8-10회
- 금요일: 전신 복합 운동, 데드리프트: 3세트 x 8-10회, 스쿼트: 3세트 x 8-10회, 벤치 프레스: 3세트 x 8-10회

3) 점진적 부하 증가 전략

매주 점진적으로 운동 강도를 높여 지속적인 근육 자극을 제공합니다:

- 1-3주: 기본 자세와 동작 숙달, 가벼운 무게
- 4-6주: 무게 5-10% 증가, 반복 횟수 미세 조정
- 7-9주: 무게 10-15% 증가, 세트당 반복 횟수 조정
- 10-12주: 최대 강도 도전, 개인의 한계 탐색

4) 휴식과 회복의 중요성

- 각 근육군은 48-72시간 충분한 휴식 필요
- 주 2일 완전한 휴식일 지정
- 수면 7-8시간 확보
- 적절한 영양 섭취와 수분 보충

5) 개인별 맞춤 조정

- 초기 체력 수준에 따라 운동 강도 조절
- 통증이나 불편함 발생 시 즉시 강도 조정

- 정기적인 전문가 상담을 통해 프로그램 최적화

주의사항

- 올바른 자세 유지
- 점진적이고 안전한 부하 증가
- 개인의 신체적 한계 존중
- 체중 증가를 위한 유산소 운동의 역할

체중 증가 과정에서 유산소 운동은 근력 운동을 보완하는 중요한 역할을 수행합니다. 단순히 지방 연소가 아닌, 대사 효율성 향상과 전반적인 신체 기능 개선에 초점을 맞춘 유산소 운동은 체중 증가 프로그램의 필수적인 요소입니다.

6) 효과적인 유산소 운동 종류

- 고강도 인터벌 트레이닝(HIIT)
- 단시간 고강도 운동과 회복 구간 교차
- 근육 성장 호르몬 분비 촉진
- 대사율 장기적 상승 효과
- 수영
- 전신 근육 사용
- 관절 부담 최소화
- 심폐 지구력 향상
- 로잉 머신 운동

- 상하체 동시 운동
- 근육 지구력 증진
- 칼로리 소비와 근육 성장 균형

7) 유산소 운동과 근력 운동의 균형

- 주당 2-3회, 20-30분 유산소 운동
- 근력 운동 직후 또는 별도의 시간대 배치
- 운동 강도는 개인의 체력 수준에 맞게 조절

주의사항

- 과도한 유산소 운동은 근육 성장 방해 가능
- 개인의 대사 특성과 체력 수준 고려
- 영양 섭취와 연계하여 접근

결론적으로, 유산소 운동은 체중 증가 프로그램에서 근력 운동을 보완하는 핵심 요소입니다. 적절히 설계된 유산소 운동은 심폐 기능 향상, 대사 효율성 증진, 그리고 전반적인 신체 건강에 기여합니다.

8) 체중 증가를 위한 식이요법 기본 원칙

체중 증가를 위한 식이요법의 핵심은 단순한 칼로리 섭취 증가가 아니라, 질적으로 우수한 영양 섭취를 통한 건강한 신체 발달입니다. 효과적인 체중 증가를 위해서는 개인의 기초대사율과 신체 활동 수준을 고려한 정확한 영양 전략이 필요합니다.

(1) 칼로리 섭취 원칙: 건강한 체중 증가를 위해서는 일일 기초대사량에 500-750칼로리를 추가로 섭취해야 합니다. 이는 근육량 증가와 지방 축적의 균형을 맞추는 데 중요합니다. 개인의 신체 조성, 운동 강도, 대사 특성에 따라 세부적인 조정이 필요합니다.

(2) 주요 영양소 비율

① 단백질: 총 칼로리의 25-30%, 근육 성장과 회복에 필수, 하루 체중 1kg당 1.6-2.2g 권장, 닭가슴살, 생선, 달걀, 유청 단백질 등

② 탄수화물: 총 칼로리의 40-50%, 에너지 공급 및 근육 글리코겐 저장, 현미, 귀리, 고구마, 통밀빵 등 복합 탄수화물 선택, 운동 전후 적절한 섭취 중요

③ 지방: 총 칼로리의 20-30%, 호르몬 생성 및 영양소 흡수 지원, 아보카도, 견과류, 올리브유, 연어 등 건강한 지방 섭취

9) 체중 증가에 도움되는 식품

(1) 단백질: 닭고기, 생선, 달걀, 두부

(2) 탄수화물: 현미, 귀리, 고구마, 바나나

(3) 지방: 견과류, 아몬드, 아보카도, 올리브유

(4) 유제품: 그릭 요거트, 치즈, 우유

10) 식사 관리 전략

- 하루 3대 주요 식사 + 2-3회 간식
- 식사당 500-700 칼로리 목표
- 식후 30-60분 내 단백질과 탄수화물 섭취
- 규칙적인 식사 시간 유지

주의사항

- 가공식품과 정제된 설탕 최소화
- 수분 섭취 충분히 유지(하루 2-3리터)
- 개인의 소화 능력과 알레르기 고려
- 정기적인 영양 상담 및 신체 모니터링

결론적으로, 체중 증가를 위한 식이요법은 단순한 칼로리 섭취를 넘어 과학적이고 개인 맞춤형 접근이 필요합니다. 균형 잡힌 영양소 섭취와 지속적인 모니터링이 건강한 체중 증가의 핵심입니다.

11) 12주 체중 증가 식단 프로그램: 일일 식단 예시

12주 체중 증가 프로그램의 성공은 체계적이고 다양한 일일 식단 계획에 달려 있습니다. 다음은 효과적인 체중 증가를 위한 균형 잡힌 일일 식단 예시입니다.

(1) 아침 식사(700-800칼로리): 오트밀 300g(귀리, 견과류, 바나나 토

핑), 그릭 요거트 200ml, 달걀 3개(스크램블 또는 오믈렛), 아몬드 30g, 100% 과일 주스 1잔

(2) 오전 간식(300-400칼로리): 단백질 쉐이크(유청 단백질 30g), 통밀 토스트 2장, 아보카도 1/2개

(3) 점심 식사(700-800칼로리): 닭가슴살 200g(구운 또는 그릴에 조리), 현미 200g, 구운 야채(브로콜리, 당근, 호박), 올리브 오일 드레싱, 견과류 믹스 30g

(4) 오후 간식(300-400칼로리): 계란 샌드위치(통밀빵), 두부 샐러드, 바나나 1개

(5) 저녁 식사(700-800칼로리): 연어 200g(구운 또는 찜), 고구마 200g, 시금치 샐러드, 퀴노아 100g, 호두 30g

(6) 취침 전 간식(200-300칼로리): 카제인 단백질 쉐이크, 통밀 크래커, 땅콩 버터 1큰술

(7) 식단 다양성 전략: 주 2-3회 단백질 공급원 변경(닭고기, 생선, 소고기, 두부), 계절 채소와 과일 활용

12) 12주 체중 증가 식단 프로그램: 보충제 사용 및 수분 섭취

체중 증가 프로그램에서 보충제와 수분 섭취는 전체적인 영양 전략의 핵심 요소입니다. 적절하게 선택된 보충제는 영양 섭취를 최적화하고 운동 효과를 극대화할 수 있습니다.

(1) 보충제 사용 가이드라인: 단백질 보충제, 유청 단백질(Whey Protein): 근육 성장과 회복에 가장 효과적

(2) 섭취 시기: 운동 직후 30-60분 이내

(3) 권장 섭취량: 체중 1kg당 하루 20-30g, 크레아틴 모노하이드레이트, 근육 에너지 생성 및 근력 향상 지원

13) 수분 섭취의 중요성

건강한 체중 증가를 위해서는 적절한 수분 섭취가 필수적입니다. 수분은 다음과 같은 중요한 기능을 수행합니다:

(1) 수분 섭취 전략: 하루 목표: 체중 1kg당 30-35ml, 운동 1시간 전: 500ml

- 운동 중: 15-20분마다 150-250ml
- 운동 후: 500-750ml

주의사항

- 개인의 대사 상태와 운동 강도에 따라 조정
- 투명뇨를 목표로 수분 섭취 모니터링
- 카페인, 알코올 섭취 최소화

결론적으로, 보충제와 수분 섭취는 체중 증가 프로그램의 필수적인 요소입니다. 개인의 신체 상태와 목표에 맞는 맞춤형 접근이 중요하며, 정기적인 전문가 상담을 통해 지속적으로 최적화해야 합니다.

프로그램 진행 중 모니터링 및 조정

12주 체중 증가 프로그램의 성공은 지속적인 모니터링과 과학적인 조정에 달려 있습니다. 효과적인 프로그램 관리를 위해서는 체계적이고 정기적인 신체 측정이 필수적입니다.

13) 신체 측정 방법 및 주기

- 매주 동일한 시간과 조건에서 측정
- 체중: 아침 공복 시 최소 1회/주
- 체지방률: 2주마다 측정
- 근육량: 한 달에 1회 전문 장비로 정밀 측정
- 신체 둘레: 가슴, 팔, 허벅지, 허리 둘레 월 1회 측정
- 운동강도 및 양 조절기준: 신체측정 결과

14) 근력 지표

- 반복 횟수 대비 더 이상 피로감 없음
- 현재 중량에서 12-15회 반복 가능
- 진행 상황에 따라 5-10% 무게 증가
- 신체 반응 모니터링
- 만성 피로 발생 시 휴식 기간 조정
- 근육통과 관절 통증 평가
- 회복 능력에 따른 운동 강도 세분화

15) 식단 조정 시기와 방법

- 체중 증가 정체 시 칼로리 100-200 추가
- 체지방 과다 축적 시 고품질 단백질 비율 증가
- 개인 대사율과 운동 강도에 따른 유동적 조정
- 영양사와 정기적 상담을 통한 전문적 접근

16) 흔한 문제점 및 해결 방안

(1) 체중 증가 정체

- 원인 분석: 대사 적응, 영양 불균형
- 해결책: 식단 다양성, 운동 방식 변경

(2) 과도한 지방 축적

- 원인: 부적절한 영양 섭취
- 해결책: 고품질 단백질 비율 조정, 유산소 운동 강화

(3) 피로와 회복 문제

- 원인: 과도한 운동, 영양 불균형
- 해결책: 충분한 수면, 영양 보충, 휴식 주기 최적화

주의사항

- 개인차를 고려한 유연한 접근
- 과학적 데이터와 신체 반응 종합 평가
- 정기적인 전문가 상담
- 심리적 동기부여와 긍정적 피드백 중요

결론적으로, 체중 증가 프로그램의 성공은 지속적인 모니터링, 과학적 조정, 그리고 개인의 독특한 신체적 특성에 대한 세심한 이해에 달려 있습니다.

부록 5

스케이팅과 체력향상 훈련을 위한 운동처방

스케이팅은 얼음 위에서 특수 제작된 신발을 신고 미끄러지며 이동하는 운동으로, 레저, 스포츠, 예술 등 다양한 영역에서 즐겨지는 활동이다. 주요 스케이팅 종류는 크게 피겨 스케이팅, 스피드 스케이팅, 아이스하키 스케이팅으로 나눌 수 있으며, 각각 고유한 기술과 목적을 가지고 있다.

스케이팅의 역사는 기원전 3000년경 북유럽 지역에서 얼음 위를 이동하기 위한 수단으로 시작되었다. 초기에는 뼈로 만든 미끄러운 도구를 신발에 장착해 이동했으며, 중세 시대를 거쳐 현대적 형태의 스케이트로 발전해왔다. 19세기 말부터 스포츠와 여가 활동으로 본격적으로 자리 잡기 시작했다.

1) 한국 빙상 발전 과정 소개

한국에서 스케이팅의 역사는 일제강점기 말기와 해방 이후 본격적으로 시작되었다. 1920년대 후반부터 일부 엘리트 계층과 일본인들에 의해 스케이팅이 한국에 소개되기 시작했으며, 초기에는 주로 서울과 같은 대도시 지역에 제한적으로 보급되었다.

해방 이후 1950년대에 들어서면서 한국 스케이팅은 점진적인 발전을 이루기 시작했다. 1956년 대한빙상경기연맹이 설립되면서 스케이팅의 체계적인 발전을 위한 제도적 기반이 마련되었다. 초기에는 전문 선수 양성과 기술 보급에 많은 어려움이 있었으나, 정부와 체육 단체의 지속적인 지원으로 점차 발전의 토대를 마련해갔다.

1960년대에 접어들면서 한국 스케이팅은 국제 대회에 본격적으로 참여하기 시작했다. 특히 1968년 그르노블 동계올림픽을 기점으로 한국 스케이팅 선수들이 국제 무대에 첫 발을 내딛게 되었다. 초기 참가 당시에는 뚜렷한 성과를 거두지 못했지만, 국제 경기 경험을 통해 기술과 전략을 학습하는 중요한 계기가 되었다.

1970년대에 들어서면서 한국 스케이팅은 더욱 체계적인 발전을 이루었다. 정부의 체육 지원 정책과 함께 전문 훈련 시설이 확충되기 시작했으며, 학교와 지역 체육 클럽을 중심으로 스케이팅 저변이 확대되기 시작했다. 특히 강원도 지역의 자연 환경과 인공 빙상장 건설은 한국 스케이팅 발전에 중요한 토대가 되었다.

이러한 초기 발전 과정은 한국 스케이팅이 세계적 수준의 경기력을 갖추게 되는 중요한 기반이 되었으며, 이후 국제 대회에서 뛰어난 성과를 이루는 토대를 마련하였다.

2) 역사적 사건과 업적

한국 스케이팅의 국제적 성과는 1980년대부터 본격적으로 두드러지기 시작했다. 특히 스피드 스케이팅 분야에서 한국은 세계적인 강국으로 자리 잡았다.

1988년 서울 동계올림픽은 한국 스케이팅 역사의 중요한 전환점이 되었다. 이 대회에서 한국 선수들은 처음으로 본격적인 국제 무대에서 자국민들 앞에서 경기를 펼쳤으며, 이는 한국 스케이팅의 자신감을 크게 높이는 계기가 되었다.

1990년대에 들어서면서 한국 스피드 스케이팅은 더욱 눈부신 성과를 거두기 시작했다. 김동성 선수는 1994년 릴레함메르 동계올림픽에서 남자 500m 종목에서 금메달을 획득하며 한국 스케이팅의 첫 올림픽 금메달리스트가 되었다. 이는 한국 스케이팅 역사상 가장 중요한 순간 중 하나로 기록되었다.

2002년 솔트레이크시티 동계올림픽에서는 이규혁 선수가 남자 500m 종목에서 금메달을 획득하며 김동성 선수의 성과를 이어갔다. 이 시기 한국 스피드 스케이팅 선수들은 세계 무대에서 지속적으로 우수한 성적을 거두며 한국의 스케이팅 위상을 높였다.

여자 스피드 스케이팅 부문에서도 한국은 뛰어난 성과를 보였다. 이상화 선수는 2010년 밴쿠버 동계올림픽에서 여자 500m 종목 금메달을 획득하며 한국 여자 스피드 스케이팅의 새로운 역사를 썼다. 그녀는 이후 2014년 소치 동계올림픽, 2018년 평창 동계올림픽에서도 연속적으로 우수한 성적을 거두며 한국 스케이팅의 대표 선수로 자리 잡았다.

특히 2018년 평창 동계올림픽은 한국 스케이팅에 있어 또 다른 중요한 이정표였다. 자국에서 열린 대회에서 한국 선수들은 총 4개의 메달(1금 3동)을 획득하며 스피드 스케이팅 강국임을 다시 한번 입증했다.

이러한 성과들은 한국 스케이팅이 단순한 스포츠를 넘어 국가의 자긍심과 국제적 위상을 보여주는 중요한 수단이 되었음을 증명한다.

3) 기본 규칙 설명

스피드 스케이팅은 정확한 규칙과 엄격한 경기 방식으로 진행되는 고도의 기술적 빙상 경기이다. 기본적으로 선수들은 타원형 빙상 트랙에서 두 명씩 동시에 경기를 치르며, 최단 시간 내에 정해진 거리를 주파하는 것을 목표로 한다.

경기는 주로 500m, 1000m, 1500m, 5000m, 10000m와 같은 다양한 거리 종목으로 구성된다. 각 종목은 선수의 다른 체력과 기술을 요구하며, 개인의 특성에 따라 전문 종목이 달라진다. 트랙은 표준화된 400m 길이의 타원형 빙상장에서 진행되며, 내 · 외측 레인이 명확히 구분되어 있다.

경기 규칙의 핵심은 공정성과 안전이다. 선수들은 정해진 레인을 따라 이동해야 하며, 상대방의 진로를 방해하거나 접촉해서는 안 된다. 각 경기는 두 명의 선수가 동시에 출발하며, 이들은 서로 다른 레인에서 경기를 치른다. 경기 중 반칙이나 방해 행위가 발생할 경우 즉시 실격 처리된다.

개인전 외에도 팀 추월 경기도 중요한 종목이다. 팀 추월 경기에서는 세 명의 선수가 한 팀으로 출전하여 협력과 개인의 기량을 모두 발휘해야 한다. 팀원들은 서로 교대하며 경기를 진행하고, 마지막 선수의 기록으로 최종 순위가 결정된다.

기록 측정은 전자 시스템을 통해 천분의 일초 단위로 정밀하게 이루어진다. 이는 선수들의 미세한 기량 차이를 정확하게 반영하기 위한 것으로, 현대 스피드 스케이팅의 기술적 특성을 잘 보여준다.

안전 장비 또한 매우 중요하다. 선수들은 공기역학적으로 설계된 특수 속옷, 헬멧, 보호대 등을 착용해야 하며, 이는 경기력 향상뿐만 아니라 선수의 안전을 보장하기 위한 필수 조건이다.

4) 경기 방식 분석

스피드 스케이팅의 경기 방식은 각 종목의 거리와 특성에 따라 매우 다양하고 복잡한 양상을 띤다. 주요 종목은 크게 단거리, 중거리, 장거리로 구분되며, 각 종목은 선수들에게 고유한 체력과 기술을 요구한다.

단거리 종목인 500m와 1000m는 폭발적인 힘과 가속력이 핵심이다. 이 종목의 선수들은 빠른 반응 속도와 순간적인 파워를 갖추어야 하며, 출발 시 최대한 빠르게 속도를 높이는 것이 중요하다. 특히 500m 종목은 10초 내외의 짧은 시간 동안 최고의 순발력을 요구하는 가장 극적인 종목으로 평가된다.

1500m 종목은 단거리와 장거리의 중간 지점으로, 속도와 지구력의 균형이 필요하다. 선수들은 초반 빠른 가속과 함께 후반부 체력 관리를 동시에 고려해야 한다. 이 종목은 선수의 전략적 판단과 체력 조절 능력을 가장 잘 보여주는 종목이라고 할 수 있다.

5000m와 10000m와 같은 장거리 종목은 완전히 다른 접근 방식을 요구한다. 이 종목의 선수들은 높은 수준의 유산소 능력과 지구력이 필수적이며, 일정한 페이스 유지와 심폐 지구력이 성공의 핵심이다. 경기 중 에너지 관리와 페이스 조절이 매우 중요하며, 정신력 또한 결과에 결정적인 영향을 미친다.

팀 추월 경기는 개인전과는 또 다른 차원의 전략과 협동심을 요구한다. 세 명의 선수가 한 팀으로 출전하여 교대 지점과 속도 조절, 팀워크가 승패를 좌우한다. 이 종목은 개인의 기량뿐만 아니라 팀의 화합과 전략적 접근이 중요한 독특한 경기 방식이다.

각 종목은 선수들에게 서로 다른 신체적, 기술적 요구사항을 제시하며,

이는 스피드 스케이팅의 매력적이고 복합적인 특성을 보여준다. 선수들은 자신의 장점을 최대한 살리는 종목을 선택하고 집중적으로 훈련함으로써 최고의 성과를 追求한다.

5) 구조와 규격

스피드 스케이팅 경기장은 정밀하게 설계된 고도의 전문 스포츠 시설로, 국제 표준에 엄격하게 부합해야 한다. 표준 스피드 스케이팅 트랙은 정확히 400미터 길이의 타원형 구조를 가지며, 이는 국제빙상연맹(ISU)의 엄격한 규격을 따른다.

트랙의 폭은 보통 12-14미터로, 두 개의 레인으로 명확하게 구분된다. 각 레인은 최소 4미터 폭을 유지해야 하며, 이는 선수들의 안전한 주행과 공정한 경기 진행을 보장한다. 트랙의 곡선 부분은 완만하고 부드러운 곡률을 가져야 하며, 이는 선수들의 원심력 관리와 직접적으로 연관된다.

빙판의 품질은 경기 성과에 결정적인 영향을 미친다. 이상적인 빙질은 섭씨 영하 5~영하 7도 사이에서 유지되며, 표면은 극도로 평평하고 매끄러워야 한다. 현대의 경기장들은 첨단 냉각 시스템을 통해 빙판의 온도와 평탄성을 정밀하게 관리한다.

경기장의 주변 환경 또한 중요하다. 표준 실내 경기장의 실내 온도는 영상 10도에서 15도 사이로 유지되어야 하며, 이는 선수들의 최적의 경기 환경을 조성한다. 습도 역시 40-60% 사이로 엄격하게 관리되어 빙판의 품질과 선수들의 퍼포먼스에 영향을 미친다.

안전과 관련된 설계 요소도 매우 중요하다. 트랙 주변에는 충분한 완충 지대가 설치되어야 하며, 빙판 가장자리에는 충격을 흡수할 수 있는 특수 패딩이 설치된다. 이러한 세부적인 설계는 선수들의 안전을 최우선으로 고려한 결과이다.

현대의 스피드 스케이팅 경기장은 단순한 스포츠 시설을 넘어 첨단 과학기술의 결정체라고 할 수 있다. 각 요소는 선수들의 최고 성능을 이끌어내기 위해 세밀하게 설계되고 관리된다.

6) 관리와 기술적 요구사항

스피드 스케이팅 경기장의 빙판 관리는 최고 수준의 정밀성과 전문 기술을 요구하는 복잡한 과정이다. 빙판의 품질은 선수들의 경기력에 직접적인 영향을 미치기 때문에, 과학적이고 체계적인 접근이 필수적이다.

빙판 제작의 첫 단계는 완벽한 평탄성 확보다. 특수 제작된 평탄기를 사용하여 얼음 표면을 마이크로미터 단위의 정밀도로 다듬는다. 이 과정에서는 레이저 측정 장비를 활용해 표면의 미세한 불균형까지 감지하고 조정한다. 이러한 정밀한 관리는 선수들이 최소한의 마찰로 최대의 속도를 낼 수 있게 해준다.

온도 관리 또한 핵심적인 요소이다. 최적의 빙판 온도는 섭씨 영하 5.5도에서 영하 6도 사이로, 이 범위를 벗어나면 선수들의 미끄러짐과 속도에 부정적인 영향을 미친다. 현대 경기장에서는 첨단 냉각 시스템을 통해 빙판 온도를 0.1도 단위로 정밀하게 조절한다.

습도 관리도 중요한 요소다. 상대 습도는 40-60% 사이로 유지되어야 하며, 이는 얼음 표면의 질감과 미끄러움에 직접적인 영향을 미친다. 고성능 제습 및 가습 시스템을 통해 이러한 환경을 안정적으로 유지한다.

빙판 표면의 정기적인 연마와 재생 작업도 필수적이다. 경기 중 발생하는 미세한 손상과 요철을 전문 장비를 통해 지속적으로 보수하며, 이는 경기장의 일관된 품질 유지를 보장한다. 대형 국제 대회 기간 중에는 하루에도 여러 차례 빙판 상태를 점검하고 관리한다.

또한 최근에는 인공지능과 센서 기술을 활용한 빙판 모니터링 시스템이 도입되고 있다. 실시간으로 빙판의 온도, 습도, 표면 상태를 분석하고, 즉각적인 유지보수가 가능한 첨단 시스템을 개발하고 있다.

이러한 복합적이고 정밀한 관리 과정은 스피드 스케이팅의 기술적 발전과 선수들의 최고 퍼포먼스를 지원하는 중요한 토대가 된다.

7) 체력요인별 효과

(1) 심폐 지구력 효과

스케이팅은 심폐 지구력을 향상시키는 탁월한 유산소 운동으로 평가된다. 특히 장거리 스케이팅은 심혈관계와 호흡기관에 지속적이고 강도 높은 자극을 제공하여 신폐 기능을 획기적으로 개선한다.

운동 중 지속적인 대퇴근과 상체 근육의 사용은 심장 박동수를 지속적으로 상승시키며, 이는 심장의 펌프 기능을 강화한다. 규칙적인 스케이팅은 심장의 효율성을 증가시켜 안정 시 심박수를 낮추고 심장 근육의 탄력성을 향상시킨다.

폐활량 측면에서도 스케이팅은 뛰어난 효과를 보인다. 빙상에서의 지속적인 움직임은 최대 산소 섭취량(VO2 max)을 크게 증가시키며, 이는 신체의 산소 활용 능력을 근본적으로 개선한다. 특히 5000m, 10000m와 같은 장거리 종목 선수들은 일반인보다 30-40% 높은 폐활량을 보인다.

단거리와 장거리 스케이팅은 심폐 지구력에 다른 방식으로 영향을 미친다. 500m와 같은 단거리 종목은 무산소성 운동에 가깝지만, 빠른 속도와 집중된 운동으로 심폐계에 강력한 자극을 제공한다. 반면 장거리 종목은 지속적인 유산소 운동으로 심폐 지구력을 점진적으로 향상시킨다.

흥미롭게도 스케이팅은 다른 유산소 운동에 비해 관절에 가해지는 충격이 적어 장기간 지속할 수 있는 운동이다. 이는 심폐 지구력 향상과 함께 신체의 전반적인 건강을 보호하는 장점으로 작용한다.

결론적으로 스케이팅은 심장, 폐, 혈관 시스템의 기능을 종합적으로 강화하는 탁월한 심폐 지구력 향상 운동이라고 평가할 수 있다.

(2) 근력 및 균형감 향상

스케이팅은 인체의 근력과 균형감을 종합적으로 향상시키는 탁월한 운동으로 평가된다. 특히 하지 근육과 코어 근육의 집중적인 발달을 유도하며, 복합적인 신경근육 조절 능력을 강화한다.

대퇴사두근, 대퇴이두근, 장딴지근은 스케이팅 동안 지속적이고 강도 높은 자극을 받는다. 특히 스케이팅의 활강 자세에서 요구되는 낮은 자세는 이들 근육에 지속적인 등척성 수축을 요구하며, 이는 근력과 근지구력의 동시 향상으로 이어진다. 선수들의 경우, 이러한 반복적인 자극으로 인해 하지 근육의 단면적이 일반인보다 최대 40% 더 발달할 수 있다.

코어 근육의 안정성 또한 스케이팅의 중요한 이점이다. 빙상에서의 균형 유지는 복부와 허리 주변 근육의 지속적인 작동을 요구한다. 특히 복횡근, 내복사근, 다열근 등은 스케이팅 중 신체의 균형을 유지하기 위해 끊임없이 활성화된다. 이러한 근육들의 강화는 전반적인 신체 안정성과 자세 제어 능력을 크게 향상시킨다.

균형 감각의 발달은 스케이팅의 또 다른 중요한 특징이다. 빙상에서의 미끄러운 환경은 고도의 고유수용성 감각을 요구하며, 이는 뇌와 근육 사이의 신경학적 연결을 강화한다. 반복적인 스케이팅 동작은 전정기관과 근육방추, 골지건기관 등의 감각 기관을 자극하여 더욱 정교한 균형 조절 능력을 개발한다.

특히 횡단보행, 교차보행과 같은 스케이팅 특유의 동작은 양측 대칭성 근육 발달을 촉진하며, 이는 일반 유산소 운동에서는 얻기 어려운 독특한 이점이다. 이러한 복합적인 움직임은 신경근육 조절 능력을 크게 향상시켜 전반적인 신체 협응력을 증진시킨다.

흥미롭게도 스케이팅은 연령에 관계없이 근력과 균형감 향상에 긍정적인 영향을 미친다. 청소년기에는 근육 발달을, 중장년기에는 근육량 유지와 균형 능력 보존에 도움을 줄 수 있는 운동이다.

8) 심폐 지구력 훈련

스피드 스케이팅에서 심폐 지구력은 경기력 향상의 핵심 요소이다. 효과적인 심폐 지구력 훈련 프로그램은 선수들의 최대 산소 섭취량(VO2 max)을 증가시키고 전반적인 운동 수행 능력을 향상시킨다.

(1) 훈련 프로그램은 크게 세 단계로 구성된다:

① 기초 체력 단계

주 3-4회, 중강도 유산소 운동

달리기, 사이클링, 크로스 트레이닝 병행

심박수를 최대 심박수의 60-70% 수준으로 유지

초기 목표: 지구력 기반 구축 및 심폐 기능 적응

② 중급 강화 단계

고강도 인터벌 트레이닝(HIIT) 도입

짧은 고강도 구간과 회복 구간 반복

예: 1분 전력 질주 후 2분 휴식, 총 6-8회 반복

심박수를 최대 심박수의 80-90% 수준으로 상승

목표: 무산소성 역치 향상 및 회복력 증진

③ 전문 경기 대비 단계

실제 스케이팅 코스와 유사한 훈련 환경 조성

장거리(5000m, 10000m) 및 단거리(500m, 1000m) 맞춤형 프로그램

기술적 요소와 심폐 지구력 동시 훈련

경기 상황을 모사한 고강도 반복 훈련

심리적 인내력과 신체적 지구력 동시 발전

주의사항

- 개인의 체력 수준에 맞는 점진적 강도 조절
- 충분한 휴식과 회복 시간 확보
- 영양 섭취와 수분 관리 병행
- 정기적인 체력 평가와 프로그램 조정

이러한 체계적인 심폐 지구력 훈련은 단순한 체력 향상을 넘어 스케이팅 선수의 전반적인 경기력을 근본적으로 변화시킬 수 있다.

9) 근력 및 민첩성 훈련

스피드 스케이팅에서 근력과 민첩성 훈련은 선수의 경기력을 결정짓는 핵심 요소이다. 효과적인 훈련 프로그램은 하지 근육의 폭발적인 힘, 코어 안정성, 그리고 빠른 방향 전환 능력을 종합적으로 발달시켜야 한다.

근력 훈련의 주요 초점은 대퇴사두근, 대퇴이두근, 장딴지근 등 하지 근육의 강화에 있다. 스쿼트, 런지, 플라이오메트릭 점프 트레이닝은 스케이팅에 필수적인 근력과 파워를 개발하는 핵심 운동이다. 특히 등척성 스쿼트 자세는 스케이팅의 활강 자세와 유사해 직접적인 효과를 제공한다.

코어 근육 강화는 균형과 안정성 향상에 결정적이다. 플랭크, 러시안 트위스트, 사이드 플랭크와 같은 운동은 복부와 허리 주변 근육을 강화하여 빙상에서의 정확한 자세 유지를 돕는다. 이러한 코어 운동은 에너지 전달의 효율성을 높이고 부상 위험을 줄인다.

민첩성 훈련은 빠른 방향 전환과 가속능력 개발에 중점을 둔다. 사이드 스텝, 크로스오버 드릴, 래터럴 점프 등의 운동은 신경근육 조절 능력을 향상시키고 빙상에서의 순간적인 움직임 능력을 강화한다. 이러한 훈련은 특히 단거리 종목 선수들에게 중요하다.

훈련 프로그램은 개인의 특성과 종목에 맞게 세분화되어야 한다. 500m 선수는 폭발적인 힘과 가속력에, 5000m 선수는 지구력과 지속적인 파워 유지에 초점을 맞춘다. 정기적인 체력 평가와 개인별 맞춤 프로그램 조정이 필수적이다.

부상 예방을 위해 유연성 운동과 균형 훈련도 병행해야 한다. 동적 스트레칭, 폼롤링, 밸런스 보드 운동 등은 근육의 유연성을 높이고 관절 안정성을 개선한다. 이는 선수의 장기적인 경기력 유지에 핵심적인 요소이다.

주의해야 할 점은 과도한 근력 훈련이 오히려 유연성과 민첩성을 저해할 수 있다는 것이다. 따라서 근력, 파워, 민첩성, 유연성의 균형 잡힌 발달이 중요하며, 전문 트레이너의 지도 아래 체계적인 프로그램을 따라야 한다.

결론: 스케이팅의 가치와 전망

한국 스케이팅의 여정은 일제강점기 말기부터 시작되어 오늘날 세계적 수준의 스포츠로 성장한 감동적인 이야기다. 1950년대 대한빙상경기연맹 설립을 시작으로, 1980년대부터 국제 무대에서 두각을 나타내기 시작한 한국 스케이팅은 김동성, 이상화 같은 선수들을 통해 올림픽 금메달을 획득하며 국가의 스포츠 자존감을 높였다.

스케이팅은 단순한 운동을 넘어 인간의 신체적 잠재력을 극대화하는 종합적인 신체 훈련 방법임이 입증되었다. 심폐 지구력, 근력, 균형감 향상은 물론, 정신적 집중력과 인내력까지 발달시키는 holistic한 운동이다. 특히 유산소 운동으로서 심장 건강 증진, 최대 산소 섭취량 개선, 그리고 전반적인 신체 기능 최적화에 탁월한 효과를 보인다.

미래 한국 스케이팅의 발전을 위해서는 체계적인 선수 육성 시스템 구축, 첨단 트레이닝 기술 도입, 그리고 젊은 세대의 관심 유도가 필요하다. 인공지능과 데이터 분석 기술을 활용한 맞춤형 훈련 프로그램, 국제 교류 확대, 그리고 생활 스포츠로서의 접근성 향상이 핵심 과제가 될 것이다.

스케이팅은 단순한 경기를 넘어 국가의 기술력과 선수들의 헌신을 보여주는 상징적인 스포츠다. 앞으로도 한국은 스케이팅을 통해 국제 스포츠 무대에서 그 역량을 증명하고, 동시에 국민들의 건강과 체력 증진에 기여할 수 있을 것이다.

부록 6

연령대, 성별 운동처방프로그램 예시

개별운동처방 예시 1.

이름	성공장	연령	20세 남성
질환여부	없음	PT 목적 우선 순위	1순위:근력 2순위:건강 3순위:재활
처방일	2025.00.00	선호종목	헬스 머신

20대는 인간의 신체적, 생리적 성장에 있어 가장 중요한 시기로, 이 시기의 체계적인 운동은 평생의 건강과 체력 기반을 형성하는 결정적인 전환점입니다. 현대 사회의 좌식 생활과 불규칙한 생활 패턴으로 인해 젊은 남성들의 신체 건강이 위협받고 있는 상황에서, 전문적이고 체계적인 헬스장 운동 프로그램은 그 어느 때보다 중요성을 더해가고 있습니다.

상체와 하체를 균형 있게 발달시키는 통합적 운동 접근법은 단순한 근육량 증가를 넘어 전반적인 신체 기능, 대사 효율성, 그리고 장기적인 건강 관리에 핵심적인 역할을 합니다. 근육의 균형 잡힌 발달은 신체의 대칭성을 향상시키고, 잘못된 자세로 인한 만성 통증을 예방하며, 스포츠 및 일상 활동에서의 운동 수행능력을 극대화합니다.

단계별 운동 프로그램은 개인의 체력 수준과 신체적 적응력에 맞춰 점진적으로 강도와 복잡성을 높이는 과학적 접근 방식입니다. 이는 단순히 부상 위험을 최소화하는 것을 넘어, 지속적이고 안전한 신체 발전을 보장하는 핵심 전략입니다. 초급, 중급, 고급 단계로 구분된 프로그램은 운동 참여자에게 명확한 성장 로드맵을 제공하고, 지속적인 동기부여와 성취감을 선사합니다.

20대 남성들에게 체계적인 운동은 신체적 성장뿐만 아니라 정신건강과 사회적 자신감 형성에도 결정적인 영향을 미칩니다. 규칙적인 운동은 스트레스 해소, 우울감 감소, 인지기능 향상 등 심리적 이점을 제공하며, 사회적 네트워크 형성과 자아존중감 증진에도 긍정적인 역할을 합니다. 또한, 이 시기에 형성된 건강한 생활 습관은 향후 중장년기의 건강한 삶을 위한 중요한 기반이 됩니다.

초급 단계: 상체 운동 프로그램

초급 단계 상체 운동 프로그램은 20대 남성들이 안전하고 효과적으로 근육을 발달시킬 수 있는 기초 운동으로 구성됩니다. 기본적인 상체 운동으로는 벤치 프레스, 덤벨 컬, 렛풀다운, 숄더 프레스, 푸시업 등이 포함됩니다.

각 운동은 주 3-4회, 세트당 8-12회 반복을 기준으로 진행하며, 초보자는 가벼운 무게로 시작하여 점진적으로 무게와 강도를 높여갑니다. 벤치 프레스의 경우 바벨이나 덤벨을 사용할 수 있으며, 처음에는 바벨 무게를 20kg 미만으로 시작하는 것이 좋습니다.

운동 시 올바른 자세와 호흡은 매우 중요합니다. 각 동작은 천천히, 통제된 방식으로 수행하며, 근육에 충분한 자극을 주되 과도한 부하는 피해야 합니다. 또한, 운동 전후 충분한 스트레칭과 워밍업, 쿨다운을 통해 근육 부상을 예방하고 유연성을 향상시켜야 합니다.

초보자들은 전문 트레이너의 지도를 받아 정확한 자세를 익히고, 개인의 체력 수준에 맞는 운동 강도를 설정하는 것이 중요합니다. 처음부터 무리한 운동은 오히려 부상과 좌절감을 초래할 수 있으므로, 점진적이고 꾸준한 접근이 상체 근육 발달의 핵심입니다.

초급 단계: 하체 운동 프로그램

초급 단계의 하체 운동 프로그램은 20대 남성들이 안전하고 효과적으로 하체 근육을 발달시킬 수 있는 기본적인 운동으로 구성됩니다. 주요 하체 운동으로는 스쿼트와 레그 프레스가 핵심적인 역할을 합니다. 스쿼트는 전신 근육을 활용하는 복합 운동으로, 초보자는 자체 체중으로 시작하여 점진적으로 바벨 스쿼트로 발전할 수 있으며, 주 3-4회, 세트당 8-12회 반복을 기준으로 진행합니다.

레그 프레스는 대퇴사두근과 종아리 근육을 효과적으로 발달시키는 운동으로, 머신을 이용해 안전하게 수행할 수 있습니다. 초보자는 가벼운 무게로 시작하여 점차 무게와 반복 횟수를 늘려가며, 각 세트 사이에는 60-90초의 충분한 휴식 시간을 가져 근육 회복을 돕습니다. 운동 시 올바른 자세와 호흡은 부상 예방과 효과적인 근육 발달에 핵심적이므로, 처음에는 전문 트레이너의 지도를 받아 정확한 동작을 익히는 것이 중요합니다.

하체 운동 후에는 반드시 스트레칭을 통해 근육의 유연성을 높이고 근육통을 예방해야 합니다. 특히 대퇴사두근, 햄스트링, 종아리 근육에 집중적인 스트레칭을 실시하여 근육의 회복과 성장을 촉진하고, 과도한 근육 경직을 방지해야 합니다. 초보자들은 자신의 체력 수준에 맞게 운동 강도를 조절하고, 꾸준하고 점진적인 접근을 통해 안전하고 효과적인 하체 근육 발달을 추구해야 합니다.

초급 단계에서의 주의사항 및 팁

초급 운동자들이 가장 주의해야 할 점은 바로 과도한 열정으로 인한 부상과 과훈련입니다. 운동 초기에는 자신의 신체 한계를 정확히 파악하고, 점진적으로 운동 강도와 볼륨을 높여가는 것이 가장 중요합니다. 특히 운동 자세의 정확성에 집중해야 하며, 무거운 무게나 복잡한 동작보다는 올바른 기본 자세와 근육 수축을 먼저 익히는 데 중점을 두어야 합니다.

각 운동 세트 사이에는 충분한 휴식 시간(일반적으로 60-90초)을 가지고, 주 3-4회 운동을 기준으로 하되 근육 그룹별로 적절한 휴식일을 두어 과도한 피로와 근육 손상을 예방해야 합니다. 초보자들은 자신의 신체 반응을 세심하게 관찰하며, 극심한 통증이나 불편함을 느낄 경우 즉시 운동을 중단하고 전문가와 상담할 것을 권장합니다.

또한, 초기 단계에서는 전문 트레이너의 지도를 받아 기본기를 탄탄히 다지는 것이 장기적인 운동 성과와 건강한 신체 발달의 핵심입니다. 운동 시 올바른 호흡 방법, 적절한 스트레칭, 충분한 수분 섭취, 그리고 균형 잡힌 영양 섭취는 초보자들의 운동 효과를 극대화하고 부상 위험을 최소화하는 핵심 전략입니다.

중급 단계: 상체 운동 프로그램

중급 단계의 상체 운동 프로그램은 초급 단계를 성공적으로 완료한 운동자들을 위한 더욱 정교하고 집중적인 근육 발달 접근법을 제시합니다. 인클라인 벤치 프레스와 풀업을 핵심 운동으로 선정하여, 상체 근육의 입체적이고 기능적인 강화를 목표로 합니다. 이 단계에서는 주 4-5회, 각 운동을 세트당 8-10회 반복하되, 점진적으로 무게와 훈련 강도를 높여 근육에 지속적이고 점증적인 자극을 제공합니다.

인클라인 벤치 프레스는 상부 흉근(상흉근)의 선택적 발달에 탁월한 운동으로, 평평한 벤치 프레스와 차별화된 근육 자극을 제공합니다. 운동 각도를 30-45도로 조절하여 상부 흉근에 더욱 집중적인 부하를 가하며, 바벨 또는 덤벨을 활용해 근육의 대칭성과 균형을 동시에 발전시킬 수 있습니다. 덤벨을 사용할 경우, 각 팔의 독립적인 움직임을 통해 근육의 불균형을 교정하고 안정화 근육을 강화하는 추가적인 이점이 있습니다.

풀업은 등 근육(광배근)과 이두근, 그리고 코어 근육을 종합적으로 발달시키는 복합 운동입니다. 중급 단계에서는 기본적인 풀업을 넘어 다양한 그립 방식(와이드 그립, 클로즈 그립)과 변형된 풀업 기술을 도입하여 근육 적응을 방지하고 지속적인 성장을 촉진합니다. 보조 웨이트나 밴드를 활용하여 점진적으로 자체 체중 풀업의 반복 횟수와 세트 수를 증가시키며, 상체 근력의 획기적인 향상을 이끌어낼 수 있습니다.

효과적인 중급 상체 운동을 위해서는 단순한 반복 운동을 넘어 과학적인 접근이 필요합니다. 각 운동 세트 사이에 90-120초의 충분한 휴식을 취하고, 근육 군별로 적절한 회복 시간을 보장하여 과도한 피로와 잠재적 부상을 예방해야 합니다. 또한, 점진적 과부하 원칙을 적용하여 2-3주마다 운동 강도와 볼륨을 점진적으로 증가시켜 지속적인 근육 성장을 유도합니다.

중급 단계: 하체 운동 프로그램

중급 단계의 하체 운동 프로그램은 초급 단계에서 습득한 기본 기술을 바탕으로 더욱 집중적이고 복합적인 운동으로 발전합니다. 데드리프트는 전신 근력 운동으로, 특히 햄스트링, 둔근, 그리고 등 근육을 종합적으로 발달시키는 핵심 운동입니다. 런지는 다양한 변형을 통해 하체의 안정성, 균형성, 그리고 기능적 근력을 동시에 향상시키는 효과적인 운동 방법입니다.

데드리프트의 경우, 중급 운동자는 주 4회, 세트당 6-8회 반복을 기준으로 점진적으로 무게를 증가시켜야 합니다. 기본 바벨 데드리프트에서 시작하여 루마니안 데드리프트, 싱글 레그 데드리프트 등 다양한 변형을 점진적으로 도입하면서 근육에 지속적인 자극을 제공합니다. 런지는 스태틱 런지에서 워킹 런지, 점프 런지 등 다양한 형태로 발전시키며, 각 세트 사이에 90-120초의 충분한 휴식을 취하여 근육의 효과적인 회복과 성장을 지원합니다.

중급 하체 운동의 핵심은 단순한 근력 증가를 넘어 기능적 움직임과 전반적인 하체 역학을 개선하는 것입니다. 운동 시 올바른 자세와 호흡에 집중하고, 점진적 과부하 원칙을 적용하여 2-3주마다 운동 강도와 복잡성을 점진적으로 높여 지속적인 근육 성장과 체력 향상을 이끌어내야 합니다. 또한, 각 운동을 수행할 때는 전문 트레이너의 지도를 받아 정확한 기술을 습득하고, 개인의 신체 조건과 한계를 고려한 맞춤형 접근이 중요합니다.

중급 단계에서의 주의사항 및 팁

중급 운동자들에게 가장 중요한 원칙은 '지능적 과부하'와 '전략적 회복'입니다. 단순히 무게를 높이거나 반복 횟수를 증가시키는 것이 아니라, 과학적이고 체계적인 접근이 필요합니다. 운동 프로그램은 개인의 신체적 특성, 회복 능력, 그리고 장기적인 피트니스 목표를 종합적으로 고려하여 설계되어야 합니다.

첫째, 운동 강도 조절에 있어 절대적인 주의가 필요합니다. 2-3주 단위로 점진적인 과부하 원칙을 적용하되, 한 번에 5-10% 정도만 운동 강도를 높여야 합니다. 이는 신체가 점진적으로 적응할 수 있는 시간을 제공하고, 급격한 부상 위험을 최소화합니다. 근육 그룹별로 48-72시간의 충분한 휴식 시간을 보장하여 완전한 회복과 성장을 지원해야 합니다.

둘째, 자세와 기술의 정확성에 절대 타협하지 말아야 합니다. 중급 단계에서는 더욱 복잡하고 고도의 기술을 요구하는 운동들이 도입되므로, 각 동작의 세부적인 테크닉에 집중해야 합니다. 전문 트레이너의 지도를 받아 정확한 동작을 지속적으로 점검하고, 거울을 통해 자신의 자세를 관찰하며 미세한 조정을 해나가는 것이 중요합니다.

셋째, 영양과 회복은 운동 성과의 핵심 요소입니다. 중급 운동자들은 단백질 섭취를 체중 1kg당 1.6-2.2g으로 조절하고, 탄수화물과 건강한 지방의 균형 있는 섭취를 통해 근육 회복과 성장을 지원해야 합니다. 충분한 수면(7-9시간)과 적절한 수분 섭취, 그리고 주 1-2회의 액티브 리커버리 또는 가벼운 유산소 운동을 통해 신체의 전반적인 회복을 촉진해야 합니다.

마지막으로, 심리적 접근이 매우 중요합니다. 중급 단계에서는 성장에 대한 인내심과 꾸준함이 핵심입니다. 즉각적인 결과를 기대하기보다는 장기적인 관점에서 자신의 진전을 관찰하고, 작은 성취에도 긍정적인 피드백을 주는 자세가 필요합니다. 운동 일지를 작성하여 진행 상황을 추적하고, 때로는 운동 루틴을 변경하여 신체와 정신에 새로운 자극을 제공하는 것도 중요합니다.

이러한 총체적 접근은 중급 운동자들이 안전하고 효과적으로 자신의 피트니스 수준을 높이고, 장기적인 건강과 체력 목표를 달성하는 데 핵심적인 역할을 할 것입니다.

고급 단계: 상체 운동 프로그램

고급 단계의 상체 운동 프로그램은 이전 중급 단계에서 습득한 기술을 바탕으로 더욱 고도화되고 복합적인 접근을 요구합니다. 체중을 이용한 푸쉬업은 단순한 기본 푸쉬업을 넘어 플라이오메트릭 푸쉬업, 클랩 푸쉬업, 원 암 푸쉬업 등 고난도 변형 동작을 도입하여 상체 근육에 극한의 자극을 제공합니다. 덤벨 플라이의 경우, 인클라인, 디클라인, 플랫 벤치 등 다양한 각도와 변형을 활용하여 흉근의 입체적이고 균형 잡힌 발달을 유도하며, 세트당 6-8회 반복을 기준으로 최대 근력의 80-90% 강도로 수행합니다.

고급 상체 운동의 핵심은 단순한 무게 증가가 아니라 운동의 복잡성, 기술적 난이도, 그리고 근육 자극의 다각화에 있습니다. 각 운동은 주 4-5회, 세트당 6-8회 반복을 기준으로 하되, 점진적 과부하 원칙을 적용하여 2-3주마다 운동 강도와 복잡성을 지속적으로 높여나가야 합니다. 운동 세트 사이에는 120-150초의 충분한 휴식을 취하고, 근육 그룹별 회복을 고려한 전략적 훈련 계획을 수립해야 합니다. 또한, 매 운동마다 전문 트레이너의 정기적인 피드백을 받아 자세의 정확성과 기술적 완성도를 지속적으로 개선해 나가는 것이 고급 단계 상체 운동의 핵심입니다.

고급 단계: 하체 운동 프로그램

고급 단계의 하체 운동 프로그램은 이전 중급 단계에서 습득한 기술을 바탕으로 더욱 고도화되고 복합적인 접근을 요구합니다. 바벨 스쿼트는 고급 운동자들을 위한 핵심 하체 운동으로, 최대 근력의 85-95% 강도로 세트당 4-6회 반복을 기준으로 수행합니다. 전통적인 바벨 스쿼트에서 더 나아가 프론트 스쿼트, 오버헤드 스쿼트 등 다양한 변형을 도입하여 대퇴사두근, 햄스트링, 둔근을 입체적으로 자극하고 전신 근력과 안정성을 동시에 향상시킵니다.

스탠딩 카프 레이즈는 종아리 근육의 극한 발달을 위한 핵심 운동으로, 고급 단계에서는 단일 다리 스탠딩 카프 레이즈, 웨이트 추가 카프 레이즈 등 고난도 변형 동작을 적용합니다. 주 4-5회, 세트당 8-12회 반복을 기준으로 하되, 점진적 과부하 원칙을 적용하여 2-3주마다 운동 강도와 복잡성을 지속적으로 높여나가야 합니다. 각 운동 세트 사이에는 120-150초의 충분한 휴식을 취하고, 근육의 완전한 회복과 성장을 지원합니다.

고급 하체 운동의 핵심은 단순한 무게 증가가 아니라 운동의 기술적 난이도와 근육 자극의 다각화에 있습니다. 매 운동마다 전문 트레이너의 정기적인 피드백을 받아 자세의 정확성과 기술적 완성도를 지속적으로 개선해 나가며, 개인의 신체적 특성과 장기적인 피트니스 목표를 종합적으로 고려한 맞춤형 접근이 필요합니다. 또한, 운동 프로그램의 다양성을 유지하고 신체의 적응을 방지하기 위해 주기적으로 운동 루틴을 변경하고 새로운 자극을 제공하는 것이 중요합니다.

고급 단계에서의 주의사항 및 팁

고급 단계의 운동자들에게 있어 가장 중요한 핵심은 '지능적 훈련'과 '전략적 회복'입니다. 극한의 운동 강도를 추구하면서도 신체의 생리학적 한계를 정확히 이해하고 존중하는 접근이 필수적입니다. 특히 최대 근력의 85-90% 강도로 훈련할 경우, 각 운동 세트 사이에 120-150초의 충분한 휴식을 취하고 근육의 완전한 회복을 보장해야 합니다.

부상 예방을 위해서는 매 운동마다 전문 트레이너의 정기적인 자세 점검과 기술적 피드백이 절대적으로 중요하며, 개인의 해부학적 특성과 생체역학적 한계를 고려한 맞춤형 접근이 필요합니다. 또한, 주 1회 이상의 종합적인 신체 평가와 회복 프로토콜(마사지, 폼롤링, 스트레칭)을 통해 누적된 근육 피로와 미세한 손상을 적극적으로 관리해야 합니다.

고급 운동자들은 단순히 무게를 높이거나 반복 횟수를 증가시키는 것을 넘어, 운동의 기술적 난이도와 복합적 자극에 집중해야 합니다. 매 2-3주마다 운동 루틴을 변경하고 새로운 자극을 도입함으로써 신체의 적응을 방지하고 지속적인 성장을 촉진해야 합니다.

마지막으로, 영양과 수면 관리는 고급 운동자의 성과를 결정짓는 핵심 요소입니다. 체중 1kg당 2.2g의 양질의 단백질 섭취, 7-9시간의 깊은 수면, 그리고 개인의 대사 상태에 최적화된 영양 섭취 계획을 수립하여 근육의 회복과 성장을 극대화해야 합니다.

단계별 진행 및 목표 설정

운동 프로그램의 단계별 진행은 개인의 신체적 잠재력을 최대한 끌어올리는 과학적이고 체계적인 접근 방식입니다. 초급 단계는 기본적인 운동 자세 습득, 근육 활성화, 그리고 신체 메커니즘에 대한 이해를 목표로 하며, 이 단계에서는 자체 체중을 이용한 운동과 가벼운 웨이트 트레이닝을 통해 근육의 기초 체력을 형성합니다. 중급 단계에서는 근육량 증가, 근력 향상, 그리고 복합 운동 기술 습득에 중점을 두어 보다 전문적이고 집중적인 트레이닝을 수행하며, 이 과정에서 점진적 과부하 원칙을 적용하여 신체의 지속적인 적응과 성장을 유도합니다.

고급 단계는 기능적 근력의 극대화, 운동 역학의 정교화, 그리고 개인의 신체적 한계를 넘어서는 도전을 목표로 합니다. 각 단계 간 전환은 단순히 시간이나 기계적인 반복 횟수가 아니라, 개인의 실질적인 신체 능력 향상을 기준으로 결정됩니다. 이를 위해 정기적인 신체 평가, 근력 측정, 유연성 테스트, 그리고 전문 트레이너의 종합적인 평가가 필수적입니다.

성공적인 단계 진행을 위해서는 개인의 생리학적 특성과 심리적 요인을 종합적으로 고려해야 합니다. 예를 들어, 초급에서 중급으로의 전환은 기본 운동들을 안정적으로 수행할 수 있는 능력, 올바른 자세 유지, 그리고 최소 8-12회 반복 시 적절한 근육 피로도를 기준으로 판단합니다. 중급에서 고급 단계로의 진입은 복합 운동 기술 습득, 최대 근력의 70-80% 강도로 운동 수행 능력, 그리고 전신 근육의 균형 잡힌 발달 정도를 평가 기준으로 삼습니다.

맞춤형 접근은 운동 프로그램의 핵심 전략입니다. 개인의 신체 구조, 대사 특성, 운동 이력, 그리고 장기적인 피트니스 목표를 종합적으로 분석하여 최적화된 프로그램을 설계해야 합니다. 이 과정에서 정기적인 피드백, 세부적인 신체 평가, 그리고 유연한 프로그램 조정이 필수적이며, 단순한 획일적 접근이 아닌 과학적이고 개인화된 방식으로 접근해야 합니다.

영양 관리와 휴식의 중요성

20대 남성의 운동 효과를 극대화하기 위해서는 과학적이고 체계적인 영양 관리와 회복 전략이 필수적입니다. 기초대사량이 높고 근육 성장 잠재력이 가장 큰 20대에는 단백질, 탄수화물, 지방의 균형 잡힌 섭취가 절대적으로 중요합니다. 구체적으로 체중 1kg당 1.6-2.2g의 양질의 단백질을 섭취하되, 닭가슴살, 생선, 달걀 흰자, 유청 단백질 등 필수 아미노산이 풍부한 단백질 공급원을 선택해야 합니다. 탄수화물의 경우 운동 전후 근육 글리코겐 회복을 위해 체중 1kg당 4-6g의 복합 탄수화물을 섭취하고, 현미, 귀리, 고구마 등 천천히 소화되는 탄수화물을 중심으로 식단을 구성해야 합니다.

효과적인 근육 회복과 성장을 위해서는 단순한 영양 섭취를 넘어 과학적인 영양 타이밍 전략이 중요합니다. 운동 직후 30분 이내에 단백질과 탄수화물을 1:2 비율로 섭취하여 근육 단백질 합성을 촉진하고 근육 글리코겐을 신속하게 재충전해야 합니다. 크레아틴, 베타알라닌, 카제인 단백질과 같은 보충제를 전략적으로 활용하면 근육 성장과 회복을 추가적으로 지원할 수 있습니다.

휴식과 회복은 근육 성장의 핵심 메커니즘으로, 단순한 비활동 상태가 아닌 적극적이고 과학적인 접근이 필요합니다. 하루 7-9시간의 양질의 수면은 성장호르몬 분비를 촉진하고 근육 회복을 극대화하며, 특히 깊은 수면 단계에서 근육 재생과 단백질 합성이 활발하게 일어납니다. 주 1-2회의 액티브 리커버리 또는 저강도 유산소 운동은 근육의 혈류를 촉진하고 축적된 피로물질을 제거하는 데 효과적입니다.

과훈련 예방은 장기적인 운동 성과와 건강 유지를 위해 매우 중요합니다. 근육 그룹별 48-72시간의 충분한 휴식을 보장하고, 지속적인 근육통, 수면 장애, 면역력 저하, 동기 부족 등의 과훈련 징후를 주의 깊게 관찰해야 합니다. 스트레스 호르몬인 코르티솔 수준을 모니터링하고, 필요시 휴식 기간을 늘리거나 운동 강도를 조절하여 신체의 회복력을 최적화해야 합니다. 또한, 정기적인 마사지, 폼롤링, 스트레칭 등의 회복 기법을 통해 근육의 긴장을 완화하고 유연성을 유지하는 것이 중요합니다.

결론: 지속적인 운동의 중요성과 장기적 건강 관리

20대는 평생의 건강과 체력을 결정짓는 가장 중요한 시기로, 체계적이고 과학적인 운동 프로그램은 단순한 근육 발달을 넘어 전인적인 건강 관리의 핵심입니다. 초급, 중급, 고급 단계로 구성된 운동 프로그램은 개인의 신체적 잠재력을 점진적이고 안전하게 발전시키는 최적의 접근 방식으로, 단순한 근력 향상을 넘어 신체의 전반적인 기능과 대사 효율성을 극대화합니다.

지속적인 운동은 신체적 건강뿐만 아니라 정신적, 사회적 웰빙을 종합적으로 증진시키는 핵심 전략입니다. 규칙적인 운동은 스트레스 관리, 자신감 향상, 인지기능 발달 등 다차원적인 이점을 제공하며, 20대에 형성된 건강한 생활 습관은 향후 중장년기의 삶의 질을 결정짓는 근본적인 토대가 됩니다.

따라서 개인의 신체적 특성과 목표에 맞춘 맞춤형 운동 접근, 과학적인 영양 관리, 충분한 휴식과 회복, 그리고 지속적인 자기 관찰과 피드백은 장기적인 건강 관리의 핵심 요소입니다. 운동은 일시적인 목표가 아닌 평생의 여정임을 인식하고, 꾸준함과 인내심을 바탕으로 자신의 신체와 건강에 투자하는 지혜로운 접근이 필요합니다.

개별운동처방 예시 2.

이름	장미	연령	20세 여성
질환여부	없음	PT 목적 우선 순위	1순위:체중감량 2순위:건강
처방일	2025.00.00	선호종목	헬스 머신

현대 사회에서 20대 여성의 건강과 체형 관리는 단순한 미적 추구를 넘어 전인적 웰빙의 핵심 요소로 자리 잡고 있습니다. 스마트폰과 컴퓨터 중심의 좌식 생활, 불규칙한 식습관, 그리고 높은 스트레스 수준은 젊은 여성들의 신체적, 정신적 건강에 심각한 위협이 되고 있습니다.

체중 관리는 단순히 외모를 위한 것이 아니라 건강한 삶을 유지하기 위한 필수적인 과정입니다. 규칙적이고 체계적인 운동 프로그램은 대사율 향상, 근육량 증가, 체지방 감소뿐만 아니라 정신건강 개선에도 crucial한 역할을 합니다. 특히 상체와 하체의 균형 잡힌 운동은 전신 근력 강화와 기능적 움직임 개선에 핵심적입니다.

초급, 중급, 고급 단계로 구성된 차별화된 운동 프로그램은 개인의 체력 수준과 목표에 맞춘 맞춤형 접근을 가능하게 합니다. 이러한 단계별 프로그램은 점진적인 강도 증가를 통해 부상 위험을 최소화하고, 지속적인 동기부여와 성취감을 제공합니다. 또한, 각 단계는 운동에 대한 적응력을 높이고 신체의 점진적 변화를 유도하는 전략적 접근법입니다.

운동은 단순한 신체 활동을 넘어 자신감 회복, 스트레스 해소, 정서적 안정을 가져오는 holistic한 건강 관리 방법입니다. 20대는 평생의 건강 기반을 다지는 중요한 시기로, 올바른 운동 습관 형성은 장기적인 건강과 삶의 질에 지대한 영향을 미칩니다.

초급 단계: 기초 체력 향상을 위한 프로그램

초급 단계 운동 프로그램은 20대 여성들이 기초 체력을 향상시키고 건강한 운동 습관을 형성하는 데 중점을 둡니다. 이 단계의 주요 목표는 전신 근력 강화, 기본적인 움직임 패턴 습득, 그리고 운동에 대한 자신감 구축입니다.

상체 운동 프로그램:

① 푸쉬업(Push-ups)

- 정확한 자세: 손을 어깨 너비로 벌리고 상체를 일직선으로 유지
- 초보자의 경우 무릎을 바닥에 대고 수행 가능
- 8-12회, 2-3세트 반복
- 주의사항: 허리가 처지지 않도록 코어 근육에 힘주기

② 덤벨 프레스(Dumbbell Press)

- 가벼운 무게의 덤벨 선택(2-3kg 추천)
- 등받이가 있는 벤치에 앉아 상체 지지
- 팔꿈치를 90도로 구부린 후 상방으로 밀어올리기
- 8-12회, 2-3세트 반복
- 주의사항: 과도한 무게로 인한 부상 주의

③ 랫풀다운(Lat Pulldown)

- 넓은 등 근육 강화를 위한 머신 운동
- 가벼운 무게로 시작

- 손잡이를 어깨 너비로 잡고 가슴 쪽으로 당기기
- 8-12회, 2-3세트 반복
- 주의사항: 등 근육으로 당기며 팔에 힘 빼기

하체 운동 프로그램:

① 스쿼트(Squats)
- 맨몸 또는 가벼운 덤벨로 수행
- 발을 어깨 너비로 벌리고 엉덩이를 뒤로 빼며 앉는 자세
- 무릎이 발가락을 넘어가지 않도록 주의
- 8-12회, 2-3세트 반복
- 주의사항: 무릎 정렬과 등의 곧은 자세 유지

② 런지(Lunges)
- 앞으로 한 발 내밀어 굽혀 앉는 동작
- 양쪽 다리 번갈아 수행
- 8-12회, 2-3세트 반복
- 주의사항: 무릎이 발가락과 일직선 유지

③ 레그 프레스(Leg Press)
- 머신을 이용한 다리 근력 운동
- 가벼운 무게로 시작
- 8-12회, 2-3세트 반복
- 주의사항: 허리 보호를 위해 등을 기대어 수행

운동 프로그램 세부 사항:

- 운동 빈도: 주 3-4회
- 운동 강도: 저강도에서 중강도
- 세트 간 휴식: 60-90초
- 전체 운동 시간: 약 60분

초보자들은 처음에는 자신의 체력 수준에 맞춰 운동 강도와 횟수를 조절하고, 점진적으로 강도를 높여가는 것이 중요합니다. 또한, 운동 전후 충분한 스트레칭과 워밍업, 쿨다운을 통해 부상을 예방하고 유연성을 높일 수 있습니다.

중급 단계: 근력 향상과 체지방 감소를 위한 프로그램

중급 단계 운동 프로그램은 초급 단계에서 습득한 기본 기술을 바탕으로 근력을 향상시키고 체지방을 효과적으로 감소시키는 데 중점을 둡니다. 이 단계에서는 운동의 복잡성과 강도를 점진적으로 높여 신체의 적응력과 근육 발달을 촉진합니다.

상체 운동 프로그램:

① 벤치 프레스(Bench Press)
- 바벨 또는 덤벨 사용
- 가슴 근육 강화 및 상체 근력 개발
- 10-15회, 3-4세트 반복
- 자세 팁: 안정된 어깨 너비와 등받이에 밀착된 자세 유지

- 점진적으로 무게 증가

② 로우(Row)
- 바벨 또는 덤벨 로우
- 등 근육 강화 및 자세 교정
- 10-15회, 3-4세트 반복
- 주의사항: 등을 곧게 펴고 코어 근육에 힘주기

③ 숄더 프레스(Shoulder Press)
- 덤벨 또는 바벨 사용
- 어깨 근육 발달 및 상체 안정성 향상
- 10-15회, 3-4세트 반복
- 자세 팁: 팔꿈치를 90도로 구부리고 수직으로 밀어올리기

하체 운동 프로그램:
① 데드리프트(Deadlift)
- 전신 근력 강화 운동
- 10-15회, 3-4세트 반복
- 바벨 또는 덤벨 사용
- 주의사항: 허리 부상 방지를 위해 등을 곧게 유지

② 불가리안 스플릿 스쿼트(Bulgarian Split Squat)
- 다리 근력과 균형감 향상

- 각 다리별 10-15회, 3-4세트 반복
- 벤치나 안정된 높은 지점 활용
- 균형과 안정성에 중점

③ 힙 쓰러스트(Hip Thrust)
- 엉덩이 근육 강화 및 체형 개선
- 10-15회, 3-4세트 반복
- 바벨 또는 덤벨 사용 가능
- 엉덩이 최상단에서 수축 강조

운동 프로그램 세부 사항:
- 운동 빈도: 주 4-5회
- 운동 강도: 중강도에서 고강도
- 세트 간 휴식: 45-60초
- 전체 운동 시간: 약 75-90분
- 추가 팁:

점진적인 무게 증가로 지속적인 근육 성장 유도

충분한 단백질 섭취와 영양 관리

개인의 체력 수준에 맞는 운동 강도 조절

정기적인 운동 강도와 방법 점검

고급 단계: 근육 발달과 극대화된 체지방 감소를 위한 프로그램

고급 단계 운동 프로그램은 20대 여성의 신체 변화와 성능을 최적화하

기 위한 고강도 트레이닝 접근법입니다. 이 단계는 근육 발달, 기능적 강도, 그리고 체지방 감소를 종합적으로 다룹니다.

상체 운동 프로그램:

① 딥스(Dips)

- 상체 삼두근, 가슴, 어깨 근육 강화
- 자체 중량 또는 추가 웨이트 사용
- 6-10회, 4-5세트 반복
- 주의사항: 팔꿈치 각도 유지 및 상체 안정성 확보

② 풀업(Pull-ups)

- 등 근육, 이두근, 코어 강화
- 보조 밴드 사용 또는 자체 중량으로 수행
- 6-8회, 4-5세트 반복
- 기술 팁: 어깨 너비 그립과 완전한 가동 범위 유지
- 바벨 로우(Barbell Row)
- 등 근육 집중 발달
- 무거운 무게로 고강도 수행
- 6-12회, 4-5세트 반복
- 자세 주의: 등을 수평으로 유지하고 코어에 힘주기

하체 운동 프로그램:

① 바벨 백 스쿼트(Barbell Back Squat)

- 전신 근력 및 하체 근육 집중 개발
- 무거운 무게로 고강도 수행
- 6-8회, 4-5세트 반복
- 기술 포인트: 깊은 스쿼트 자세와 정확한 무릎 정렬

② 루마니안 데드리프트(Romanian Deadlift)
- 햄스트링, 엉덩이 근육 강화
- 무거운 바벨 사용
- 6-10회, 4-5세트 반복
- 주의사항: 등의 곧은 자세 유지 및 천천히 내리기

③ 카프 레이즈(Calf Raises)
- 종아리 근육 발달
- 스탠딩 또는 시팅 머신 활용
- 12-15회, 4-5세트 반복
- 최고점에서 최대 수축 강조

운동 프로그램 세부 사항:
- 운동 빈도: 주 5-6회
- 운동 강도: 고강도
- 세트 간 휴식: 30-45초
- 전체 운동 시간: 90-120분

고급 단계의 기대 결과:

- 근육량 현저한 증가
- 체지방 비율 극적 감소
- 기능적 운동 능력 최대화
- 대사율 상승 및 에너지 수준 향상
- 추가 고려사항:

개인별 체력 수준에 따른 세부 조정

정기적인 영양 섭취 모니터링

충분한 휴식과 회복 시간 확보

지속적인 운동 기술 개선 및 평가

단계별 유산소 운동 프로그램

유산소 운동은 체중 감량과 심혈관 건강 개선에 핵심적인 역할을 합니다. 20대 여성을 위한 단계별 유산소 운동 프로그램은 개인의 체력 수준과 운동 목표에 맞춰 설계되었습니다.

1) 초급 단계 유산소 운동

- 운동 유형: 빠르게 걷기, 가벼운 조깅
- 운동 시간: 20-30분
- 운동 빈도: 주 3-4회
- 운동 강도: 낮은 강도(최대 심박수의 50-60%)
- 목표: 기초 심폐 지구력 향상, 칼로리 소모 시작
- 특징: 부드러운 움직임, 점진적 강도 증가

2) 중급 단계 유산소 운동:

- 운동 유형: 인터벌 트레이닝, 사이클링
- 운동 시간: 30-45분
- 운동 빈도: 주 4-5회
- 운동 강도: 중간 강도(최대 심박수의 60-75%)
- 인터벌 트레이닝 구성: · 고강도 구간: 1분 · 저강도 회복 구간: 2분 · 총 6-8회 반복
- 목표: 대사율 향상, 지방 연소 극대화

3) 고급 단계 유산소 운동:

- 운동 유형: HIIT(고강도 인터벌 트레이닝), 크로스핏
- 운동 시간: 45-60분
- 운동 빈도: 주 5-6회
- 운동 강도: 고강도(최대 심박수의 75-85%)
- HIIT 프로토콜: · 최대 강도 운동: 30초 · 최소 휴식: 15-30초 · 총 10-12회 반복
- 목표: 최대 칼로리 소모, 근육 유지, 심폐 능력 극대화

4) 유산소 운동의 건강상 이점:

- 심혈관 건강 개선
- 기초대사량 증가
- 체지방 감소

- 스트레스 해소

- 에너지 수준 향상

- 주의사항:

개인의 체력 수준에 맞는 점진적 접근

충분한 수분 섭취

적절한 웜업과 쿨다운

과도한 운동으로 인한 부상 예방

영양과 휴식의 중요성

건강한 신체 변화와 운동 성과를 위해서는 균형 잡힌 영양 섭취가 필수적입니다. 20대 여성의 운동 목표를 달성하기 위해서는 각 영양소의 정확한 이해와 섭취가 중요합니다.

영양소별 역할과 섭취 가이드:

- 단백질: 근육 회복과 성장의 핵심

- 하루 체중 1kg당 1.6-2.2g 섭취 권장

- 닭가슴살, 생선, 두부, 계란 등 양질의 단백질 섭취

- 운동 후 30분 내 단백질 보충으로 근육 회복 촉진

① 탄수화물: 에너지 공급원

- 운동 전후 복합 탄수화물 섭취

- 현미, 퀴노아, 오트밀 등 저당 탄수화물 선택

- 총 칼로리의 40-50% 구성

② 지방: 호르몬 균형과 영양 흡수
- 건강한 지방 섭취 중요(아보카도, 견과류, 올리브유)
- 총 칼로리의 20-30% 구성
- 오메가-3 지방산 섭취로 염증 감소

수분 관리
- 하루 2-3리터 물 섭취
- 운동 1시간 전 500ml, 운동 중 250ml씩 보충
- 전해질 균형 유지

휴식과 회복
- 하루 7-9시간 수면
- 운동 후 48시간 근육 회복 시간 확보
- 충분한 휴식으로 과훈련 증후군 예방

부상 예방 전략
- 점진적 운동 강도 증가
- 정기적인 스트레칭
- 올바른 운동 자세 유지
- 충분한 준비 운동과 마무리 운동

영양 보충제 고려사항
- 필요에 따라 멀티비타민, 단백질 보충제 섭취

- 개인 건강 상태에 맞는 맞춤 보충

결론적으로, 영양, 휴식, 운동의 균형 있는 접근이 20대 여성의 건강한 신체 변화와 지속 가능한 피트니스 목표 달성의 핵심입니다.

결론: 지속적이고 점진적인 운동의 중요성

20대 여성을 위한 단계별 운동 프로그램은 개인의 체력과 목표에 따라 맞춤형으로 설계된 종합적인 건강 관리 접근법입니다. 초급, 중급, 고급 단계로 구성된 이 프로그램은 점진적이고 체계적인 신체 변화를 가능하게 하는 핵심 전략을 제공합니다.

각 단계는 개인의 현재 체력 수준에 맞춰 운동 강도와 복잡성을 점진적으로 높여갑니다. 초급 단계에서는 기본적인 움직임 패턴과 근력을 습득하고, 중급 단계에서는 근육 발달과 체지방 감소에 집중하며, 고급 단계에서는 최적의 신체 성능과 근육 발달을 추구합니다. 이러한 단계별 접근은 부상 위험을 최소화하고 지속적인 동기부여를 제공합니다.

운동은 단순한 신체 활동을 넘어 전인적 건강 관리의 핵심입니다. 규칙적인 운동은 신체적 건강뿐만 아니라 정신적, 감정적 웰빙에도 긍정적인 영향을 미칩니다. 따라서 개인의 고유한 신체 조건과 목표에 맞는 프로그램을 선택하는 것이 무엇보다 중요합니다.

전문 트레이너나 피트니스 전문가와의 상담은 개인에게 가장 적합한 운동 방법을 찾는 데 큰 도움을 줄 수 있습니다. 전문가들은 개인의 신체 상태, 건강 이력, 운동 목표를 종합적으로 분석하여 맞춤형 운동 계획을 제시할 수 있습니다.

장기적인 건강 관리의 관점에서 볼 때, 운동은 단발성 활동이 아니라 지속적인 생활 습관으로 자리 잡아야 합니다. 꾸준하고 규칙적인 운동은 대사율 향상, 만성 질환 예방, 정신건강 개선 등 다양한 긍정적인 효과를 가져옵니다.

20대는 평생의 건강 기반을 다지는 중요한 시기입니다. 이 시기에 형성된 건강한 운동 습관과 생활 방식은 미래의 신체적, 정신적 건강에 지대한 영향을 미칩니다. 따라서 자신의 몸과 건강을 존중하고 이해하는 태도, 그리고 지속적이고 점진적인 운동에 대한 헌신이 무엇보다 중요합니다.

결론적으로, 성공적인 피트니스 여정은 개인의 고유한 조건을 존중하고, 전문가의 조언을 듣고, 꾸준히 노력하며, 건강한 생활 습관을 형성하는 통합적인 접근에서 시작됩니다.

개별운동처방 프로그램 예시 3.

이름	홍길동	연령	30세-40세
질환여부	통풍	PT 목적 우선 순위	1순위:건강 2순위 재활 3순위 체중감량
처방일	2025.00.00	선호종목	유산소, 상체

상체와 하체 운동의 균형 잡힌 구성은 전신 근력 발달과 기능적 피트니스 향상에 필수적입니다. 버터플라이, 렛풀다운 같은 상체 운동과 레그 프레스, 레그 컬 같은 하체 운동을 조화롭게 배치함으로써 신체의 전반적인 균형과 강화를 도모할 수 있습니다.

유산소 운동 처방

통풍 환자를 위한 유산소 운동은 저충격이면서 효과적인 방법을 선택해야 합니다. 가장 적합한 옵션은 수영, 조깅, 사이클링입니다. 특히 수영은 관절에 부담을 최소화하면서 전신 운동 효과를 제공합니다.

- 운동 빈도: 주 3-4회
- 운동 시간: 세션당 30-45분
- 운동 강도: 중강도 유산소 운동(심박수의 60-70% 수준)

트레드밀이나 일반 사이클 대신 수중 트레드밀이나 수중 사이클을 활용하면 통풍 환자에게 더욱 안전합니다. 이를 통해 관절 부담을 줄이면서 심폐 기능을 향상시킬 수 있습니다.

운동 시 주의사항:

- 충분한 수분 섭취
- 천천히 강도 높이기
- 운동 전후 스트레칭
- 통증이나 불편함 발생 시 즉시 중단

통풍 환자의 경우 개인의 건강 상태에 따라 운동 강도와 시간을 조절해야 합니다. 반드시 의사와 상담 후 맞춤형 운동 계획을 수립하는 것이 중요합니다.

상체 운동 프로그램

① 버터플라이(Butterfly) 수행 방법: 앉은 자세에서 팔꿈치를 어깨 높이로 유지하며 가슴 근육을 수축

- 세트 수: 3세트
- 반복 횟수: 각 세트당 10-12회
- 휴식 시간: 세트 사이 60-90초

② 렛풀다운(Lat Pulldown) 수행 방법: 와이드 그립으로 바를 잡고 등 근육에 집중하여 부드럽게 당기기

- 세트 수: 3세트
- 반복 횟수: 각 세트당 10-12회
- 휴식 시간: 세트 사이 90초

③ 시티드 체스트 프레스(Seated Chest Press)수행 방법: 등을 의자에 밀착시키고 가슴 근육을 사용해 웨이트 밀어내기

- 세트 수: 3세트
- 반복 횟수: 각 세트당 10-12회
- 휴식 시간: 세트 사이 90초

④ 숄더 프레스(Shoulder Press) 수행 방법: 앉은 자세에서 덤벨을 어깨 높이에서 위로 들어 올리기

- 세트 수: 3세트
- 반복 횟수: 각 세트당 10-12회
- 휴식 시간: 세트 사이 90초

통풍 환자의 경우, 운동 강도와 무게는 점진적으로 조절하며 관절에 무리를 주지 않도록 주의해야 합니다. 운동 전 충분한 워밍업과 스트레칭으로 부상을 예방하고, 신체의 반응을 주의 깊게 관찰해야 합니다.

하체 운동 프로그램

① 레그 익스텐션 수행 방법: 앉은 자세에서 다리를 천천히 펴며 대퇴사두근 수축

- 세트 수: 3세트
- 반복 횟수: 각 세트당 10-12회
- 휴식 시간: 세트 사이 90초

② 레그 컬 수행 방법: 복와위 자세에서 천천히 발뒤꿈치를 엉덩이 방향으로 당기기

- 세트 수: 3세트
- 반복 횟수: 각 세트당 10-12회
- 휴식 시간: 세트 사이 90초

③ 레그 프레스 수행 방법: 머신에 앉아 발판을 부드럽게 밀어내며 다리 근육 사용

- 세트 수: 3세트
- 반복 횟수: 각 세트당 10-12회
- 휴식 시간: 세트 사이 90초

통풍 환자는 운동 시 관절에 과도한 부담을 주지 않도록 주의해야 합니다. 무게와 강도는 점진적으로 조절하며, 통증이나 불편함을 느끼면 즉시 중단하고 전문가와 상담해야 합니다.

운동 강도 및 진행

운동 강도 관리는 성공적인 피트니스 프로그램의 핵심입니다. 점진적 부하 증가 원칙에 따라 신체의 적응력을 점진적으로 향상시켜야 합니다. 운동 강도는 RPE(지각된 운동 강도) 스케일을 활용해 측정할 수 있으며, 0-10 범위에서 4-6 수준을 목표로 합니다.

통풍 환자의 경우, 초기에는 낮은 강도(3-4 RPE)로 시작하여 점차 강도를 높이는 것이 중요합니다. 주간 운동 일정은 다음과 같이 구성할 수 있습니다:

- 월/목: 상체 운동
- 화/금: 하체 및 유산소 운동
- 수/토: 가벼운 스트레칭과 회복

- 일: 완전한 휴식

매주 운동 강도와 볼륨을 5-10% 정도씩 점진적으로 증가시키며, 신체의 반응을 주의 깊게 관찰해야 합니다.

통풍 관리를 위한 주의사항

통풍 관리를 위한 운동 시 가장 중요한 원칙은 신중하고 점진적인 접근입니다. 통풍 환자는 고강도 운동을 피하고 저충격 운동을 선택해야 합니다. 운동 전 충분한 수분 섭취는 요산 배출에 핵심적입니다. 하루 최소 2리터 이상의 수분을 섭취하여 관절 염증을 감소시키고 요산 결정화를 예방해야 합니다.

운동 전에는 가벼운 스트레칭으로 관절 가동 범위를 넓히고, 통증이 있는 관절에 무리를 주지 않도록 주의해야 합니다. 운동 중 통증이나 불편함을 느끼면 즉시 운동을 중단하고 휴식을 취해야 합니다. 운동 후에는 충분한 휴식과 함께 얼음찜질로 관절 염증을 완화하는 것이 좋습니다.

또한 통풍 관리를 위해 운동과 함께 식단 조절, 정기적인 의사 상담, 적절한 약물 관리가 병행되어야 합니다.

결론: 지속적인 운동의 중요성

본 운동 프로그램은 40세 이하 남성의 건강 증진, 재활, 체중 감량이라는 명확한 목표를 달성하기 위해 설계되었습니다. 유산소 운동과 근력운동의 균형 잡힌 접근은 통풍 환자도 안전하게 수행할 수 있는 맞춤형 건강 관리 방법을 제시합니다.

그러나 중요한 것은 이 프로그램의 지속적인 조정과 관리입니다. 정기적인 건강 체크와 개인의 신체 변화에 따른 프로그램 수정은 장기적인 건강 관리의 핵심입니다. 운동은 단순한 일회성 활동이 아니라 평생에 걸친 건강한 라이프스타일의 필수 요소임을 명심해야 합니다.

개별운동처방 프로그램 예시 4.

이름	이순신	연령	50세 이상
질환여부	없음	PT 목적 우선순위	1순위:근력강화 2순위 건강 3순위 몸만들기
처방일	2025.00.00	선호종목	

50세 이상 남성에게 규칙적인 운동은 단순한 선택이 아닌 필수적인 건강 관리 전략입니다. 나이가 들수록 근육량은 감소하고 대사율이 저하되며, 근력과 골밀도가 자연스럽게 줄어듭니다. 이러한 신체적 변화는 일상생활의 활력과 독립성을 저하시킬 수 있어 적극적인 대응이 필요합니다.

운동 프로그램 개요

50세 이상 남성을 위한 효과적인 운동 프로그램은 체계적이고 균형 잡힌 접근이 필요합니다. 주간 운동 계획은 주 3-4회를 기본으로 하며, 각 운동 세션은 약 60-90분으로 구성됩니다. 이는 충분한 운동 효과를 얻으면서도 과도한 피로를 방지하는 최적의 시간입니다.

운동 순서는 매우 중요합니다. 일반적으로 대근육군 운동을 먼저 수행하고, 소근육군 운동으로 마무리하는 것이 효과적입니다. 상체 운동의 경우 버터플라이, 렛풀다운, 시티드 체스트 프레스, 숄더 프레스 순으로 진행하며, 하체 운동은 레그 프레스, 레그 익스텐션, 레그 컬 순서로 진행합니다.

각 운동 사이에는 적절한 휴식 시간을 두어 근육의 회복과 성장을 돕고, 부상 위험을 최소화해야 합니다. 또한, 개인의 체력 수준과 건강 상태에 따라 운동 강도와 빈도를 조절하는 유연성이 중요합니다.

상체 운동 프로그램 버터플라이

버터플라이 운동은 가슴 근육(대흉근)과 어깨 앞쪽 근육(전방 삼각근)을 효과적으로 강화하는 중요한 상체 운동입니다. 50세 이상 남성의 경우, 특히 주의 깊은 접근이 필요합니다.

운동 방법:

버터플라이 머신에 앉아 등을 등받이에 밀착시키고 발은 바닥에 평평하게 놓습니다.

손잡이를 잡을 때 팔꿈치를 약간 구부려 과도한 긴장을 방지합니다.

가슴 근육을 사용해 손잡이를 천천히 안쪽으로 모읍니다.

최대 수축 지점에서 1-2초간 정지한 후 천천히 원래 위치로 돌아갑니다.

운동 처방:

- 세트 수: 2-3세트

- 반복 횟수: 10-12회
- 무게: 개인의 체력에 맞게 조절(처음에는 가벼운 무게로 시작)
- 휴식 시간: 세트 사이 60-90초

주의사항:

과도한 무게는 피하고 정확한 자세에 집중합니다.

호흡을 일정하게 유지하며 운동합니다(날숨으로 운동, 들숨으로 복귀).

어깨나 목에 통증이 있다면 즉시 운동을 중단하고 전문가와 상담합니다.

이 운동은 근력 강화뿐 아니라 일상생활의 움직임에 필요한 상체 근육의 기능을 향상시켜 줍니다.

상체 운동 프로그램

렛풀다운 렛풀다운 운동은 50세 이상 남성의 상체 근력 강화에 매우 효과적인 운동입니다. 이 운동은 주로 광배근, 이두근, 어깨 근육을 발달시키며 일상생활의 pulling 동작에 필요한 근육 기능을 향상시킵니다.

운동 방법:

렛풀다운 머신에 앉아 무릎 고정대에 무릎을 안정적으로 고정합니다.

등을 곧게 펴고 가슴을 들어 올린 상태를 유지합니다.

와이드 그립 바를 머리 위에서 잡고 천천히 가슴 쪽으로 당깁니다.

바를 쇄골 아래 부위까지 부드럽게 내립니다.

최하점에서 1-2초간 정지한 후 천천히 원위치로 돌아갑니다.

운동 처방:

- 세트 수: 2-3세트
- 반복 횟수: 8-10회
- 무게: 개인의 근력에 맞게 점진적으로 조절
- 휴식 시간: 세트 사이 90-120초

주의사항:

허리를 구부리지 않고 바른 자세를 유지합니다.

급격한 동작보다는 통제된 움직임에 집중합니다.

과도한 무게는 피하고 정확한 기술에 중점을 둡니다.

어깨나 목에 통증이 있으면 즉시 운동을 중단합니다.

이 운동은 상체 근력 강화뿐 아니라 자세 개선, 등 근육의 균형 발달에 도움을 줍니다. 개인의 체력 수준에 맞춰 점진적으로 강도를 높이는 것이 중요합니다.

하체 운동 프로그램

하체 운동은 50세 이상 남성의 신체 기능과 전반적인 건강에 핵심적인 역할을 합니다. 근력 유지, 균형감 개선, 관절 안정성 강화는 독립적인 일상생활을 가능하게 하는 중요한 요소입니다.

레그 프레스는 대퇴사두근, 둔근, 종아리 근육을 동시에 강화하는 효과적인 운동입니다:

- 운동 방법: 머신에 앉아 발을 어깨 너비로 벌리고 발판을 밀어냅니다.

- 세트 수: 2-3세트
- 반복 횟수: 10-12회
- 무게: 개인 근력에 맞게 점진적 조절

레그 컬은 햄스트링 근육 강화에 필수적인 운동입니다:

- 운동 방법: 엎드린 자세에서 발뒤꿈치를 엉덩이 방향으로 당깁니다.
- 세트 수: 2-3세트
- 반복 횟수: 8-10회
- 중요: 허리 부상 방지를 위해 정확한 자세 유지

각 운동은 관절에 무리를 주지 않는 범위에서 점진적으로 강도를 높여야 합니다. 운동 전후 충분한 스트레칭과 휴식은 근육 회복과 부상 예방에 필수적입니다.

운동 강도 및 반복 횟수 조절

50세 이상 남성의 운동 프로그램에서 적정 운동 강도 설정은 매우 중요한 요소입니다. 운동 강도를 결정하는 핵심 요소는 개인의 현재 체력 수준, 건강 상태, 그리고 운동 목표입니다. 초기에는 최대 반복 횟수(1RM)의 50-60% 강도로 시작하여 점진적으로 강도를 높이는 것이 안전하고 효과적입니다.

- 초기 단계: 각 운동별 2-3세트, 10-12회 반복
- 중간 단계: 세트 수를 3-4세트로 점진적 증가

- 마지막 반복 2-3회에서 근육 피로를 느끼는 강도 유지

점진적 부하 증가는 근력 발달과 부상 예방에 핵심적입니다. 매 2-3주마다 무게를 5-10% 증가시키거나 반복 횟수를 1-2회 늘리는 방식으로 점진적 부하를 적용합니다. 이는 근육에 지속적인 자극을 제공하면서도 과도한 스트레스를 방지합니다.

주의할 점은 통증이나 불편함을 느낄 경우 즉시 운동 강도를 조절하고, 필요하다면 전문가와 상담하는 것입니다. 개인의 신체 상태에 맞춘 유연한 접근이 50세 이상 남성의 안전하고 효과적인 운동의 핵심입니다.

운동 시 주의사항 및 안전 수칙

50세 이상 남성의 운동에서 안전은 무엇보다 중요합니다. 운동 전 준비운동은 근육과 관절을 부드럽게 풀어주고 부상 위험을 크게 줄여줍니다. 준비운동은 최소 10-15분간 진행하며, 가벼운 유산소 운동(걷기, 제자리 걷기)과 동적 스트레칭을 포함해야 합니다.

올바른 자세 유지는 효과적인 운동의 핵심입니다. 운동 중 허리를 곧게 펴고, 무릎을 과도하게 굽히지 않도록 주의해야 합니다. 호흡은 운동의 리듬에 맞춰 일정하게 유지하며, 일반적으로 운동 시 날숨으로 힘을 주고 들숨으로 원래 위치로 돌아옵니다.

과도한 운동은 오히려 건강에 해로울 수 있습니다. 근육의 과도한 피로나 통증을 느낄 경우 즉시 운동을 중단하고 충분한 휴식을 취해야 합

니다. 개인의 체력 수준에 맞는 점진적인 운동 강도 조절이 중요합니다.

운동 후 회복은 근육 성장과 부상 예방에 필수적입니다. 충분한 수분 섭취와 단백질 중심의 영양 보충은 근육 회복을 촉진합니다. 운동 후 15-20분 내 단백질과 탄수화물을 섭취하면 근육 회복에 도움이 됩니다.

피트니스와 운동처방

초판인쇄 2025년 8월 29일
초판발행 2025년 8월 29일

지 은 이 김수연
펴 낸 이 채종준
펴 낸 곳 한국학술정보(주)
주　　소 경기도 파주시 회동길 230(문발동)
전　　화 031-908-3181(대표)
팩　　스 031-908-3189
투고문의 ksibook1@kstudy.com
등　　록 제일산-115호(2000. 6. 19)

ISBN 979-11-7457-124-3 13690